E-Book inside

Mit dem Kauf dieses Buchs erhalten Sie das zugehörige E-Book gratis. Sie können dabei aus zwei Dateiformaten wählen: EPUB (gängiges Format für E-Reader und Tablets) und PDF (für PC und Laptop). So kommen Sie an Ihr kostenloses E-Book:

Rufen Sie im Internet diese Website auf:
↗ http://www.junfermann.de/ebook-inside

Geben Sie den unten stehenden Code in das dafür vorgesehene Feld ein und klicken Sie → Code einlösen. Nach Eingabe Ihrer E-Mail-Adresse und Auswahl des E-Book-Formats erhalten Sie sofort einen Download-Link für das gewünschte E-Book an Ihre E-Mail-Adresse.

Bitte beachten Sie, dass der Code für Sie personalisiert wird und nur einmal gültig ist. Die Datei müssen Sie zunächst auf Ihrem Computer speichern, bevor Sie sie auf ein mobiles Endgerät überspielen können.

6Z9EXBF4

Christine Rost (Hrsg.)

Ressourcenarbeit mit EMDR – neue Entwicklungen

Vom Aushalten zum Verändern

www.junfermann.de

planetpsy.de

blogweise.junfermann.de

www.facebook.com/junfermann

www.youtube.com/user/junfermann

www.instagram.com/junfermannverlag

CHRISTINE ROST (HRSG.)

RESSOURCENARBEIT MIT EMDR – NEUE ENTWICKLUNGEN

VOM AUSHALTEN ZUM VERÄNDERN

Junfermann

Copyright © Junfermann Verlag, Paderborn 2022

Coverfoto © Christine Rost

Lektorat Christian Schneider

Covergestaltung / Reihenentwurf JUNFERMANN Druck & Service GmbH & Co. KG, Paderborn

Satz & Layout JUNFERMANN Druck & Service GmbH & Co. KG, Paderborn

Junfermann Verlag GmbH, Driburger Straße 24d, D-33100 Paderborn, Tel.: +49 5251 1344-0, E-Mail: infoteam@junfermann.de

Bibliografische Information der Deutschen Nationalbibliothek

Die Deutsche Nationalbibliothek verzeichnet diese Publikation in der Deutschen Nationalbibliografie; detaillierte bibliografische Daten sind im Internet über http://dnb.d-nb.de abrufbar.

ISBN 978-3-7495-0332-2
Dieses Buch erscheint parallel als E-Book.
ISBN 978-3-7495-0333-9 (EPUB), 978-3-7495-0335-3 (PDF).

PEFC
Förderung nachhaltiger Waldbewirtschaftung
PEFC/04-31-0810 www.pefc.co.uk

Inhalt

Einleitung

Christine Rost

Erfolgreiche Psychotherapien nutzen Ressourcen

Was sind die neuronalen Grundlagen für psychische Störungen? Was macht Therapien erfolgreich? Und welche Konsequenzen sollte dies für die Gestaltung von Therapien haben? Mit diesen Fragen hat sich Grawe (2004, 2013) in seiner Forschung beschäftigt. Eine der wichtigsten Erkenntnisse aus seinen Aussagen war für mich, wie wichtig Ressourcenaktivierungen sind. Grawe begründet dies mit dem Hinweis, dass viele Klient*innen ein angeschlagenes Selbstwertgefühl haben. Psychisch krank zu sein wird als persönliches Versagen erlebt und in der Therapiestunde müssen sich die Klient*innen dann auch noch von ihren problematischen Seiten zeigen. Wenn wir nur auf die Probleme und Symptome fokussieren, dann nehmen wir unsere Klient*innen nicht in ihrer Gesamtheit als Person wahr mit ihren Möglichkeiten, Stärken und Ressourcen. Besonders im stationären Rahmen, aber auch in der ambulanten Therapie kann dieses Vorgehen eine regressive Haltung aktivieren oder verstärken. Deshalb ist es wichtig, in der Therapie auch die positiven und vorteilhaften Seiten wahrzunehmen. Die Klient*innen sollten auch über ihre Interessen, Fähigkeiten, Stärken sowie über schöne Erlebnisse und Erfolge berichten können. Dies stärkt den Selbstwert und verändert die Atmosphäre in der Therapie.

Sogar der Zeitpunkt der Ressourcenaktivierung spielt für den Therapie-Erfolg eine Rolle. Nach Regli sind die ersten vier bis fünf Stunden in der Therapie ausschlaggebend für den Erfolg der gesamten Therapie. Wenn es von Anfang an gelingt, dass sich sowohl Klient*innen als auch Therapeut*innen mit ihren individuellen Stärken einbringen können, verbessere und erleichtere dies die therapeutische Beziehung und die Zusammenarbeit (Regli et al. 2000). Die Aktivierung von Ressourcen zu Anfang der Therapiestunde hat tatsächlich eine deutlich bessere Wirkung als der Versuch, am Ende der Stunde noch eine Ressource zu aktivieren. Laut Grawes Forschungsergebnissen laufen Psychotherapiestunden am erfolgreichsten, wenn mit einer Ressourcenaktivierung begonnen wird und diese Ressourcen bei der Arbeit an Problemen immer wieder aktiviert werden.

Dies ähnelt meiner Ansicht nach der Absorptionstechnik von Hofmann (2014a), die auf der von Leeds (2009) entwickelten *Resource Development Installation* (RDI) basiert. In der Absorptionstechnik werden zu einem Problem aus dem Alltag drei Ressourcen (erfolgreich eingesetzte Fähigkeiten in bestimmten Situationen) mit bilateraler Stimulation aktiviert, sodass es am Ende der Übung meist zu einer deutlichen Abnahme der Belastung kommt.

Grawes Beschreibungen von nicht erfolgreichen Therapiestunden, bei denen an den Problemen gearbeitet und am Ende eine Ressourcenaktivierung versucht wurde (Grawe 2004), erinnerten mich beim Lesen damals sehr an eigene Therapiestunden mit komplex traumatisierten Menschen, in denen wir von einem Problem in das andere gerutscht waren und der Versuch, am Ende der Stunde noch eine Ressource zu aktivieren, meistens scheiterte.

Zugang zu Ressourcen in der Arbeit mit EMDR

Auch im EMDR-Basisprotokoll wird immer wieder der Bezug zu Ressourcen hergestellt:

- Mit der Erarbeitung der positiven Kognition in Phase 3 legen wir ein realistisches, gewünschtes Ziel für die Selbstwahrnehmung fest. Mit der VoC (Validity of Cognition) überprüfen wir den Zugang zu den Ressourcen, weshalb wir bei einer VoC von 1 auch die positive Kognition überarbeiten und sie so umformulieren lassen, dass sie wenigstens schon etwas spürbar wird (also mindestens auf 1,5, besser aber höher liegt).
- In der Traumakonfrontation mit EMDR erleben wir in Phase 4 bei „einfach" traumatisierten Menschen (stabile Kindheit und einzelne Traumatisierungen als Erwachsene), dass sich während des Prozessierens die traumatische Erinnerung verändert und es gleichzeitig zu einem spontanen Aktivieren von Ressourcen kommt. Nur dadurch bekommen wir neutrale oder positive Zustände am Kanalende und abgeschlossene Prozesse ohne Belastung, also Werte auf der SUD-Skala (Subjective Units of Disturbance) von 0 oder niedrig angemessen. Hierin unterscheidet sich EMDR von anderen traumakonfrontierenden Verfahren.
- Wenn wir mit komplex traumatisierten oder bindungsgestörten Menschen direkt in ein traumakonfrontierendes Arbeiten mit EMDR gehen, besteht die Gefahr endloser Kanäle mit dem Auftauchen immer neuer belastender Erfahrungen (Affektbrücken), ohne dass (ausreichend) Ressourcen spontan auftauchen. Dann verändert sich die Belastung kaum bzw. nur sehr langsam.

Aus diesem Grund fragen wir in der Phase 1 und 2 des Standardprotokolls nicht nur nach belastenden Erinnerungen, sondern auch nach Fähigkeiten, schönen Erlebnissen und guten Beziehungen. Wenn wir uns nach der Anamnese beide Bereiche anschauen und uns das Ganze als Waage oder Wippe vorstellen, können wir sehen, welche Seite schwerer wiegt: die Seite der belastenden Ereignisse oder die der schönen Erlebnisse. Wenn die belastende Seite mehr wiegt als die der Ressourcen, dann brauchen wir zusätzliche Stabilisierung und Ressourcenaktivierung; wiegt sie weniger, können wir schneller in die Konfrontation gehen.

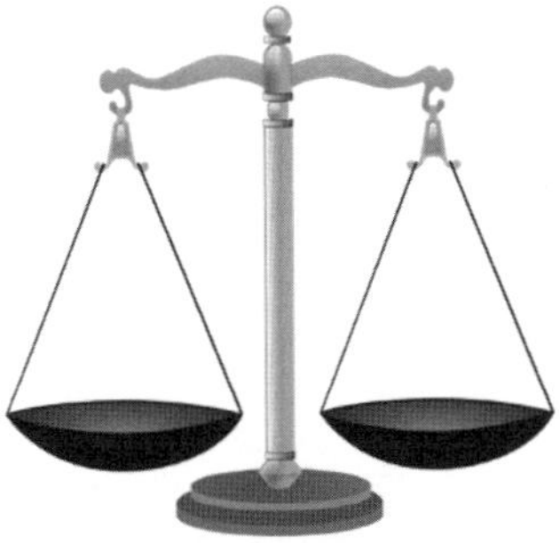

Belastendste Erlebnisse

	Erlebnis	Alter
1.		
2.		
3.		
4.		
5.		

Beste Erlebnisse

	Erlebnis	Alter
1.		
2.		
3.		
4.		
5.		

Ebner & Rost 2008

In den EMDR-Ausbildungen lehren wir bei schwer und früh traumatisierten Menschen ein modifiziertes Vorgehen. In einer längeren und manchmal deutlich verlängerten Stabilisierungsphase werden die Ressourcen entwickelt und verstärkt, Affekttoleranz und Selbstberuhigung trainiert und Distanzierungstechniken vermittelt. Und wenn dies nicht genügt, dann drehen wir das Standardprotokoll um und beginnen mit der nahen Zukunft und den Belastungen im Alltag, bevor wir die auslösenden traumatischen Ereignisse der Vergangenheit mit EMDR prozessieren.

Bei der spezifischen Auswahl, welche Art der Ressourcen es braucht, um eine Verbesserung zu erreichen, kann uns auch die Polyvagal-Theorie von Porges (2017) helfen, die ich in Kapitel 4.6 näher vorstellen werde.

Die Erkenntnis, dass es spezifischer Ressourcen bedarf, ist auch ein Motor für die Entwicklung der Ressourcentechniken im EMDR. Wir versuchen in immer neuen Ansatzpunkten und Herangehensweisen bestimmte Problembereiche zu beeinflussen, wie z. B. die mangelnde Empathie mit sich selbst, dem eigenen Körper und der eigenen Lebensgeschichte oder die Panik vor dem Erinnern von traumatischen Erinnerungen. In diesem Buch stellen wir explizit dazu einige neue Ressourcentechniken vor, nämlich:

- die Flash-Technik von Manfield & Engel durch Peter Liebermann und Dorothee Lansch (Kapitel 3.1),
- die fundamentale Trost- und Einfühlsamkeitsressource und die Differenzierungsressource von und durch Hélène Dellucci (Kapitel 3.2 und 3.3),
- die LOUA-Technik (Level of Urge to Avoid) und die Wozu-ist-es-gut-Technik von Knipe, mit der man an der Vermeidung und der Abwehr arbeiten kann, durch Michèle Rondez (Kapitel 3.4),
- Loving Eyes von Jim Knipe durch Dorothee Lansch & Christine Rost (Kapitel 3.5),
- die Aktivierung von Ressourcen im Alltag mit IRI und xtRI von und durch Michael Hase (Kapitel 3.6),
- die Lobe-Übung von Andrew Leeds und die Inneren Helfer sowie das Briefprotokoll an sich selbst von Christine Rost (Kapitel 4.3),

aber auch Grundsätzliches wie

- eine Zusammenstellung von Forschung zum Nutzen von Ressourcen in der Therapie von Markus Stingl und Bernd Hanewald (Kapitel 1.1),
- den Einsatz von Tieren in der Traumatherapie durch Silke Mehler (Kapitel 4.2),
- das Nutzen des Körpers als Ressource durch Christine Rost (Kapitel 4.4),
- die Verwendung von Sprache in der Traumatherapie durch Visal Tumani (Kapitel 4.5),
- einen Überblick über den Nutzen der Polyvagal-Theorien von Stephen Porges für die Traumaarbeit von Christine Rost (Kapitel 4.6),

und auch aktuelle Entwicklungen wie

- den Einsatz von EMDR per Videokonferenz durch Gisela Roth (Kapitel 4.1).

Die Arbeit mit Kindern und Jugendlichen muss von vornherein ressourcenorientiert gestaltet werden, sonst würden diese schnell die Lust an der Therapie verlieren und abbrechen. An diesem Buch haben drei Kolleg*innen aus dem EMDR-Kinder- und Jugendbereich mitgeschrieben:

- Beatrix Musaeus-Schürmann zum Krafttier und zur Flash-Technik für Kinder und Jugendliche (Kapitel 2.1),
- Peter Niederhuber mit der Körperressource für Kinder (Kapitel 2.2) und
- Daniela Lempertz mit dem Ressourcenbild (Kapitel 2.3).

Diese Ideen lassen sich natürlich auch auf Erwachsene übertragen.

Es bedarf vieler guter Erfahrungen von Bedürfnisbefriedigung und Selbstwirksamkeit in und außerhalb der Therapie, um bei schwer psychisch Kranken das Gefühl zu stärken, etwas verändern und beeinflussen zu können. Die tatsächlichen Erfahrungen, die Klient*innen in der Therapiestunde bezüglich ihres Kontrollbedürfnisses und ihres Selbstwertes machen, beeinflussen nach Grawe sehr stark, ob sie die Stunde als hilfreich erleben – oder eben nicht.

Mit diesem zweiten Buch über Ressourcenprotokolle und die bewusste Unterstützung positiver Prozesse wollen wir Ihnen weitere kreative und hilfreiche Möglichkeiten anbieten, die Sie in Ihren Therapiestunden nutzen können.

Wir freuen uns auf Ihre Rückmeldungen und Erfahrungen.

Literatur

Ebner, F. & Rost, C. (2008). Einleitung: Ressourcenaktivierung mit EMDR. In: Rost, C. (Hrsg.): *Ressourcenarbeit mit EMDR. Vom Überleben zum Leben.* Paderborn: Junfermann.

Grawe, K. (2004). Neuropsychotherapie. Göttingen: Hogrefe.

Hofmann, A. (2014). *EMDR. Praxishandbuch zur Behandlung traumatisierter Menschen.* Stuttgart: Thieme, 5. Auflage.

Hofmann, A. (2014a). Absorptionstechnik. In: Rost, C. (Hrsg.): *Ressourcenarbeit mit EMDR. Vom Überleben zum Leben.* Paderborn: Junfermann.

Porges, S. (2017). *Die Polyvagal-Theorie und die Suche nach Sicherheit.* Lichtenau: G.P. Probst.

Regli, D., Bieber, K., Mathier, F. & Grawe, K. (2000). Beziehungsgestaltung und Aktivierung von Ressourcen in der Anfangsphase von Therapien. *Verhaltenstherapie und Verhaltensmedizin,* 21, S. 399–420.

Schmied, E. & Grawe, K. (2013). Die funktionelle Rolle von Ressourcenaktivierung. In: Schaller, J. & Schemmel, H. (Hrsg.): *Ressourcen. Ein Hand- und Lesebuch zur psychotherapeutischen Arbeit.* Tübingen: dgvt-Verlag, 2., vollständig überarbeitete Auflage.

1.

FORSCHUNG ZUR RESSOURCENARBEIT

1.1 Wirkfaktor Ressourcen: Eine theoretische Betrachtung

Markus Stingl & Bernd Hanewald

In der Psychotherapie nahezu aller Richtungen und Schulen ist eine grundlegende Entwicklung zu beobachten: Die ursprünglich eher defizit- und problemorientierte Sichtweise wandelt(e) sich unter einer salutogenetischen Perspektive hin zum „Empowerment“[1] der hilfesuchenden Menschen, um sie zu stabilisieren, zu stärken und selbst zu befähigen, ihre Probleme zu lösen (Willutzki 2000). Ressourcen spielen hier eine zentrale Rolle, indem sie als positiv erlebte Hilfsmittel zur Zielerreichung beitragen (Gassmann & Grawe 2006). Das Ressourcenkonzept lässt sich als ein allgemeines psychotherapeutisches Vorgehen verstehen, welches entweder die Ressourcenorientierung auf bereits vorhandene Ressourcen oder die spezifische Ressourcenaktivierung oder die Neuentwicklung von Ressourcen umfasst (Schaller 2013). Die psychotherapeutischen Ressourcentechniken, mit deren Hilfe die angestrebten Ziele erreicht werden sollen, kommen in verschiedenen Bereichen zur Anwendung.

In der Behandlung von Traumafolgestörungen werden häufig zunächst vorhandene Ressourcen identifiziert und gefördert, um ein Gegengewicht zu Symptomen und belastenden Erinnerungen wie Intrusionen und Flash-Backs zu entwickeln und um eine unausgewogene Problem- und Defizitorientierung zu vermeiden (Brunner 2016).

Die in der Praxis häufig eingesetzte und empfohlene Ressourcenarbeit (Reddemann 2017; Schäfer et al. 2019) soll im folgenden Kapitel theoretisch betrachtet werden. Einer einleitenden Begriffsbestimmung folgen Ansätze, Ressourcen diagnostisch zu erfassen. Im Anschluss wird der Wirkung von Ressourcen bzw. deren Wirkmechanismen nachgegangen.

Was sind Ressourcen? – Begriffsbestimmung und Funktion

Modelle eignen sich, um sich der Wirklichkeit anzunähern und sie in reduzierter Weise systematisch zu beschreiben. Dieses Vorgehen erscheint auch zur Beschreibung der Ressourcenarbeit sinnvoll, da sich sowohl die Anzahl als auch die Art der Ressourcentechniken über viele Bereiche hinweg beständig verändern, ergänzen und erweitern.

---

1 Eine vertiefte Begriffsbestimmung findet sich unter: ↗ https://leitbegriffe.bzga.de/alphabetisches-verzeichnis/empowermentbefaehigung

Zur Einordnung und zum Verständnis ist zunächst eine der grundlegendsten Theorien zur Entstehung und Aufrechterhaltung von Krankheit hilfreich, das biopsychosoziale Modell, welches von G. Engel in den siebziger Jahren des letzten Jahrhunderts als Gegenkonzept zur damals geltenden reduktionistischen und materiell ausgerichteten rein biomedizinischen Sichtweise entworfen wurde (Engel 1977). Dabei erweiterte Engel den Krankheitsbegriff zu einem Wechselspiel von biologischen, organisch bedingten Faktoren mit psychischen und sozialen Bedingungen. In Analogie dazu greift Sack (2007, 2019) das biopsychosoziale Modell auf und leitet in dessen Umkehr eine Systematik gesundheitsprotektiver Ressourcen ab, die den in Tabelle 1 beschriebenen übergeordneten Bereichen entsprechen und weiter differenziert werden.

Bereich	
Biologisch-regulative Ressourcen	Genetik / Epigenetik, Immunsystem, endokrine Regulation, psychophysische Regulation
Psychische Ressourcen	Wahrnehmung: der äußeren Welt und anderer Menschen sowie eigener Emotionen und Bedürfnisse Denken und Gedächtnis: Anpassung an wechselnde Bedingungen, kreatives Problemlösen, Verfügbarkeit von Bewältigungserfahrungen Integration und Regulation: ganzheitliche Objektwahrnehmung, stabiles Selbstbild und kongruente Identität, Selbstwert, Internalisierung anderer, Kommunikation, Regulation eigener Affekte und Beziehungen
Soziokulturelle Ressourcen	Soziales Umfeld, soziale Netzwerke, politische und staatliche Organisation, kulturelle und religiöse Rahmenbedingungen

Tabelle 1: Ressourcenbereiche (modifiziert nach Sack 2019)

Aus anderer Perspektive lassen sich Ressourcen in externe, interpersonelle und intrapersonelle Ressourcen gruppieren, die entweder subjektiv durch das Individuum selbst oder objektiv von äußeren Beobachter*innen wahrgenommen werden können (Willutzki 2003, 2008). In diesem Sinne können technische Hilfsmittel, soziale Netzwerke oder Einkommen als externe Ressourcen verstanden werden, während hilfreiche Beziehungsmuster interpersonelle Ressourcen darstellen. Schließlich bilden die persönlichen Eigenschaften oder Fertigkeiten eines Menschen die intrapersonellen Ressourcen (Groß et al. 2012, Karpel & Brauers 1986).

Orientiert man sich in der begrifflichen Annäherung an Ressourcen nach deren Nutzen, so kann alles, was von einem Individuum bei der Bewältigung einer belastenden Situation als hilfreich erlebt wird, als Ressource verstanden werden (Nestmann 1996, Groß et al. 2012). Ressourcen sind damit individuell und von Mensch zu Mensch unterschiedlich, spezifisch von äußeren Bedingungen abhängig und funktional, weil sie zur Erreichung von Zielen hilfreich beitragen (Groß et al. 2012). Von großer Bedeutung ist dabei auch die positive Bewertung einer Ressource durch das Individuum selbst (Schiepek & Cremers 2003, Groß et al. 2012) und durch das soziale Umfeld (Brunner 2016). Neben dem funktionalen Wert von Ressourcen zur Zielerreichung verbessert deren Nutzung auch das subjektive Wohlbefinden (Frank 2013). Zusammenfassend kann man Ressourcen als einen individuellen Möglichkeitsraum, also das positive Potenzial, das Patient*innen zur Befriedigung ihrer Grundbedürfnisse zur Verfügung steht, verstehen (Grawe & Grawe-Gerber 1999).

Das Vorhandensein von oder der Mangel an unterschiedlichen Ressourcen vor und während des Erlebens belastender oder potenziell traumatisierender Lebensereignisse beeinflusst sowohl die kurzfristigen Auswirkungen stressreicher äußerer Ereignisse als auch die längerfristige Fähigkeit zur Adaptation an schwere Lebensbelastungen (Kamphuis et al. 2021).

Problematisch ist, dass stressreiche Ereignisse selbst die vorhandenen Ressourcen direkt beeinträchtigen können und so die Fähigkeiten zur Bewältigung von Stress reduziert werden können (Hobfoll 1989, Hobfoll et al. 2018, Kamphuis et al. 2021). Konsekutiv droht dadurch die Gefahr eines Circulus vitiosus aus der Entstehung von weiterem Stress und dem weiteren Verlust von Ressourcen. Dies bedeutet auch, dass Menschen, denen weniger Ressourcen zur Verfügung stehen, durch den Verlust von Ressourcen nach stressreichen Ereignissen in der Folge auch vulnerabler für die Entstehung von Traumafolgestörungen sind (Hobfoll 1989).

In der Psychotherapie stehen typischerweise die aktuellen Probleme, Belastungen und Symptome im Vordergrund. Deren Veränderung ist vorrangig der Fokus von Zielklärung und Therapieplanung. Bei der Frage, wie diese Veränderungen und Ziele erreicht werden können, kommt den Ressourcen der Patient*innen eine zentrale Bedeutung zu (Grawe & Grawe-Gerber 1999). Bereits zu Beginn der Behandlung konstatieren viele Patient*innen noch vor einer eigentlichen Problembearbeitung schon eine Besserung ihres Befindens (Grawe 1998). Dies kann als Ergebnis einer gelungenen Ressourcenaktivierung interpretiert werden, die sich positiv auf das Selbstwertgefühl der Patient*innen ausgewirkt und einen positiven Rückkopplungsprozess in

Gang gesetzt hat. Die Patient*innen spüren, dass die Therapie bereits „wirkt", ihr Kompetenzerleben, ihre Aufnahmebereitschaft für weitere therapeutische Schritte und das Vertrauen in die Therapeut*innen als Grundlage für den Wirkfaktor „therapeutische Beziehung" nehmen zu (Grawe & Grawe-Gerber 1999). Wird dagegen in der Therapie einseitig nur auf die Probleme der Patient*innen fokussiert, drohen über andauerndes Defiziterleben negative Konsequenzen für das Selbstwertgefühl.

Ressourcen tragen zur Entwicklung von Resilienz und somit der Fähigkeit bei, trotz Belastungen den Alltag zu meistern und trotz bestehender Schwierigkeiten ein gewisses Maß an Wohlbefinden aufrechterhalten zu können (Flückiger & Beesdo-Baum 2020). Ressourcenaktivierung kann störungs- und therapieschulenübergreifend eingesetzt werden und gilt als allgemeiner Wirkfaktor in der Psychotherapie (Flückiger & Beesdo-Baum 2020). Durch Ressourcenaktivierung können bei Patient*innen positive Affekte mobilisiert und die Betroffenen in einen Annäherungsmodus gebracht werden, der erfolgreiche Lernprozesse in der weiteren Behandlung begünstigt (Willutzki & Teismann 2013, Brunner 2016). Diese prozessuale Ressourcenaktivierung geht mit einer dopaminergen Aktivierung des mesolimbischen Belohnungssystems und der Ausschüttung von endogenen Opioiden im Frontalhirn einher (Mentha 2013, Ruegg 2011, Brunner 2016). Durch die Mobilisierung positiver Affekte im Rahmen von Ressourcenaktivierung kann ein Aufschaukelungsprozess (Flückiger & Wüsten 2015) in Gang gesetzt werden, der ein Gegengewicht zu den negativen Affekten und Belastungen, die vielen psychischen Störungen immanent sind, darstellen kann (Willutzki & Teismann 2013). Hierdurch werden Selbstwirksamkeitserwartungen, Selbstwerterleben und Wohlbefinden verbessert und die therapeutische Beziehung wird gestärkt. Eine kooperative Arbeitsbeziehung kann etabliert werden, wenn es gelingt, Erfolge internal zu attribuieren und die Patient*innen dadurch für eine proaktive, intrinsisch motivierte Mitarbeit in der Behandlung zu gewinnen. Entsprechend der Broaden and Build Theory (Frederickson 2004) führt ein internal attribuierter Kompetenzaufbau dazu, dass vielseitigere Problemlöseversuche unternommen werden, wodurch weitere Handlungsskills erlernt und Kompetenzen aufgebaut werden (Flückiger & Beesdo-Baum 2020). Auf diesem Weg kann die therapeutische Beziehung selbst zu einer interpersonalen Ressource werden (Flückiger & Beesdo-Baum 2020, Grawe & Grawe-Gerber 1999, Brunner 2016). Auf Grundlage einer tragfähigen therapeutischen Beziehung erweist sich der Blick der Beobachter*innen (Therapeut*innen) zur Feststellung objektiver Ressourcen dann als besonders hilfreich, wenn sich die Patient*innen ihrer eigenen Ressourcen nicht bewusst sind, eine überwiegend defizitorientierte Sichtweise auf sich selbst haben oder sich als wenig selbstwirksam erleben. Dies ist im Rahmen akuter Erkrankungen häufig der Fall (Brunner 2016), aber auch länger andauernde psychische Störungen können mit gedrückter Stimmung, Problemfokussierung, Pessimismus, geringem

Selbstwirksamkeitserleben und negativen Erfahrungen die Patient*innen zunehmend demoralisieren. Über die Ressourcenaktivierung kann hier versucht werden, einen gegenläufigen, lösungsorientierten „Remoralisierungsprozess" zu initiieren und die Patient*innen für einen positiveren Blick auf die Zukunft zu öffnen (Flückiger & Beesdo-Baum 2020, Brunner 2016). Neben der Nutzung bewusster Ich-Ressourcen, um mit der Welt außerhalb der eigenen Person, einschließlich anderer Menschen und Aufgaben, in konstruktiver Weise in Beziehung zu treten (McCann & Pearlman 1990), fördert Ressourcenarbeit auf einer unbewussteren Ebene auch ein beständigeres Gefühl der Identität, ein kohärenteres Selbstverständnis und die Bewahrung eines positiven Selbstwertgefühls (Kohut 1977, Fonagy et al. 2002; Leeds 2009). Das gemeinsame Entdecken vorhandener und der Aufbau von neuen Ressourcen in der Psychotherapie ist daher nicht nur eine therapeutische Vorgehensweise, sondern geht über den Einsatz spezifischer Techniken hinaus. Hier zeigt sich vielmehr eine therapieschulenübergreifende Grundhaltung, die einen bedeutsamen therapeutischen Wirkfaktor darstellt und auf breiter Ebene positive Effekte erzeugen kann (Grawe & Grawe-Gerber 1999, Brunner 2016).

Wie findet man Ressourcen? – Ressourcendiagnostik

Das gemeinsame Entdecken vorhandener, vielleicht „verschütteter" Ressourcen fällt insbesondere komplex traumatisierten Patient*innen zu Beginn der Behandlung noch schwer. In einem respektvollen Umgang mit den Patient*innen, die als Expert*innen für sich selbst angesehen werden und denen entgegen einer paternalistischen Herangehensweise mit Bescheidenheit begegnet wird, kann im therapeutischen Kontext gemeinsam die folgende Frage bearbeitet werden: Ob und wie hätten die erfahrenen Belastungen überlebt werden können, wenn den Patient*innen währenddessen und danach nicht auch Ressourcen zur Verfügung gestanden hätten?

Wenn Patient*innen wenig Zugang zu ihren Ressourcen haben, kann es sinnvoll sein, eine geleitete Ressourcendiagnostik durchzuführen. Dies kann helfen, sich der eigenen Ressourcen wieder bewusster zu werden oder den Zugang zu vorhandenen, aber nicht mehr genutzten Ressourcen zu finden. Ressourcendiagnostik kann auch einen Ideenprozess zur Entwicklung neuer Ressourcen anstoßen und sowohl Patient*innen als auch Therapeut*innen explizit auf die Ressourcenaktivierung im therapeutischen Prozess fokussieren.

Willutzki (2008) und Groß et al. (2012) schreiben der Ressourcendiagnostik verschiedene hilfreiche Funktionen zu:

ätiologische Funktion, da der Verlust von Ressourcen an der Entstehung psychischer Störungen beteiligt sein kann (vgl. auch Hobfoll 1989)
modifikationsbezogene Funktion, da Ressourcen Ansatzpunkte für therapeutische Interventionen sein können
Beziehungsförderungsfunktion
Prozessevaluationsfunktion im Sinne einer Evaluation der therapeutischen Beziehung als externe Ressource
Ergebnisevaluationsfunktion, da Ressourcenaufbau als Merkmal für Therapieerfolg gesehen werden kann

Tabelle 2: Funktionen der Ressourcendiagnostik nach Willutzki (2008) und Groß et al. (2012)

Willutzki (2008) schlägt in diesem Zusammenhang auch vor, Ressourcen und Probleme separat voneinander zu erfassen. Es bestünde ansonsten die Gefahr, dass mit einem einseitigen Blick auf Ressourcen tatsächlich vorhandene Probleme und Belastungen übersehen werden können. Und andererseits kann die Problemfokussierung die Erfassung vorhandener (Lösungs-)Möglichkeiten und Ressourcen erschweren.

Für die Ressourcendiagnostik stehen unterschiedliche Informationsquellen und Instrumente zur Verfügung. Ressourcen können mit standardisierten Fragebögen, aber auch mit Explorationsleitfäden erfasst und für die weitere Therapie genutzt werden. Eine Auswahl etablierter Verfahren wird im Folgenden übersichtsartig dargestellt.

Für die Selbsteinschätzung von Ressourcen liegt die deutsche Version des Values in Action Inventory of Strengths (VIA-IS, Ruch et al. 2010) vor. Der VIA-IS umfasst 240 Aussagen zu Charakterstärken der Patient*innen. Die Charakterstärken lassen sich in folgende Gruppen zusammenfassen: Weisheit und Wissen, Mut, Menschlichkeit, Gerechtigkeit, Mäßigung und Transzendenz. Die betroffenen Patient*innen sollen einschätzen, wie zutreffend die einzelnen Aussagen für sie sind.

Zur Selbsteinschätzung kann auch das Berner Ressourceninventar zur Erfassung der aktuellen Ressourcenrealisierung (RES, Trösken & Grawe 2003) herangezogen werden. Das RES umfasst 117 Items auf den Skalen Wohlbefinden, Stressbewältigung, Unterstützung, Krisenbewältigung, Selbstwerterleben, positives Selbstkonzept, nahe Beziehungen und Sinnfindung.

Der Bochumer Ressourcenfragebogen (RESO-B, Willutzki 2008; Willutzki & Stelkens, 2006) umfasst 58 Items zur Selbstbeurteilung in den Bereichen Allgemeine Lebensbewältigung, erfolgreich bewältigte Krisen und Aktuelle Problematik.

Die Ressourcencheckliste ermöglicht auf 50 Items zu 14 Unterbereichen sowohl eine Fremd- wie auch eine Selbsteinschätzung und umfasst die Hauptbereiche umweltbezogene und soziale Ressourcen sowie persönlichkeitsbezogene Ressourcen (Dick 2003).

Zur Fremdbeurteilung von Ressourcen kann auf das Berner Ressourceninventar zur Erfassung von Patientenressourcen (REF, Trösken & Grawe 2003) zurückgegriffen werden. Das Inventar umfasst 78 Items zu folgenden Skalen, die durch die Therapeut*innen oder Bezugspersonen eingeschätzt werden: soziale Kompetenz, soziale Einbettung, familiäre Einbindung, emotionale Offenheit, Optimismus / Glück / Sinnerleben, Handlungskompetenz, Fähigkeit zur Bewältigung alltäglicher Belastungen, Fähigkeit zu autonomem Denken und Handeln, Selbstwerterleben, Motivation zur Selbstreflexion, Motivation zum Lernen, Offenheit in der Kommunikation, Fantasie und Kreativität, intellektuelle Begabung, Hobbys und Interessen sowie Akzeptanz eigener Bedürfnisse.

Die aktuelle psychosoziale Lebenssituation von Patient*innen kann mit dem Psychosozialen Ressourcenorientierten Diagnostiksystem (PREDI, Küfner et al. 2006) erfasst werden. Es umfasst eine aktuelle Problem- und Ressourcenbeurteilung sowie die Veränderungsbereitschaft aufseiten der Patient*innen bzw. die Dringlichkeit einer Veränderung in neun Lebensbereichen.

Mit dem Ressourceninterview (RI, Schiepek & Cremers 2003) steht ein halbstrukturiertes Interview zur Verfügung, das eine Einschätzung von Ressourcen nach Relevanz sowie nach den Gesichtspunkten „Aktuell vorhanden oder nicht?", „Inwieweit als Potenzial verfügbar?" und „Zielzustand" ermöglicht.

Eine Übersicht zu Ressourceninterviews, ressourcenorientierten Fragetechniken für die Diagnostik, ressourcenorientierter Selbst- und Fremdbeobachtung sowie erlebnisorientierter Ressourcendiagnostik findet sich bei Deubner-Böhme et al. (2013).

In der Praxis der Klinik für Psychiatrie und Psychotherapie am Universitätsklinikum Gießen hat es sich bewährt, Ressourcenarbeit und Skills in einer Sitzung einer modularisierten Psychoedukationsgruppe zu Traumafolgestörungen standardisiert einzuführen. Die Gruppenteilnehmer*innen erarbeiten dabei gemeinsam ein Verständnis von Ressourcen und erhalten Ideen und Anregungen für mögliche Ressourcen, die auf individuellen Karteikarten gesammelt werden. Weitere Ressourcen können unter Verwendung des Ressourciums von Huber (2012) erarbeitet werden. Zur expliziten Nutzung von Ressourcen werden die Gruppenteilnehmer*innen aufgefordert, jeden Tag eine „Ressource des Tages“ aus ihren individuellen Karteikarten zu ziehen und gezielt zu nutzen. Darüber hinaus werden Skills zur Krisenbewältigung vermittelt und es wird ein „Notfallkoffer“ erstellt. Auf die erarbeiteten Ressourcen und Skills kann in den therapeutischen Einzelgesprächen zur vertiefenden Arbeit zurückgegriffen werden.

Wie wirkt Ressourcenarbeit? – Wirkmechanismen und Wirksamkeit

Wie wirken nun Ressourcen? Wie wirksam sind sie? Zur Beantwortung dieser Fragen können verschiedene Betrachtungsebenen – entsprechend den unterschiedlichen Ressourcenbereichen – eingenommen werden. Im Wesentlichen eignen sich neurobiologische und psychosoziale Konzepte, um mögliche Wirkmechanismen zu beschreiben und die Wirksamkeit zu überprüfen.

Neurobiologische Modelle

Das Korrelat psychischer Prozesse ist die Gehirnaktivität, Psychotherapie kann Gehirnaktivität verändern / beeinflussen, um psychische Störungen zu lindern oder zu heilen (z. B. Marwood et al. 2018; Barsaglini et al. 2014). Das Gehirn ist unsere „Megaressource“ (Mentha, 2013), da es die Anpassung des Individuums an die biologisch-physikalische und soziale Umwelt organisiert. Dabei greift es auf erfahrungsbasierte Wissensspeicher zurück oder entwirft neue Problemlösungsstrategien. Emotionen spielen hierbei eine wichtige Rolle, indem sie modulierend auf die Anpassungsprozesse einwirken (z. B. Lazarus 1991).

Das menschliche Gehirn zeichnet sich durch eine intrinsische Veränderungsbereitschaft aus, das Explorationsbedürfnis ist angeboren und sichert die permanente Erweiterung des Wissensspeichers zur Nutzung für zukünftige Anpassungsanforderungen, indem von Geburt an fortlaufend neue Lernerfahrungen gemacht werden können.

Bei psychischen Störungen zeigen sich die Bestimmungsstücke funktionaler Anpassung – Bindung, Exploration, Erweiterung des erfahrungsbasierten Wissensspeichers, Problemlösungsverhalten, emotionale Modulation – häufig beeinträchtigt. Deshalb werden psychotherapeutische Interventionen wie die Ressourcenarbeit gezielt eingesetzt, um die essenziellen Anpassungsfähigkeiten zu verbessern. Im Folgenden werden – auszugsweise – Befunde dargestellt, welche zum Verständnis der Wirkmechanismen solcher Interventionen beitragen können.

Aus der Säuglings- und Bindungsforschung ist bekannt, dass Explorationsbereitschaft mit Bindungssicherheit korreliert: Je mehr Vertrauen ein Kind gegenüber seiner Bezugsperson erlebt, desto eher wagt es, fremde Umwelten zu erkunden (Bowlby, 1973). Dieser Zusammenhang ist auch in der Psychotherapie gegeben, die therapeutische Beziehung ist ein wesentlicher Prädiktor für den Therapieerfolg (z. B. Horvath & Symonds, 1991). Veränderungen des peripheren Oxytocinspiegels – Oxytocin fördert als „Bindungs- und Kuschelhormones" mütterliches Verhalten und die Mutter-Kind-Bindung – korrelieren unabhängig vom Geschlecht mit dem Ergebnis einer erfolgreichen Psychotherapie (Kendrick 2000; Zilcha-Mano 2020). Auch die praktische Ressourcenarbeit findet im Kontext einer sicheren und Halt gebenden therapeutischen Beziehung statt und festigt diese. Empathie, Wertschätzung, Transparenz bestimmen das therapeutische Vorgehen und ermöglichen Exploration und somit Veränderung. Grundlage solcher Veränderungen sind Lernprozesse, die erfahrungsabhängig Reaktionsdispositionen begründen und modifizieren. Die Ergebnisse dieser Lernprozesse werden im Gedächtnis gespeichert. Zur Anpassung an die Umwelt werden erworbene Kenntnisse und Fertigkeiten aus dem Gedächtnis abgerufen, dies dient der flexiblen Anpassung an die Umwelt durch den Vergleich mit früheren Erfahrungen oder der Antizipation zukünftiger Ereignisse oder Folgen eigenen Handelns. Diese Fähigkeit des Gehirns, sich permanent anzupassen und flexibel zu reagieren, ist durch die Neuroplastizität der Synapsen der Nervenzellen gegeben. Aus neurowissenschaftlicher Perspektive stellt die Signalübertragung zwischen den Nervenzellen die Basis für alle psychischen Prozesse dar. Gedächtnisleistungen sind somit erfahrungsabhängige Veränderungen der neuronalen Signalübertragung durch biochemische oder strukturelle Veränderungen (z. B. Kandel 2007). Psychische Störungen sind häufig dadurch gekennzeichnet, dass dysfunktionale Gedächtnisinhalte erlernt wurden oder die Gedächtniskonsolidierung oder der -abruf gestört sind (z. B. fragmentierte Erinnerungen oder Intrusionen bei der PTBS). Aus dieser Perspektive beeinflusst Ressourcenarbeit gezielt die Gedächtnisrepräsentationen und somit die neuronalen Aktivitäten. Über erfahrungsbasiertes Lernen in der Ressourcenarbeit wird das Gedächtnis modifiziert oder neue funktionale Gedächtnisinhalte werden etabliert, um die adaptiven Fähigkeiten des Individuums zu erweitern und zu festigen. Es ist daher ratsam, auch in der Ressourcenarbeit jenen Faktoren besondere Aufmerksamkeit zu schenken, welche sich lerntheoretisch als bedeutsam gezeigt haben, um allgemein Lernprozesse zu fördern: Relevanz, Neuigkeit, Bedeutung, Motivation, Emotionalität und Sinnhaftigkeit bestimmen die Lernleistung wesentlich mit (z. B. Rinck & Becker 2011)

Verschiedene Autoren haben einen starken Zusammenhang von Psychopathologie und Beeinträchtigungen in der Emotionsregulation beschrieben, wie z. B. bei Depressionen, Angststörungen, PTBS und Persönlichkeitsstörungen (z. B. Stingl et al.

2020; Joormann & Quinn 2014; Sher & Grekin 2007; Bradley et al. 2011; Jazaieri, Urry & Gross 2013). Aus diesem Grunde beinhalten einige Therapieansätze explizit ein Emotionsregulationstraining, so zum Beispiel die Dialektisch-Behaviorale Therapie (Linehan 1993), die Emotionsfokussierte Therapie (Greenberg 2004) oder die Akzeptanz- und Commitmenttherapie (Eifert & Forsyth 2005; Hayes, Strosahl & Wilson 1999). Die emotionale Modulation und Regulation ist auch im Fokus von Ressourcenarbeit. Viele Ressourcentechniken zielen auf eine direkte Verbesserung der Emotionsregulationsfähigkeit ab, wie im EMDR etwa die Absorptionstechnik (Hofmann 2004) oder die Flash-Technik (Manfield et al. 2017). In der Tat konnte eine psychotherapeutische Symptomreduktion mit verbesserten Emotionsregulationsfähigkeiten in Zusammenhang gebracht werden (z. B. Stingl et al. 2020). Die spezifischen neurobiologischen Hintergründe der Wirksamkeit psychotherapeutischer Interventionen, die auch Ressourceninstallation beinhalten, sind allerdings trotz langjähriger Forschung nicht gänzlich geklärt. Im Falle der PTBS ging man bis vor Kurzem davon aus, dass die charakteristischen Symptome Hyperarousal und Intrusionen aus einer Dysregulation frontaler und limbischer Systeme resultieren – vereinfacht gesagt interpretierte man die Befunde einer reduzierten Frontalhirnaktivität bei gleichzeitiger Hyperaktivität des limbischen Systems bei PTBS-Patient*innen dahingehend, dass deren emotionale Aktivierung aufgrund eines (traumatischen) Stressors nicht mehr ausreichend von übergeordneten Strukturen gehemmt werden kann (Rauch 2006; Etkin & Wager 2007).

Allerdings kommt eine Metaanalyse von Manthey et al. (2021) zu dem Schluss, dass sich die hirnphysiologischen Veränderungen bei PTBS weitaus komplexer darstellen und weitere Strukturen, wie z. B. die Amygdalae mit verschiedenen, teilweise unterschiedlich reagierenden Proportionen, die Hippocampi und die Insulae beteiligt sind. Mit bildgebenden Verfahren konnte gezeigt werden, dass an einer PTBS erkrankte Patient*innen einen hyperaktiven präfrontalen Cortex und eine hypoaktive Amygdala aufweisen (Aliev et al. 2020, Lanius et al. 2005). Dadurch sind hemmende neuronale Bahnen, die an der Bewältigung von Angsterleben beteiligt sind, bei PTBS-Patient*innen beeinträchtigt (Mendoza et al. 2018). Zudem führen hyperaktive limbische und mediale Bahnen zu gesteigerten Reaktionen schon bei verhältnismäßig geringen sozial bedrohlichen Situationen (Stevens & Jovanovic 2019; Aliev et al. 2020).

Andererseits kann durch Ressourcen wie soziale Interaktionen, regelmäßigen Sport, gesunden Lebensstil mit gesunder Ernährung, Gewichtsmanagement, Schlafhygiene und adäquater Medikation eine Remediation neuronaler Aktivierung von PTBS-Patient*innen erreicht werden (Bisson et al. 2015, Iribarren et al. 2005, Aliev et al. 2020), zumal PTBS-Patient*innen häufig auch metabolische Veränderungen aufweisen (Schwartz et al. 2006). Auch neuroendokrinologische Effekte ressourcenorientierter Behandlung konnten im Sinne einer abgeschwächten Cortisol-Antwort in einer standardisierten psychosozialen Stresssituation nach ressourcenorientiertem Stressmanagement-Training gezeigt werden (Storch et al. 2007).

Therapeutische Interventionen mit konfrontativen Ansätzen scheinen spezifisch die Aktivitäten des medialen präfrontalen Cortex und des rostralen anterioren Cingulums als Strukturen des Präfrontalhirns zu normalisieren (und nicht als Gegensteuerung das gesamte Frontalhirn übermäßig zu aktivieren). Die Auswirkungen therapeutischer Interventionen auf die Funktionalität der übrigen genannten Hirnareale dagegen lassen sich bei vorliegender, teilweise heterogener Datenlage derzeit noch nicht sicher bestimmen. Gleiches muss für eine neurobiologische Einordnung des Konzepts einer emotionsregulativen Ressourcenarbeit gelten, wenngleich die Ressourceninterventionen emotionaler und kognitiver Aktivierung die „grobe" Zielsetzung einer Normalisierung frontaler und limbischer Funktionen haben.

Ein neuerer Forschungsansatz, der aus dem Bereich der Neurogastroenterologie stammt, könnte ebenfalls zur Klärung der Wirkmechanismen von Ressourcenarbeit beitragen – die Erkenntnisse zur sogenannten „Bauch-Hirn-Achse" („gut-brain-axis"). Bislang ist bekannt, dass es einen bidirektionalen Austausch zwischen dem zentralen und dem enteralen Nervensystem gibt. Letzteres ist Teil des vegetativen Nervensystems und mit mehreren Millionen Nervenzellen über den Darm verteilt. Es steuert u. a. die komplexen Abläufe der Verdauungstätigkeit und wird vom Sympathikus (Aktivierung des Organismus / Stressreaktion) und Parasympathikus (Ruhe / Erholung) beeinflusst. Einige Studien weisen darauf hin, dass die Bauch-Hirn-Achse bei stressbedingten psychischen Erkrankungen in ihrer Funktion beeinträchtigt ist (Kelly 2015). Die Kommunikation zwischen Gehirn und Bauch erfolgt über direkte Nervenfasern und Neurotransmitter, die in beiden Systemen gebildet werden können (hauptsächlich über die Hypothalamus-Hypophysen-Nebennierenrinden-Achse) (Mayer 2011), oder über immunologische Reaktionen. Zusätzlich können Bakterien der Darmflora Botenstoffe produzieren, die auch am Gehirn wirken können, und gemeinsam mit Pilzen und Viren dem sogenannten „Psychobiom" zugeordnet werden (Marazziti 2021). Auch die Ressourcenarbeit kann z. B. mittels Entspannungstechniken dazu eingesetzt werden, auf das Verhältnis von Sympathikus- und Parasympathikusaktivität regulierend einzuwirken. Es ist daher vorstellbar, dass spezifische Ressourcentechniken ihre Effekte auch über die Bauch-Hirn-Achse vermitteln – zum aktuellen Stand müssen diese Überlegungen jedoch hypothetisch bleiben, zur weiteren Klärung der tatsächlichen Interaktion und Beeinflussbarkeit der zentralen und enterologischen Nervensysteme besteht noch großer Forschungsbedarf.

Psychologische Modelle

Die Bedeutung von Ressourcen ist komplementär zu den zu bewältigenden Anforderungen zu sehen. Die Untersuchung der einwirkenden Kräfte, mit denen sich ein Mensch konfrontiert sieht, begründeten die Stressforschung. Schon in den Anfängen der Stressforschung trifft man auf den Ressourcenbegriff, der in der Stressbewältigung eine prominente Rolle einnehmen sollte. Walter Cannon und Hans Selye studierten zunächst aus biologischer Sichtweise die physiologischen Reaktionen des Individuums auf einwirkenden Stress. Cannon (1915) entdeckte die angeborene „Fight-or-Flight-Reaktion" auf Stress, Selye (1974) beschrieb sowohl den adaptiven Umgang des Organismus mittels psychosomatischer Reaktionsmuster bzw. endokrinologischer Ressourcen als auch den Zusammenbruch des Systems bei mangelnder Adaptation und konzipierte das Allgemeine Adaptationssyndrom (AAS). In der Folge entwickelten Lazarus und Folkman (1984) ihr transaktionales Stressmodell, welches Stressoren und Bewältigungsmechanismen aufeinander bezieht (Coping). Die Wirkung eines Stressors sei demnach immer in Wechselseitigkeit mit den vorhandenen Bewältigungsmöglichkeiten zu sehen, die maßgeblich von den individuell verfügbaren Ressourcen bestimmt werden.

Aus der Fokussierung auf die Bewältigung und deren Bedingungen entwickelte Aaron Antonovsky (1979) sein Salutogenesemodell, welches als Gegenentwurf zur pathozentrischen Krankheitsorientierung die Entstehung und Erhaltung von Gesundheit erklären sollte. Zentral für die Gesundheit sei das Ausmaß des individuellen „Kohärenzgefühls", dessen Komponenten aus Verstehbarkeit, Handhabbarkeit / Bewältigbarkeit und Bedeutsamkeit / Sinnhaftigkeit bestehen. Indem sie den Grad der Handhabbarkeit von Belastungen sowie deren Bewältigung maßgeblich bestimmt, ist die Verfügbarkeit von Ressourcen für ein gesundes Kohärenzgefühl essenziell.

In eine ähnliche Richtung zielt auch das Resilienzkonzept, das die Widerstandsfähigkeit eines Menschen gegenüber Stressoren beschreibt. Resilienz kann dabei verstanden werden als dynamischer Prozess, innerhalb dessen das Vorhandensein individueller Ressourcen in der Interaktion mit Belastungen zu einem positiven Ausgang und zum Schutz vor der Entstehung psychischer Störungen führt (Zautra et al. 2010). Entsprechend betonen Gärtner et al. (2020) die Wichtigkeit einer Würdigung des Leidens bei der Erhebung der Anamnese ebenso wie die Wahrnehmung von Ressourcen und Resilienz sowie eine Fokussierung auf ressourcen- und resilienzorientierte Interventionen in der Stabilisierungsphase vor Beginn einer Traumakonfrontation.

Eine wesentliche Erkenntnis aus der umfangreichen Forschung zur Resilienz ist, dass sich die individuelle Resilienz im Laufe des Lebens und unter verschiedenen Umweltbedingungen verändern kann: Resilienz ist erlernbar. Den Ressourcen und deren Stärkung kommt als Resilienzfaktor eine wichtige Rolle zu, da sie dabei helfen können, Vulnerabilitäten auszugleichen und Stressoren etwas Positives entgegenzusetzen (z. B. Liu et al. 2020, Werner 1982).

Die Fähigkeit, psychologische und physiologische Effekte von Stress zu modulieren bzw. zu regulieren, sind insbesondere bei Betroffenen mit Traumafolgestörungen nachhaltig beeinträchtigt (van der Kolk & McFarlane 1996). Shapiro (2001) entwickelte mit dem AIP-Modell (Adaptive Information Processing Model) ein Erklärungsmodell für das Auftreten von Traumafolgestörungen, welches auch der Behandlung mit EMDR zugrunde liegt. Shapiros Überlegungen zufolge stellen dysfunktional gespeicherte und nicht vollständig verarbeitete Erinnerungen die Grundlage einer Reihe von psychischen Erkrankungen dar, wie z. B. der posttraumatischen Belastungsstörung, chronischen Schmerzstörungen, affektiven Störungen oder Suchterkrankungen (Hase et al. 2017). Das AIP-Modell geht davon aus, dass das Gehirn bestrebt und normalerweise auch in der Lage ist, (belastende) Erinnerungen zu integrieren, indem es diese mit neuronalen Netzwerken verknüpft, welche Bewältigungsstrategien und -erfahrungen beinhalten. Erst wenn diese adaptive Art der Informationsverarbeitung gestört sei, wie z. B. durch eine massive Stressreaktion mit Dissoziation im Rahmen traumatischen Geschehens, würden die Erinnerungen in einer unprozessierten Form gespeichert, da sie nun nicht mehr mit adaptiven Informationen bzw. Netzwerken verbunden werden könnten (Hase et al. 2007). Diese unprozessierten Erinnerungen würden in der Zukunft zu maladaptiven Antworten führen, sobald aktuelle Wahrnehmungen mit assoziierten unprozessierten und dysfunktional gespeicherten Erinnerungen verbunden werden. Hinsichtlich der Behandlung und Integration betonte Shapiro (2001) die Notwendigkeit des Zugreifen-Könnens auf Ressourcen vor einer Reprozessierung dysfunktional gespeicherter Erinnerungen mit EMDR. Mithilfe der EMDR-spezifischen bilateralen Stimulation sollen die dysfunktionalen Erinnerungsnetzwerke der Bearbeitung zugänglich gemacht und im Reprozessieren mit vorhandenen positiven, adaptiven Netzwerken verbunden werden (Shapiro & Laliotis 2017). Im Sinne des AIP-Modells liefert die Ressourcenarbeit somit die notwendigen Zutaten, um die dysfunktionalen pathogenen Erinnerungen mittels adaptiver Reprozessierung zu behandeln und zu integrieren (Hase 2021). In der EMDR-Behandlung ist die Ressourcenentwicklung und -installation in der zweiten Phase des Standardprotokolls verortet, hierfür können spezifische Techniken genutzt werden (Hase 2021; Ibadi et al. 2018; Korn & Leeds 2002). In den EMDR-Ressourcenprotokollen wird häufig empfohlen, die begleitende bilaterale Stimulation mit langsamer Geschwindigkeit (ca. 0,5 Hz) und sechs bis zwölf Stimulationen pro Set einzusetzen. Hintergrund ist die klinische Beobachtung, dass bei schnellerer Stimulation eher negative Erinnerungen und Affektbrücken aktiviert werden und ein weiterführender Verarbeitungsprozess pathogener Erinnerungen initiiert wird. Bei der Ressourceninstallation dagegen soll das positive Bild bzw. die positive Erfahrung eher gehalten und beispielsweise über eine angenehme Körperreaktion verstärkt werden (Hofmann 2014). Tatsächlich ist der Unterschied der Effekte von schneller und langsamer bilateraler Stimulation bei der Ressourceninstallation und -verstärkung bislang nicht hinreichend untersucht. Ichii (2004) bat in einer Studie 30 Studierende, jeweils drei positive Erfolgserinnerungen aufzuschreiben, und stimulierte die Imaginationen mit langsamen (1 Hz) oder schnellen (0,2 Hz) Augenbewegungen im Kontrast zu einer Bedingung mit fixiertem Blick. Anschließend sollten die Proband*innen ihr emotionales Befinden, die Lebendigkeit der Imaginationen, deren emotionale Intensität und das Verhältnis zwischen interner und externer Aufmerksamkeit vor und nach der Intervention einschätzen. Es zeigte sich, dass weniger die Art der Stimulation als vielmehr das Ausmaß der internen Aufmerksamkeitsfokussierung positive Emotionen verstärkte.

In einer eigenen Studie zu den Effekten langsamer bilateraler Stimulation setzten wir die Ressourcentechnik CIPOS („constant installation of present orientation and safety", Knipe 2010) ein. Beim CIPOS wird nach einer kurzen, zeitlich begrenzten imaginativen Exposition mit belastendem Material die Reorientierung im Hier und Jetzt mithilfe verschiedener aktiver Reorientierungstechniken forciert. CIPOS soll die Patient*innen befähigen, über einen stärkeren Gegenwartsbezug und das begleitende Sicherheitserleben immer weniger zu dissoziieren und sich bei Kontakt mit traumatischem Material besser reorientieren zu können. Sobald die Proband*innen nach der Exposition und Reorientierung angeben, sich zu 90 % oder mehr wieder in der Gegenwart zu befinden, wird gemäß CIPOS-Protokoll das begleitende Empfinden mit langsamer bilateraler Stimulation verstärkt. In unserer Studie variierten wir das CIPOS-Protokoll dahingehend, dass wir bei einer Gruppe wie im Protokoll vorgesehen die langsame bilaterale Stimulation bei der Verstärkung des Gegenwartserlebens anboten, während eine zweite Gruppe das gleiche Vorgehen ohne bilaterale Stimulation durchlief. Neben der subjektiven Einschätzung der erlebten Belastungen erhoben wir physiologische Parameter wie Herzrate und Hautleitfähigkeit als objektive Marker. Zusammenfassend konnten wir feststellen, dass das CIPOS-Vorgehen in beiden Bedingungen zu einer Abnahme der physiologischen Erregung führte. Es zeigte sich aber auch ein Zusatzeffekt der langsamen bilateralen Stimulation, indem in dieser Bedingung auch die subjektive Belastung im Verlauf stärker als in der Kontrollgruppe abgenommen hatte, was wir als Zeichen einer verbesserten kognitiven Verarbeitung interpretieren würden (Reichel & Stingl 2018). Es besteht weiterer Forschungsbedarf, um die Auswirkungen unterschiedlicher Stimulationsarten bei der Ressourceninstallation klären zu können.

Ressourcen wirken auch auf sozialer Ebene. Menschen sind zwar Individualisten, sie brauchen aber auch andere Menschen in sozialen Beziehungen und Zugehörigkeit, um als „Herdentiere“ ihr physisches und psychisches Überleben zu sichern (Baumeister & Leary 1995). Das Wesen vieler psychischer Störungen ist dagegen, dass Ängste, Misstrauen und inadäquate soziale Fertigkeiten die Beziehung zu anderen Menschen einschränken und in die Isolation führen. Die Förderung relationaler Ressourcen zur Beziehungsgestaltung wie Empathie, Offenheit, Konflikt- und Kritikfähigkeit trägt bei bestehenden sozialen Schwierigkeiten daher dazu bei, in belastenden Lebenssituationen um Hilfe bitten zu können und auf soziale Unterstützung zurückzugreifen. Die Auseinandersetzung mit kulturellen und symbolischen Ressourcen, wie das „kulturelle und berufsbezogene Wissenskapital“, sowie die Bindung an ein stabiles religiöses, ethisches oder politisches Glaubenssystem wirken auf einer identitäts- und sinnstiftenden Ebene (Herriger 2020).

Wirksamkeitsbefunde zur Ressourcenarbeit

Im Folgenden werden einige Studien dargestellt, die in unterschiedlichen Kontexten und mit verschiedener Methodik den Einsatz von gezielter Ressourcenarbeit untersucht haben. Die Heterogenität der Auswahl spiegelt den breiten Einsatz in der Praxis wider und belegt die Bedeutung als therapie- bzw. schulenübergreifende Interventionsmöglichkeit.

Allgemein einen positiven Effekt durch Ressourcenarbeit erfahren zu haben, gaben alle 24 Patient*innen mit komplexer Traumafolgestörung an, als sie nach ihrer subjektiven Wahrnehmung einer Psychodynamisch Imaginativen Traumatherapie in qualitativen Interviews befragt wurden (Gärtner et al. 2020). Dabei empfanden mehr als die Hälfte der Patient*innen es als wichtig, Stabilisierungsübungen gelernt zu haben. Ressourcenarbeit in der Stabilisierungsphase führte zu verbesserter Affektregulation, stabiler Orientierung im Hier und Jetzt und half, Affektüberflutung und Gefühle von Hilflosigkeit zu vermindern

Entsprechend konnten Gassmann und Grawe (2004) durch Mikro-Prozessanalyen zeigen, dass Ressourcenaktivierung den Therapieerfolg positiv beeinflusste (Groß et al. 2012). Ähnliche Ergebnisse bildeten sich in einer randomisiert kontrollierten Interventionsstudie von Willutzki et al. (2004) ab, bei der eine rein kognitiv-verhaltenstherapeutische Psychotherapie mit einer kognitiv-verhaltenstherapeutischen und ressourcenorientierten Psychotherapie in der Behandlung sozialer Ängste verglichen wurde. Am Ende der Therapie zeigten sich signifikant stärkere Effekte in der Gruppe der Patient*innen, die mit dem ressourcenorientierten Ansatz behandelt wurden. Willutzki et al. (2004) folgerten daraus, dass durch Ressourcenaktivierung die internale Attribution von Therapiefortschritten besser möglich war. Weitere Studien von Flückiger und Grosse Holtfort (2008) sowie Flückiger et al. (2009) fanden einen positiven Einfluss von Ressourcenaktivierung auf die therapeutische Beziehung, den Therapiefortschritt, das Selbstwerterleben, Bewältigungserfahrungen, die Vermeidung von Therapieabbrüchen und das längerfristige Therapieoutcome. Der Ressourcenaktivierung schreiben die Autor*innen eine protektive Wirkung zu, welche die individuelle Resilienz stärken und das Risiko für ein Krankheitsrezidiv zu vermindern vermag.

Auch scheint Ressourcenaktivierung einen moderierenden Einfluss auf problembearbeitende Interventionen zu haben, wie Groß et al. (2012) in einem Überblicksartikel betonen. Ressourcenaktivierung verbessert die Problemaktivierung und -bearbeitung und erleichtert eine Neubewertung und Relativierung der Probleme, wodurch korrektive Erfahrungen ermöglicht werden (Smith & Grawe 2003, Gassmann & Grawe 2006, Flückiger & Studer 2009).

Einen anderen Fokus bei der Untersuchung der Wirksamkeit von Ressourcen hatten Kamphuis et al. (2021), die die Effekte von Selbstwirksamkeit (coping self-efficacy) und die Wahrnehmung externer Unterstützung untersuchten. Hierzu befragten sie 786 (T1) bzw. 148 (T2 nach 5 Jahren) holländische Soldaten, die an einer Nato-Mission in Afghanistan beteiligt waren. Es stellte sich heraus, dass bei den Soldaten die Ressourcen einer hohen Selbstwirksamkeit und wahrgenommenen organisationsbedingten Unterstützung vor dem Einsatz mit dem Auftreten von PTBS-Symptomen nach dem Einsatz korreliert waren. Der Verlust von Selbstwirksamkeit und der Verlust wahrgenommener Unterstützung durch die Organisation konnte als ein Prädiktor für das Entstehen von PTBS-Symptomen nach dem Einsatz ausgemacht werden.

Während bisherige Studien zur Wirksamkeit von Ressourcenaktivierung überwiegend mit ambulanten Patient*innen durchgeführt wurden, untersuchten Groß et al. (2015) in einer Studie mit 130 Patient*innen mit unterschiedlichen Diagnosen im (teil)stationären psychosomatischen Setting den Zusammenhang zwischen der Veränderung der Ressourcenaktivierung und unterschiedlichen Maßen für den Therapieerfolg. Hier zeigte sich ein negativer Zusammenhang zwischen dem Vorhandensein von Ressourcen und psychischer Belastung sowie Depressivität und ein positiver Zusammenhang zwischen dem Vorhandensein von Ressourcen und Wohlbefinden. Das Ausmaß an Ressourcenaktivierung im Therapieverlauf lieferte ferner einen signifikanten Beitrag zur Vorhersage aller Therapieerfolgsmaße. Ferner führte Ressourcenaktivierung mediiert durch Bewältigungserfahrungen zu einer Abnahme depressiver Symptome, einer Verbesserung des Wohlbefindens sowie einer Erhöhung der Therapiezufriedenheit. Insgesamt profitierten Patient*innen umso besser von der Behandlung, je mehr Ressourcen sie hatten und diese auch nutzten (Groß et al. 2015).

Van der Kolk et al. (2016) konnten in einer Studie mit 52 Patient*innen, die an einer chronischen PTBS litten, zeigen, dass Neurofeedback als nicht konfrontatives, ressourcenorientiertes Verfahren mit einer sehr großen Effektstärke von d = 2,33 hilfreich in der Verbesserung der Affektregulationsfähigkeit und der Verbesserung der PTBS-Symptomatik war. Es zeigte sich eine klare Überlegenheit der Behandlungsgruppe im Vergleich zur Warte-Kontrollgruppe (Effektstärke d = –0,62).

Im Rahmen eines humanitären Entwicklungsprogramms wurden 86 Patient*innen in Kambodscha mit einer nicht konfrontativen ressourcenorientierten Traumatherapie und Ressourcenaufbau mit EMDR behandelt. Das Behandlungskonzept zielt auf die Stärkung der Resilienz und der Bewältigungskapazitäten durch die Aktivierung positiver persönlicher Ressourcen ab und stützt sich weitgehend auf psychodynamische Prinzipien der therapeutischen Beziehung. Es umfasst eine Vielzahl von imaginativen ressourcenaktivierenden Methoden (u. a. Psychodynamisch Imaginative Traumatherapie, PITT von Reddemann 2009) sowie Ressourcenentwicklung und -installation, eine EMDR-Technik, die darauf abzielt, mithilfe alternierender bilateraler Stimulationen systematisch Ressourcen zu entwickeln und zu verankern (Ressource Development Installation, RDI von Korn & Leeds 2002).

Es zeigte sich, dass eine Behandlung, die sich auf Stabilisierung statt auf Konfrontation konzentriert, indem sie eine sichere Beziehung zwischen Patient*innen und Therapeut*innen betont, Stabilisierungstechniken anwendet und den Schwerpunkt auf die eigenen Ressourcen der Patient*innen legt, die Symptome der PTBS im Vergleich zu einer Warteliste deutlich reduziert. Darüber hinaus konnte auch das Ausmaß an Depressivität, Angst und eingeschränkter Funktionsfähigkeit signifikant verbessert werden. Zudem war die Abbruchquote in dieser im Vergleich mit anderen konfrontativen Traumatherapien deutlich geringer (Steinert et al. 2016).

In der Zusammenschau der Theorien und Untersuchungen lässt sich festhalten, dass Ressourcenarbeit auf verschiedenen Ebenen wirkt und wirksam ist. Insgesamt scheint es viele Möglichkeiten und Ebenen zu geben, über die Ressourcen ihre positive Wirkung entfalten können. Dass Ressourcen hilfreich sind und valide Effekte verursachen, haben zahlreiche Studien belegt, wenngleich Fragen zur differenziellen Wirksamkeit weiter untersucht werden sollten. Wissenschaftlich fundiert ließe sich so der Einsatz von Ressourcenarbeit zum Wohle der Patient*innen noch gezielter gestalten.

Resümee

Neben der Behandlung von Symptomen ist es das übergeordnete Ziel von Psychotherapie, subjektives Leiden und Krankheitssymptome zu verringern und das individuelle Wohlbefinden und die Lebensqualität zu verbessern. Erfüllende Beziehungserfahrungen, Selbstannahme und -wert, Selbstwirksamkeit und Sinnhaftigkeit sind hierfür wesentliche Voraussetzungen. Die Verfügbarkeit von Ressourcen kann als Indikator für die aktuelle Lebensqualität, aber auch für die Veränderungsmöglichkeiten eines Menschen gesehen werden. Die Art und die Anzahl von Ressourcen sind vielfältig. Sie können in einer Person selbst oder auch außerhalb vorhanden sein. Eine strukturierte Diagnostik von Ressourcen kann dabei als ein unterstützender kreativer Prozess verstanden werden, indem „verschüttete Ressourcen wieder ans Tageslicht gelangen können" oder Ideen für den Aufbau von neuen Ressourcen entstehen können. Zu den Wirkmechanismen von Ressourcenarbeit gibt es bislang kein einheitliches Modell, was auch vor dem Hintergrund der großen Anzahl möglicher Ressourcentechniken und den breiten Anwendungsfeldern nicht verwundert. Es erscheint dennoch plausibel, dass Ressourcen ihre Wirkung über spezifische neurobiologische und psychosoziale Mechanismen entfalten. Ein tieferes Verständnis dieser Grundlagen könnte dazu beitragen, das Wissen um die Wirkmechanismen von Psychotherapie allgemein zu erweitern. Dass die Ressourcenarbeit nachweislich positive Effekte auf psychische Störungen und das subjektive Erleben der Betroffenen hat, konnte trotz unterschiedlicher Untersuchungsansätze in zahlreichen Studien gezeigt werden: Die Beschäftigung mit und der Einsatz von Ressourcenarbeit lohnt sich.

Literatur

Aliev, G.; Beeraka, N. M.; Nikolenko, V. N.; Svistunov, A. A.; Rozhnova, T.; Kostyuk, S.; Cherkesov, I.; Gavryushova, L. V.; Chekhonatsky, A. A.; Mikhaleva, L. M.; Somasundaram, S. G.; Avila-Rodriguez, M. F. & Kirkland, C. E. (2020). Neurophysiology and Psychopathology Underlying PTSD and Recent Insights into the PTSD Therapies-A Comprehensive Review. *Journal of Clinical Medicine,* Sep 12; 9(9), S. 2951. doi: 10.3390/jcm9092951. PMID: 32932645; PMCID: PMC7565106.

Antonovsky, A. (1979). Health, Stress, and Coping. San Francisco: Jossey-Bass.

Barsaglini, A.; Sartori, G.; Benetti, S.; Pettersson-Yeo, W. & Mechelli, A. (2014). The effects of psychotherapy on brain function: A systematic and critical review. Progress in *Neurobiology,* 114, S. 1–14. doi: 10.1016/j.pneurobio.2013.10.006.

Baumeister, R. F. & Leary, M. R. (1995). The need to belong: Desire for interpersonal attachments as a fundamental human motivation. *Psychological Bulletin,* 117(3), S. 497–529. doi:10.1037/0033-2909.117.3.497.

Bisson, J. I.; Cosgrove, S.; Lewis, C. & Robert, N. P. (2015). Post-traumatic stress disorder. *BMJ,* Nov 26; 351:h6161. doi: 10.1136/bmj.h6161. PMID: 26611143; PMCID: PMC4663500.

Bowlby, J. (1973). *Attachment and Loss. Vol. 2: Separation, Anxiety and Anger.* New York: Basic Books.

Bradley, B.; DeFife, J. A.; Guarnaccia, C.; Phifer, J., Fani, N.; Ressler, K. J. & Westen, D. (2011). Emotion Dysregulation and Negative Affect: Association with Psychiatric Symptoms. *Journal of Clinical Psychiatry,* 72(5), S. 685–691.

Brunner, J. (2016). Ressourcenorientierte Psychotherapie. *Psychotherapeut,* 61, S. 255–270.

Cannon, W. B. (1915). *Bodily Changes in Pain, Hunger, Fear and Rage: An Account of Recent Researches into the Function of Emotional Excitement.* New York: Appleton.

Deubner-Böhme, M.; Deppe-Schmitz, U. & Trösken, A. (2013). Angewandte Ressourcendiagnostik. In: Schemmel & Schaller J. (Hrsg.). *Ressourcen. Ein Hand- und Lesebuch zur therapeutischen Arbeit,* S. 207–234. Tübingen: dgvt-Verlag, 2. Aufl.

Dick, A. (2003). *Psychotherapie und Glück: Quellen und Prozesse seelischer Gesundheit.* Bern: Hans Huber.

Eifert, G. H. & Forsyth, J. P. (2005). *Acceptance and commitment therapy for anxiety disorders. A practitioner's treatment guide to using mindfulness, acceptance, and values-based behavior change strategies.* Oakland: New Harbinger.

Engel, G. L. (1977). The need for a new medical model: a challenge for biomedicine. *Science.* Apr 8;196(4286), S. 129–136. doi: 10.1126/science.847460. PMID: 847460.

Etkin, A. & Wager, T. D. (2007). Functional neuroimaging of anxiety: a meta-analysis of emotional processing in PTSD, social anxiety disorder, and specific phobia. *American Journal of Psychiatry,* Oct 164(10), S. 1476–1488. doi: 10.1176/appi.ajp.2007.07030504. PMID: 17898336; PMCID: PMC3318959.

Flückiger, C. & Grosse Holtforth, M. (2008). Focusing the therapist's attention on the patient's strengths: a preliminary study to foster a mechanism of change in outpatient psychotherapy. *Journal of Clinical Psychology,* Jul 64(7), S. 876–890. doi: 10.1002/jclp.20493. PMID: 18484601.

Flückiger, C.; Caspar, F.; Grosse Holtforth, M. & Willutzki, U. (2009). Working with patients' strengths: A microprocess approach. *Psychotherapy Research.* 19:2, S. 213–223.

Flückiger, C. & Studer, R. (2009). Die Berner Ressourcen-Taskforce – Ressourcenaktivierung und Problembearbeitung unter der Lupe. *Verhaltenstherapie und Psychosoziale Praxis.* 41. S. 829–839.

Flückiger, C. & Beesdo-Baum, K. (2020). Ressourcenaktivierung. In J. Hoyer & S. Knappe (Hrsg.), *Klinische Psychologie & Psychotherapie,* S. 575–588. Springer: Berlin, Heidelberg.

Flückiger C. & Wüsten, G. (2015). Ressourcenaktivierung. Bern: Hans Huber.

Fredrickson, B. L. (2004). The broaden-and-build theory of positive emotions. Philosophical transactions of the Royal Society of London. Series B, *Biological sciences,* 359(1449), S. 1367–1378. https://doi.org/10.1098/rstb.2004.1512.

Frank, R. (2013). Die psychotherapeutische Arbeit mit Ressourcen. *Psychotherapie im Dialog.* 14(01), S. 22–29.

Frank, R. (2011). *Therapieziel Wohlbefinden. Ressourcen aktivieren in der Psychotherapie.* Berlin & Heidelberg: Springer, überarbeitete und erweiterte Auflage.

Fonagy, P.; Gergely, G.; Jurist, E. L. & Target, M. (2002). *Affect regulation, mentalization, and the development of the self.* New York: Other Press.

Gärtner, C.; Hahn, M.; Rentsch, I. & Reddemann, L. (2020). Psychodynamisch Imaginative Traumatherapie (PITT). Ergebnisse einer qualitativen Studie zur Behandlung komplex traumatisierter Patienten und Patientinnen. *Trauma & Gewalt.* 14 (1), S. 56–67.

Gassmann, D. & Grawe, K. (2006). General change mechanisms: the relation between problem activation and and resource activation in sucessful and unsucessful therapeutic interactions. *Clinical Psychology and Psychotherapy,* 13(1), S. 1–11.

Gassmann, D. & Grawe, K. (2004). Die Messung intrapersonaler Ressourcen im Therapieprozess: Ergebnisse der Mikroprozessanalyse KMP. *Verhaltenstherapie und psychosoziale Praxis,* 36(1), S. 63–72.

Grawe, K. (1998.) *Psychologische Therapie.* Göttingen: Hogrefe.

Grawe, K. & Grawe-Gerber, M. (1999). Ressourcenaktivierung. *Psychotherapeut.* 44, S. 63–73. https://doi.org/10.1007/s002780050149.

Greenberg, L. S. (2004). Emotion-focussed Therapy. *Clinical Psychology & Psychotherapy,* 11, 3–16.

Hautzinger, M.; Keller, F. & Kühner, C. (2006). Beck Depressions-Inventar: BDI II. Revision. *Harcourt Test Services:* Frankfurt/Main.

Gross, L. J.; Stemmler, M. & de Zwaan, M. (2012). Ressourcenaktivierung in der klinischen Psychologie und Psychotherapie: Überblick über theoretische Hintergründe und aktuelle Forschungsansätze. *Fortschritte der Neurolologie Psychiatrie,* Aug 80(8):431–40. German. doi: 10.1055/s-0031-1281810. Epub 2011 Dec 14. PMID: 22170041.

Gross, L. J.; Stemmler, M.; Erim, Y. & de Zwaan, M. (2015). Ressourcenaktivierung und Therapieerfolg in der (teil)stationären Psychosomatik. *Psychotherapie Psychosomatik Medizinische Psychologie,* Mar 65(3–4):104–11. German. doi: 10.1055/s-0034-1389958. Epub 2014 Nov 17. PMID: 25401217.

Hase, M.; Balmaceda, U. M., Ostacoli, L.; Liebermann, P. & Hofmann A. (2017). The AIP Model of EMDR Therapy and Pathogenic Memories. *Frontiers in Psychology,* Sep 21;8:1578. doi: 10.3389/fpsyg.2017.01578. PMID: 28983265; PMCID: PMC5613256.

Hase, M. (2021). The Structure of EMDR Therapy: A Guide for the Therapist. *Frontiers in Psychology,* May 25;12:660753. doi: 10.3389/fpsyg.2021.660753. PMID: 34113293; PMCID: PMC8185342.

Hayes, S. C.; Strosahl, K. D. & Wilson, K. G. (1999). *Acceptance and commitment therapy: An experiential approach to behavior change.* Guilford Press: New York.

Herriger, N. (2020). *Empowerment in der Sozialen Arbeit. Eine Einführung.* Kohlhammer-Verlag: Stuttgart.

Hobfoll, S. E. (1989). Conservation of resources. A new attempt at conceptualizing stress. *American Psychologist,* Mar 44(3):513–24. doi: 10.1037//0003-066x.44.3.513. PMID: 2648906.

Hobfoll, S. E.; Halbesleben, J.; Neveu, J.-P. & Westman, M. (2018). Conservation of resources in the organizational context: The reality of resources and their consequences. *Annual Review of Organizational Psychology and Organizational Behavior,* 5, 103–128. ↗ https://doi.org/10.1146/annurev-orgpsych-032117-104640.

Hofmann, A. (2004). Die Absorptionstechnik in EMDRIA Deutschland e. V. (Hrsg.) Rundbrief Nr. 4: AJZ Druck & Verlag.

Hofmann, A. (2014). Absorptionstechnik. In: Rost, C. (Hrsg.). *Ressourcenarbeit mit EMDR.* Paderborn: Junfermann.

Horvath, A. O. & Symonds, B. D. (1991). Relation between working alliance and outcome in psychotherapy: A meta-analysis. *Journal of Counseling Psychology,* 38, S. 139–149.

Huber, M. (2012). *Ressourcium – Fragekärtchen.* KIKT Kölner Institut für Kindertherapie. ISBN: 978-3-947344-04-8.

IBADI, A.; KUNTORO, I. A. & ISWARDANI, T. (2018). The Implementation of Resource Development and Installation (RDI) for an Adolescent with Non-Suicidal Self Injury (NSSI). Proceedings from Proceedings of the 1st International Conference on Intervention and Applied Psychology (ICIAP 2017), Paris, France.

ICHII, M. (2014). Effect of eye movements in RDI (resource development and installation) procedure. EMDR neurobiology research symposium at the 15th EMDR Europe Association Conference, Edinburgh, Scotland in June 2014.

IRIBARREN, J.; PROLO, P.; NEAGOS, N. & CHIAPPELLI, F. (2005). Post-traumatic stress disorder: evidence-based research for the third millennium. *Evidence-based Complementary and Alternative Medicine,* Dec 2(4), S. 503–512. doi: 10.1093/ecam/neh127. PMID: 16322808; PMCID: PMC1297500.

JAZAIERI, H.; URRY, H. L. & GROSS, J. J. (2013). Affective Disturbance and Psychopathology: An Emotion Regulation Perspective. *Journal of Experimental Psychopathology,* 4(5), S. 584–599.

JOORMANN, J. & QUINN, M. E. (2014). Cognitive processes and emotion regulation in depression. *Depress Anxiety.* 2014 Apr 31(4):308–15. doi: 10.1002/da.22264. Epub 2014 Mar 25.

KAMPHUIS, W.; DELAHAIJ, R.; DUEL, J., GEUZE, E. & VERMETTEN, E. (2021). The Relationship between Resilience Resources and Long-Term Deployment-Related PTSD Symptoms: A Longitudinal Study in Dutch Veterans, Military Behavioral Health, 9(3), S. 267–274, doi: 10.1080/21635781.2020.1864528.

KANDEL, E. R. (2007). *In Search of Memory: The Emergence of a New Science of Mind.* New York: W. W. Norton & Company.

KARPEL, M. A. & BRAUERS, W. R. (Eds.) (1986). *Family resources. The hidden partner in family therapy.* New York: Guilford.

KELLY, J. R. (2015). Breaking down the barriers: the gut microbiome, intestinal permeability and stress-related psychiatric disorders. *Frontiers in cellular neuroscience,* 9, S. 392. doi:10.3389/fncel.2015.00392.

KENDRICK, K. M. (2000). Oxytocin, motherhood and bonding. *Experimental Physiology,* 85(S1), S. 111S–124S.

KNIPE, J. (2010). The method of constant installation of present orientation and safety (CIPOS). In: M. Luber (Ed.), *Eye movement desensitization and reprocessing (EMDR) scripted protocols: Special populations* (S. 235–241). Springer Publishing Co: New York, NY.

KOHUT, H. (1977). *The restoration of the self.* University of Chicago Press: Chicago.

KORN, D. L. & LEEDS, A. M. (2002). Preliminary evidence of efficacy for EMDR resource development and installation in the stabilization phase of treatment of complex posttraumatic stress disorder. *Journal of Clinical Psychology,* 58(12), S. 1465–1487.

KÜFNER, H.; COENEN, M. & INDLEKOFER, W. (2006). *Psychosoziale ressourcenorientierte Diagnostik PREDI.* Lengerich: Pabst Publishers.

LANIUS, R. A.; WILLIAMSON, P. C.; BLUHM, R. L.; DENSMORE, M.; BOKSMAN, K.; NEUFELD, R. W.; GATI, J. S. & MENON, R. S. (2005). Functional connectivity of dissociative responses in posttraumatic stress disorder: a functional magnetic resonance imaging investigation. *Biological Psychiatry.* Apr 15;57(8):873–84. doi: 10.1016/j.biopsych.2005.01.011. PMID: 15820708.

LAZARUS, R. S. (1991). *Emotion and adaptation.* Oxford: Oxford University Press.

LAZARUS, R. S. & FOLKMAN, S. (1984). *Stress, appraisal and coping.* New York: Springer.

Leeds, A. M. (2009). Resources in EMDR and Other Trauma-Focused Psychotherapy: A Review. *Journal of EMDR Practice and Research* 3(3), S. 152–160. MDOI:10.1891/1933-3196.3.3.152.

Linehan, M. (1993). *Cognitive-behavioral treatment of borderline personality disorder.* New York: Guilford.

Liu, K. J.W.; Ein, N.; Gervasio, J.; Battaion, M. & Reed, M. (2020). Comprehensive meta-analysis of resilience interventions. In: *Clinical Psychology Review.* Band 82, S. 101919.

Manfield, P.; Lovett, J.; Engel, L. & Manfield, D. (2017). Use of the Flash Technique in EMDR therapy: Four case examples. *Journal of EMDR Practice and Research,* 11(4), S. 195–205. doi: ↗ https://doi.org/10.1891/1933-3196.11.4.195.

Manthey, A. S. (2021). Does trauma-focused psychotherapy change the brain? A systematic review of neural correlates of therapeutic gains in PTSD. *European Journal of Psychotraumatology.* 12(1), S. 1929025. doi: ↗ https://doi.org/10.1080/20008198.2021.1929025.

Marazziti, D. B. (2021). *The Microbiota/Microbiome and the Gut-Brain Axis: How Much Do They Matter in Psychiatry?* Life: Basel, Switzerland.

Marwood, L.; Wise, T.; Perkins A. M. & Cleare A. J. (2018). Meta-analyses of the neural mechanisms and predictors of response to psychotherapy in depression and anxiety. *Neuroscience & Biobehavioral Reviews,* Volume 95, S. 61–72. ↗ https://doi.org/10.1016/j.neubiorev.2018.09.022.

Mayer, E. (2011). Gut feelings: The emerging biology of gut-brain communication. *Nature Reviews Neuroscience,* S. 453–466.

McCann, I. L. & Pearlman, L. A. (1990). *Psychological Trauma and Adult Survivor. Theory, Therapy and Transformation.* New York: Brunner/Mazel.

Mendoza, C.; Barreto, G. E.; Iarkov, A.; Tarasov, V. V.; Aliev, G. & Echeverria, V. (2018). Cotinine: A Therapy for Memory Extinction in Post-traumatic Stress Disorder. Molecular Neurobiology. Aug 55(8), S. 6700–6711. doi: 10.1007/s12035-018-0869-3. Epub 2018 Jan 15. *Erratum in: Molecular Neurobiology.* 2018 Apr 23; PMID: 29335846.

Mentha, D. (2013). Zur Neurobiologie der Ressourcenorientierung. In: Johannes Schaller & Heike Schemmel (Hrsg.): *Ressourcen: Ein Hand- und Lesebuch zur psychotherapeutischen Arbeit.* Tübingen: dgvt-Verlag, 2. Auflage.

Nestmann, F. (1996). Psychosoziale Beratung – ein ressourcentheoretischer Entwurf. *Verhaltenstherapie und psychosoziale Praxis,* 28(3), S. 359–376.

Rauch, S. L. (2006). Neurocircuitry models of posttraumatic stress disorder and extinction: human neuroimaging research – past, present, and future. *Biological Psychiatry,* 60(4), S. 376–382. doi: ↗ https://doi.org/10.1016/j.biopsych.2006.06.004.

Reddemann, L. (2009) Psychodynamisch-imaginative Traumatherapie (PITT). In: Maercker A. (Hrsg.): *Posttraumatische Belastungsstörungen.* Berlin & Heidelberg: Springer. ↗ https://doi.org/10.1007/978-3-540-88489-7_15.

Reddemann, L. (2017). Stabilization in the treatment of complex post-traumatic stress disorders: Concepts and principles. *European Journal of Trauma & Dissociation.* 1(1), S. 11–17.

Reichel, V. & Stingl, M. (2018). Does „Constant Installation of Present Orientation and Safety work?" – Eine experimentelle Pilotstudie zu den physiologischen und subjektiven Effekten der CIPOS-Intervention in einem nichtklinischen Studien-Sample. DeGPT Jahreskongress Berlin.

Rinck, M. & Becker, E. (2011). Lernpsychologische Grundlagen. In: Wittchen HU., Hoyer J. (eds) *Klinische Psychologie & Psychotherapie.* Berlin & Heidelberg: Springer. ↗ https://doi.org/10.1007/978-3-642-13018-2_5.

Ruch, W.; Proyer, R. T.; Harzer, C.; Park, N.; Peterson, C. & Seligman, M. E. P. (2010). Values in Action Inventory of Strengths (VIA-IS). Adaptation and validation of the German version and the development of a peer-rating form. *Journal of Individual Differences,* 31(3), S. 138–149.

Ruegg, J. C. (2011). *Mind and Body.* Stuttgart: Schattauer.

Sack, M. (2007). Überlegungen zu einer ressourcenorientierten Behandlung traumatisierter Patient*innen. In: F. Lamprecht, *Wohin entwickelt sich die Traumatherapie? Bewährte Ansätze, neue Perspektiven.* S. 165–175. Stuttgart: Klett-Cotta.

Sack, M. (2019). *Individualisierte Psychotherapie. Ein methodenübergreifendes Behandlungskonzept.* Stuttgart: Schattauer.

Schäfer, I.; Gast, U.; Hofmann, A.; Knaevelsrud, C.; Lampe, A.; Liebermann, P.; Lotzin, A.; Maercker, A.; Rosner, R. & Wöller, W. (2019). *S3-Leitlinie Posttraumatische Belastungsstörung.* Berlin: Springer.

Schaller, J. (2013). Exkurs: Ressourcen, Ressourcenaktivierung und Ressourcenorientierung. In: Schaller, J. & Schemmel, H. (Hrsg.): *Ressourcen ... Ein Hand- und Lesebuch zur psychotherapeutischen Arbeit,* S. 83–86. Tübingen: dgvt-Verlag.

Schiepek, G. & Cremers, S. (2003). Ressourcenorientierung und Ressourcendiagnostik in der Psychotherapie. In: Schaller, J. & Schemmel, H. (Hrsg.): *Ressourcen ... Ein Hand- und Lesebuch zur psychotherapeutischen Arbeit,* S. 147–193. Tübingen: dgvt-Verlag.

Schwartz, A. C.; Bradley, R.; Penza, K. M.; Sexton, M.; Jay, D.; Haggard, P. J.; Garlow, S. J. & Ressler, K. J. (2006). Pain medication use among patients with posttraumatic stress disorder. *Psychosomatics.* Mar-Apr 47(2):136–42. doi: 10.1176/appi.psy.47.2.136. PMID: 16508025; PMCID: PMC2764737.

Selye, H. (1974). *Stress without Distress.* New York: New American Library.

Shapiro, F. (2001). *Eye Movement Densensitization and Reprocessing – Basic principles, protocols and Procedures.* New York: Guilford.

Shapiro F. & Laliotis, D. (2017). *Weekend 1 Training of the Two-Part EMDR Therapy Basic Training.* Watsonville, CA: E. I. Inc.

Sher, K. J. & Grekin, E. R. (2007). Alcohol and affect regulation. In: J. J. Gross (Ed.), *Handbook of emotion regulation,* S. 560–580, New York: Guilford.

Smith, E. C. & Grawe, K. (2003). What makes psychotherapy sessions productive? A new approach to bridging the gap between process research and practice. *Clinical Psychology and Psychotherapy,* 10, 275–285.

Steinert, C.; Bumke, P. J.; Hollekamp, R. L.; Larisch, A.; Leichsenring, F.; Mattheß, H.; Sisokhom, S.; Sodemann, U.; Stingl, M.; Thearom, R.; Vojtová, H.; Wöller, W. & Kruse. J. (2016). Treating PTSD via Resource Activation: A Randomized Controlled Trial in Cambodia. *World Psychiatry* 15(2), S. 183–185.

Stevens, J. S. & Jovanovic, T. (2019). Role of social cognition in post-traumatic stress disorder: A review and meta-analysis. *Genes, Brain and Behavior.* Jan 18(1):e12518. doi: 10.1111/gbb.12518. Epub 2018 Oct 9. PMID: 30221467; PMCID: PMC6342618.

Stingl, M.; Hanewald, B.; Kruse, J. & Sack, M. (2020). Positive side effects in trauma-focusing PTSD treatment: Reduction of attendant symptoms and enhancement of affective and structural regulation. *Psychological Trauma.* Aug 20. doi: 10.1037/tra0000700.

Stingl, M.; Sammer, G.; Zinsser, F.; Hanewald, B. & Reichel, V. (in press). Linking stabilization and confrontation via Constant Installation of Present Orientation and Safety (CIPOS) – Psychological and physiological effects. *Frontiers in Psychology.*

Storch, M.; Gaab, J.; Küttel, Y.; Stüssi, A. C. & Fend, H. (2007). Psychoneuroendocrine effects of resource-activating stress management training. *Health Psychol.* Jul 26(4):456–63. doi: 10.1037/0278-6133.26.4.456. PMID: 17605565.

Trösken, A. & Grawe, K. (2003). Das Berner Ressourceninventar – Instrumente zur Erfassung von Patientenressourcen aus der Selbst- und Fremdbeurteilungsperspektive. In: Schaller, J. & Schemmel, H. (Hrsg.): *Ressourcen ... Ein Hand- und Lesebuch zur psychotherapeutischen Arbeit,* S. 195–215. Tübingen: dgvt-Verlag.

van der Kolk, B. A. & McFarlane, A. C. (1996). The black hole of trauma. In: B. A. van der Kolk, A. C. McFarlane & L. Weisaeth (Eds.), *Traumatic stress: The effects of overwhelming experience on mind, body, and society* (S. 3–23). New York: Guilford.

van der Kolk, B. A.; Hodgdon, H.; Gapen, M.; Musicaro, R.; Suvak, M. K.; Hamlin, E. et al. (2016). A Randomized Controlled Study of Neurofeedback for Chronic PTSD. *PLoS ONE* 11(12): e0166752. doi:10.1371/journal.pone.0166752.

Werner, E. (1982). *Vulnerable, but Invincible.* Adams, Bannister and Cox: New York.

Willutzki, U. (2000). Ressourcenorientierung in der Psychotherapie. Ein „neue" Perspektive? In: Hermer, M. (Hrsg.): *Psychotherapeutische Perspektiven am Beginn des 21. Jahrhunderts,* S. 193–212. Tübingen: dgvt-Verlag.

Willutzki, U. (2003). Ressourcen: Einige Bemerkungen zur Begriffserklärung. In: Schaller, J. & Schemmel, H. (Hrsg.): *Ressourcen ... Ein Hand- und Lesebuch zur psychotherapeutischen Arbeit,* S. 91–110. Tübingen: dgvt-Verlag.

Willutzki, U.; Neumann, B., Haas, H.; Koban, C. & Schulte, D. (2004). Zur Psychotherapie sozialer Ängste: Kognitive Verhaltenstherapie im Vergleich zu einem kombiniert ressourcenorientierten Vorgehen. *Zeitschrift für klinische Psychologie und Psychotherapie* 33 (1), S. 42–50.

Willutzki, U. & Stelkens, G. (2006). Diagnostik von Ressourcen: Bochumer Ressourcenfragebogen (RESO-B) zur kontextspezifischen Erfassung der Potentiale von PatientInnen. Vortrag auf der Tagung der Fachgruppe Klinische Psychologie und Psychotherapie der Deutschen Gesellschaft für Psychologie. Würzburg: 19.5.2006.

Willutzki, U. (2008). Ressourcendiagnostik in der Klinischen Psychologie und Psychotherapie. *Klinische Diagnostik und Evaluation,* 1(2), S. 126–145.

Willutzki, U. (2008). Klinische Resourcendiagnostik. In: B. Roehrle, F. Caspar & P. Schlottke (Hrsg.), *Lehrbuch der klinisch-psychologischen Diagnostik,* S. 251–272. Stuttgart: Kohlhammer.

Willutzki, U. & Teismann, T. (2013). *Ressourcenaktivierung in der Psychotherapie.* Göttingen: Hogrefe.

Zautra, A. J.; Hall, J. S. & Murray, K. E. (2010). Resilience: A new definition of health for people and communities. In: J. W. Reich, A. J. Zautra & J. S. Hall (Eds.), *Handbook of adult resilience* (S. 3–29). New York: Guilford.

Zilcha-Mano, S. et al. (2020). Oxytocin as a biomarker of the formation of therapeutic alliance in psychotherapy and counseling psychology. *Journal of Counseling Psychology,* 67(4), S. 523–535.

2.

RESSOURCENARBEIT MIT KINDERN

2.1 Ressourcenarbeit mit Kindern

Beatrix Musaeus-Schürmann

Distanzierungstechniken: Frequenzregler und Lotuseffekt

Diese Übungen eignen sich für Kinder ab ca. neun Jahren, die im Alltag getriggert oder gemobbt werden. Von früher kennen wir noch die Erfahrung mit dem Plattenspieler, bei dem man eine LP mit unterschiedlicher Geschwindigkeit abspielen konnte und sich dadurch das Lied ganz tief und langgezogen oder ganz hoch und mickymausartig anhörte. Heute kann man versuchen, durch einen mit Helium gefüllten Ballon oder Reden unter Wasser denselben Effekt zu erzeugen. Das Gesagte hört sich ganz anders an und wirkt durch die Verzerrung fremd und komisch. Nachdem wir es spielerisch probiert haben, soll sich das Kind die Äußerungen vorstellen, auf die es immer so heftig reagiert, und dann die Frequenz mit dem inneren Frequenzregler verändern. Es soll darauf achten, was es lustiger findet: Veränderungen in die Tiefe oder in die Höhe. Dann folgt eine bilaterale Stimulation, die sechs- bis zehnmal ausgeführt wird. Hierbei hat sich besonders die taktile Stimulation bewährt, wobei viele Kinder davon profitieren, wenn sie die Stimulation selbst ausführen, und zwar in Form von langsamen alternierendem Gorillaklopfen auf die Brust oder durch die bilaterale „Schmetterlingsumarmung". Hierbei sind die Handflächen überkreuzt zur Brust gerichtet und die Daumen ineinander gehakt, und dann wird mit den Fingern alternierend auf die Brust geklopft. Dadurch scheint für viele das Erleben von Selbstwirksamkeit noch gefördert zu werden.

D. ist 11 Jahre alt und lebt mittlerweile in einer Wohngruppe. Seine Mutter ist drogenabhängig, D. hat mehrfach mitbekommen, wie sich seine Mutter Heroin gespritzt hat. In der Therapie erzählt er mir, dass zwei andere Jungs ihn in der Pause immer ärgern, indem sie „Drogen, Drogen!" rufen würden. Dann sehe er rot und raste aus, er habe auch schon öfter Ärger mit der Pausenaufsicht bekommen. Ich stelle D. den Frequenzregler, der die Stimme verzerrt, vor. Er findet die Mickymaus-Stimme am besten. In der nächsten Therapiestunde kommt er aufgeregt herein. „Das hat wirklich geklappt, x und y haben in der Pause wieder „Drogen, Drogen …" gerufen, und dann habe ich ganz schnell mir den Regler vorgestellt und die Mickymaus-Stimme, und dann war es sogar ein bisschen lustig. Und weißt du was, die haben das seitdem nicht noch mal probiert!"

Beim **Lotuseffekt** ist es ähnlich. Zur Demonstration können wir mit einer Wassersprühflasche eine mit Glasreiniger gereinigte Glasscheibe oder ein gewachstes Baumwolltuch besprühen. Wir verdeutlichen im Vergleich zu beispielsweise einem

Stofftuch, dass die Feuchtigkeit entweder tief eindringt oder eben abperlt. So ist das auch mit blöden Bemerkungen oder Worten, die manchmal tief eindringen und uns wehtun. Das Kind soll sich nun vorstellen, dass es sich mit so einem imaginativen Wachs oder „Abperlmittel" imprägniert und schützt, sodass die blöden Bemerkungen einfach nicht eindringen können und wie die Wassertropfen abperlen. Gelingt diese Vorstellung, wird das Ganze mit bilateraler Stimulation verstärkt.

Ich-Stärkung und Selbstwirksamkeit: Position of Power

Manchen Kindern mit einem schwachen Selbstbewusstsein fällt es schwer, auf die Frage zu antworten, was sie gut können. Bei kleineren Kindern helfen da Bildvorgaben, Bilder, auf denen verschiedene Tätigkeiten je nach Alter des Kindes gezeichnet sind (Zähneputzen, auf einem Bein stehen, hüpfen, den Hund füttern …). Oft entdeckt das Kind einige Dinge, die es auch schon kann.

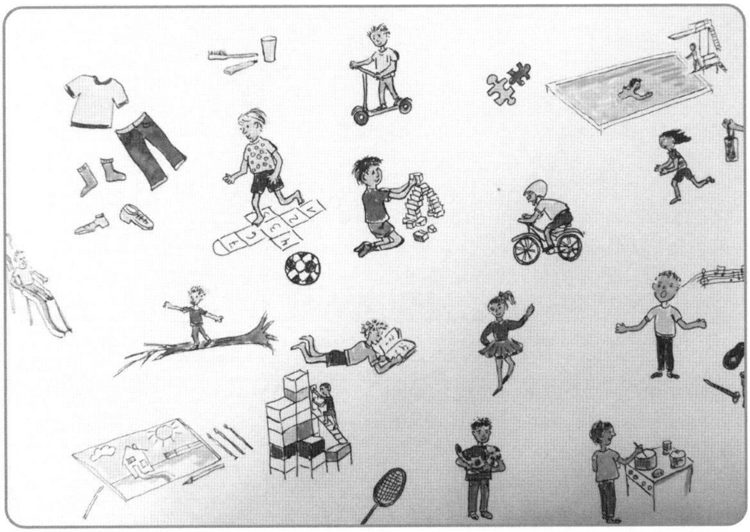

Wir können sie mit einer Lieblingsfarbe, einem Glimmer- oder Goldstift umranden oder ausschneiden und auf ein Blatt kleben. Beim gemeinsamen Betrachten kann oft festgestellt werden, dass schon ganz schön viel zusammengekommen ist. Dabei kann langsam bilateral stimuliert werden. Dazu eignet sich besonders die taktile Stimulation. Bei Kindern ab dem Grundschulalter hat sich die selbstständige Stimulation mit der Schmetterlingsumarmung oder dem Gorilla, der sich vor Stolz und Selbstbewusstsein abwechselnd auf die Brust trommelt, bewährt.

Einiges kann ich mir dann sogar gleich zeigen lassen. Ich kann das Kind loben und fragen, wie es ihm dabei geht, schon so gut zu balancieren oder so gut zu malen. Ich kann es fragen, wo es das spürt und wo es den Stolz darauf wahrnimmt. Auch dieses Gefühl kann verstärkt werden, indem ich das Kind bitte, noch einmal genau hinzuspüren, um sich dieses tolle Gefühl einzuprägen, während bilateral stimuliert wird. Dort, wo es nicht gleich gezeigt werden kann, kann ich fragen, ob es mir denn ein Bild oder Foto davon mitbringen möchte. Ich würde so gerne sehen, wie es auf dem Pferd sitzt, das tolle Lego-Haus gebaut hat, das Seepferdchen-Abzeichen erhalten hat … Wenn möglich, würden wir es dann in der nächsten Stunde verankern. Auch Erfahrungen in der Therapiestunde eignen sich, um mit langsamer Stimulation verstärkt zu werden, zum Beispiel Situationen, in denen dem Kind etwas gut gelungen ist, es mutig war, mich in einem Spiel besiegt hat …

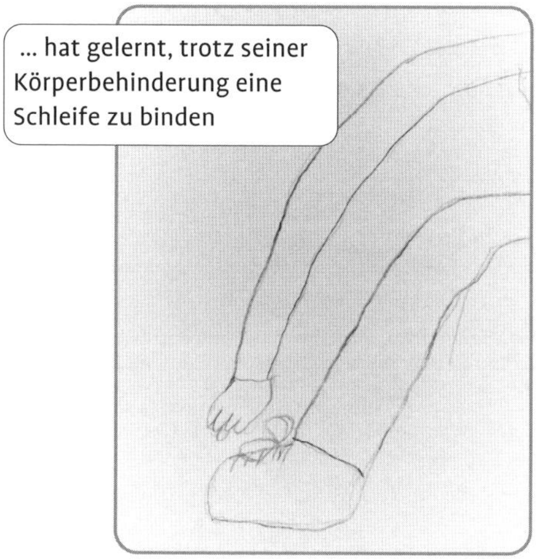

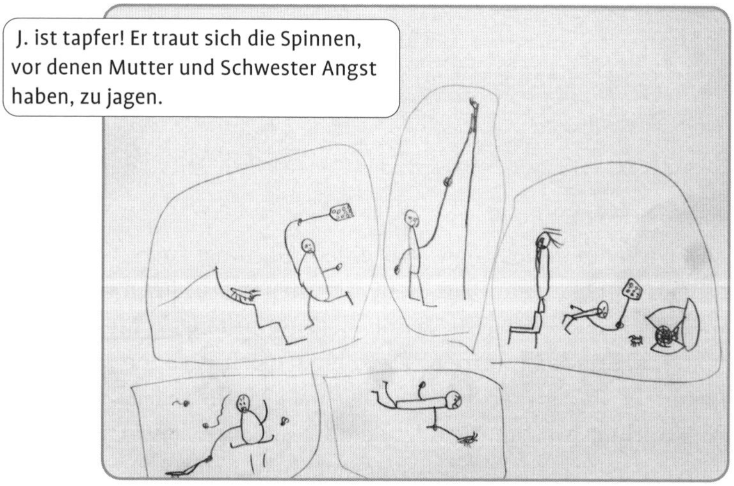

Innere Helfer und Krafttier zur Ich-Stärkung

Kleinere Kinder lieben es, sich zu verkleiden und in andere Rollen zu schlüpfen. Geht diese Rolle mit Fähigkeiten oder Eigenschaften einher, die für das Kind ich-stärkend sind, kann ich es auffordern, einen Moment innezuhalten, um mal reinzuspüren, wie es sich als Ritter, Prinzessin … anfühlt. Es soll wahrnehmen, wie es dasteht, wie es sich bewegt, wo im Körper es ein gutes Gefühl gibt. Dies kann dann mit bilateraler Stimulation verstärkt werden.

Kleine Tierfiguren, wie zum Beispiel Schleichtiere, können Aufhänger sein, über Tiere zu reden, die das Kind kennt. „Was magst du an diesem Tier?" „Welche seiner Eigenschaften hättest du gerne?" „Hast du Lust, mal so zu tun, als seist du dieses Tier?" „Was würdest du dann machen?" „Wie fühlt es sich an, zum Beispiel ein Löwe zu sein?"

Ich kann das auch aufgreifen, indem ich zum Beispiel sage: „Ich finde, du hast das so toll gemacht, ich finde du hast selbst etwas von einem Löwen. Spür mal hin." Wenn das Kind sich darauf einlässt, kann dies ebenfalls mit bilateraler Stimulation verstärkt werden. Manchmal wünschen sich die Kinder, dass sie von Held*innen, Coaches oder Tieren unterstützt werden.

Elena war über längere Zeit durch einen Nachbarn sexuell missbraucht worden. Ihr Grundgefühl war von Hilflosigkeit und Ausgeliefertsein bestimmt. Sie hat sich einen inneren Löwen auserkoren, der laut brüllen kann und sie beschützt. Dieser begleitet sie zum Zahnarzt und auch in manche Therapiestunden, wenn es um schwierige Dinge geht. Er hilft ihr zu sagen, wenn sie etwas nicht will, und schützt sie.

Welche Tiere (Figuren, Helden ...) magst du? *(Aufzählen lassen)*
Was weißt du über ...? Was findest du so toll an ...? Zeig mir mal, wie ... sich bewegen würde und was ... machen würde. *(Kind soll es vorspielen)*
Du machst das richtig gut! Man hat ja das Gefühl, dass du wirklich ... bist!
Spür mal hin! Wie fühlt es sich an? Wo merkst du, dass du *(hilfreiche gewünschte Eigenschaft)* hast / bist?
Dann möchte ich dich bitten, noch mal ganz genau da hinzuspüren / dich darauf zu konzentrieren, während ich auf deine Hände / Schultern tippe oder du selbst wie ein Gorilla auf die Brust abwechselnd trommelst / oder wie ein Schmetterling mit den Flügeln abwechselnd auf die Brust tippst *(dem Kind vormachen!)*. Was ist dir lieber?
(Langsame Stimulation, sechs- bis achtmal)

Wie fühlt es sich jetzt an? *(Bei positivem Gefühl fragen:* Sollen wir es noch mal machen, damit du dir dieses Gefühl richtig gut einprägst?)
Wie geht es dir?

Manchmal bringen Kinder auch Puppen oder Lieblingskuscheltiere in die Therapiesitzung mit. Ich kann diese als drittes Objekt einbeziehen, wenn Kinder scheu sind und sich nicht trauen zu reden oder etwas zu fragen. Dann kann ich es dem Kuscheltier erklären und das Kind muss sich keine Blöße geben. Ich kann ein Vorgehen demonstrieren, das Kuscheltier fragen, wie es wohl dem Kind geht, es bitten mir zu helfen oder es bitten mir zu erzählen, was das Kind besonders gut kann. Auch wenn es dem Kind zu viel wird, wenn wir uns mit belastenden Dingen beschäftigen, kann das Kuscheltier helfen.

Achtsamkeit und Differenzierung

Kinder brauchen sinnliche Erfahrungen. Gerade bei früh traumatisierten Kindern finden sich häufig Defizite. Daher testen wir unterschiedliche Sinnesqualitäten, wie sie wahrgenommen werden und ob sie für das Kind eher angenehm sind oder unangenehm. Wir können unterschiedliche Geschmacksproben (süß, sauer, bitter, salzig) anbieten, mit Düften experimentieren (verschiedene Öle, zum Beispiel Lavendel, Orange, Vanille). Gibt es Lieblingsgerüche oder Dinge, die es gar nicht riechen mag? Wie sieht es mit Lieblingsspeisen aus? Auch Farben, Töne und Klänge (hohe oder tiefe Töne, verschiedene Instrumente, Musik, Klangschale, laut und leise) sowie taktile Reize (glatt, rau, warm, kalt – vom Fell bis zum Stein, von der Wolle bis zum Schleifpapier) eignen sich. Neben dem ein oder anderen diagnostischen Hinweis, der manchmal zu finden ist, soll die Aufmerksamkeit und Differenzierungsfähigkeit des Kindes gefördert werden. Anschließend können wir fragen: „Was war denn der schönste Duft, der tollste Klang, das für dich angenehmste Gefühl bei den Dingen im Tastsäckchen?"

Angenehme Sinneseindrücke können durch bilaterale Stimulation verstärkt werden und damit der Vorstellung zugänglicher gemacht werden, um sie dann zur Selbstberuhigung und Re-Orientierung zu nutzen. Dies kann in der Vorstellung geschehen oder auch real, zum Beispiel mithilfe eines Duftöls, eines Fellstücks oder Ähnlichem.

Annäherung an das belastende Ereignis, Förderung der Kontrolle

Blitztechnik (Flash-Technik) mit Kindern

Die Flash-Technik nach Manfield et al. (2017) ist im Erwachsenenbereich ein ultrakurzer Kontakt zur Belastung (meist in Form eines Blinzelns), ohne direkt in das traumatische Ereignis zu gehen. Der Kontakt zur Ressource wird schnell wiederhergestellt, um so die Belastung zu entschärfen. Bei Kindern hat es sich bewährt, den sicheren Ort zu malen oder das Blatt in einer Lieblingsfarbe, die für Sicherheit steht, zu schraffieren. Wir können das Blatt in eine Klarsichthülle stecken und das Kind bitten, sich daraufzustellen und das gute Gefühl, das mit dieser Farbe und dem Ort verbunden ist, noch einmal richtig wahrzunehmen. Dem Kind wird erklärt, dass wir aus dieser Sicherheit heraus kurz eine Tür öffnen zu einem Raum, in den wir gar nicht richtig reinschauen wollen. Die Tür wird nur superkurz, eben wie ein Blinzeln, geöffnet, und dann soll sich das Kind wieder auf sein schönes Bild, auf dem es steht, konzentrieren. Sofern möglich, erfragen wir, wie stark die Belastung des Ereignisses ist. Oder wir lassen das Kind mit seinen Händen zeigen, wie schlimm es sich anfühlt. Während der dann folgenden Durchgänge soll das Kind das gute Gefühl des Ressourcenbildes kontinuierlich mit langsamer Stimulation (Klopfen, Gorillatrommeln oder Schmetterlingsumarmung) beibehalten. Je nach Alter kann pro Durchgang drei- bis viermal „geblinzelt" werden.

Ein Durchgang heißt: Konzentration auf das Ressourcenbild – Blinzeln – Konzentration auf das Ressourcenbild – Blinzeln – Konzentration auf das Ressourcenbild, und dann Nachbesprechung. Je nach Alter und abhängig davon, wie schwierig es für das Kind ist, können bis zu fünf Durchgänge gemacht werden, bei Jugendlichen kann es ggf. sogar noch einmal wiederholt werden. Zum Schluss fragen wir, wie schlimm sich das belastende Ereignis jetzt anfühlt.

In der nächsten Stunde wird erneut überprüft, wie es für das Kind war und wie belastend die ursprüngliche Situation sich aktuell anfühlt. Meist ist sie etwas weniger belastend und wir können das Ganze spielerisch noch mal wiederholen.

> Du hast mir von *(belastendes Ereignis)* erzählt. Wie schlimm fühlt es sich momentan an auf einer Skala von 0 bis 10 (SUD, Subjective Units of Disturbance), wo 0 keine Belastung bedeutet und 10 das Schlimmste, was man sich vorstellen kann. *(Kleinere Kinder zeigen lassen oder mit den Händen demonstrieren lassen).* Du hast gesagt, dass du manchmal daran denken musst, auch wenn du es gar nicht willst, oder dass plötzlich etwas auftaucht: ein Gedanke oder ein Bild. Lass uns heute etwas üben, was dir hilft die Kontrolle zu behalten, so wie wenn man kurz eine Tür zu einem Schrank oder Raum, in dem das blöde Ereignis drin ist, aufmacht. Man schaut oder blinzelt superkurz hinein, und dann macht man die Tür ganz schnell wieder zu. Nun weiß man, dass man jetzt ganz sicher ist, und kann es auch fühlen.

Bitte male auf dieses Blatt deinen sicheren Ort oder male mit diesen Stiften das ganze Blatt voll mit deiner Lieblingsfarbe, mit der Farbe, die dir Sicherheit gibt und die für das sichere Jetzt steht. *(In Klarsichthülle stecken)*
Jetzt möchte ich dich bitten, dich auf dieses Blatt zu stellen und das gute, sichere Gefühl wahrzunehmen. Vielleicht ist es wie ein Schutzlicht oder eine Hülle um dich. Dann tippe/klopfe auf deine Brust *(Schmetterlingsumarmung oder Gorillaklopfen demonstrieren)*. Was ist für dich besser?
Kind probiert aus
Jetzt bitte ich dich, auf diesem Blatt zu stehen und gleichzeitig zu tippen/klopfen. Ich werde dir zwischendrin „Blinzeln" zurufen, und deine Aufgabe ist einfach auf dem Blatt zu bleiben und weiter zu klopfen. Das machen wir ein paar Mal, und dann sage ich „Stopp".
■ Durchgang: Ressource (durchgängig stimulieren) – Blinzeln – nach ca. fünf Sekunden wieder Blinzeln – nach fünf Sekunden wieder Blinzeln – Kind noch mal bewusst das Blatt, die Sicherheit, wahrnehmen lassen – kurze Nachbesprechung
■ Ggf. zweiter, dritter, ... Durchgang (bis zu fünf Durchgängen)
Wenn die Belastung am Anfang sehr hoch war oder ich befürchte, dass durch ein Nachfragen der SUD-Einschätzung am Ende das Kind zu sehr getriggert werden könnte, lasse ich es weg. Für viele Kinder ist es aber toll, wenn sie nach mehreren Durchgängen feststellen, dass die Belastung viel geringer geworden ist.
In der nächsten Stunde wird die SUD-Einschätzung des Ereignisses erneut erfragt und ggf. noch mal geübt.

Balancebrett

Ein ebenfalls kurzer Kontakt mit dem belastenden Ereignis wird bei einem ähnlichen Vorgehen hergestellt. Der Schwerpunkt dieser Übung liegt nicht auf einer Abnahme der Belastung des Ereignisses, sondern auf der Fokussierung und dem Bleiben in der Gegenwart zur Unterstützung der dualen Aufmerksamkeit im Rahmen einer Traumabearbeitung.

Dieses Vorgehen ist ab einem Alter von ca. 5 Jahren möglich, und man braucht dazu ein Balancebrett. Sich zu zentrieren, das Gleichgewicht zu halten, ist eine komplexe Tätigkeit, die den Körper fokussiert und Aufmerksamkeit bindet. Von daher ist es auch gut für Jugendliche geeignet, die leicht dissoziieren. Dem Kind wird erklärt, dass es bei vielen Menschen, die Schlimmes erlebt haben, so ist, dass manchmal überraschend Erinnerungen an die blöde Situation aufkommen, wie ein Blitz oder ein plötzliches lautes Geräusch (dazu klatsche ich). Ich sage, dass ich mit ihm etwas üben möchte, was ihm helfen soll, das ganz schnell wieder aus dem Kopf zu kriegen und wieder richtig im Hier und Jetzt zu sein. Dazu üben wir erst einmal auf dem Balancebrett zu stehen. Wenn das Kind das kann, was Konzentration und Körperspannung erfordert, werde ich in die Hände klatschen und das Kind soll sich nicht ablenken lassen, sondern auf dem Balancebrett das Gleichgewicht halten. Eine langsame Stimulation währenddessen ist hier in der Regel nur über Tapper (taktile Stimulation mit Gerät) oder Kopfhörer möglich, da das Halten des Gleichgewichts zu viel Konzentration erfordert und die zusätzliche Stimulation über das Schmetterlingstippen oder das Gorillaklopfen wirklich sehr herausfordernd ist. Wenn die zusätzliche Stimulation zu schwierig ist, macht es nichts. Die Kinder profitieren auch so und wenn man möchte, kann man ja nach erfolgreichem Versuch das tolle Erfolgsgefühl langsam stimulieren. Auch hier kann ich, sofern ich zu Beginn das Ausmaß der Belastung erfragt habe, das Kind am Schluss noch mal fragen, wie groß die Belastung jetzt ist, wenn es an … denkt.

Geschichten schreiben mit Kindern

Neben den narrativen Formen des Durcharbeitens von belastenden Erlebnissen mit EMDR gibt es auch ein ressourcenorientiertes Vorgehen. Dieses wird meistens dann eingesetzt, wenn schon traumabearbeitend mit EMDR gearbeitet wurde, es aber aktuell noch Symptome – häufig in Form von Unsicherheiten oder Ängsten – gibt, die mit dem regulären Ablaufschema nicht völlig beseitigt werden konnten. Es eignet sich besonders für Kinder, die gut symbolisieren können und sich gerne Geschichten überlegen. In der Regel übernehmen die Therapeut*innen das Schreiben, da es schneller geht und für viele Kinder das Schreiben zu mühevoll ist und zu sehr an Schule erinnert. Es hat sich bewährt einen Laptop, einen Computer oder ein Tablet zu benutzen, da man somit leichter Dinge verändern und umstellen kann. Der Entwicklungsprozess zieht sich in der Regel über mehrere Therapiesitzungen hin, und so kann man zwischenzeitlich ein bisschen daran arbeiten (prüfen, ob Trigger benannt sind, negative Überzeugung und positive Kognition …). Die Bearbeitung kann man dem Kind in der nächsten Stunde vorstellen und klären, ob es so okay ist und was ggf. verändert werden muss. Geschrieben wird eine Geschichte zur aktuellen Symptomatik, die externalisiert und durch ein Tier oder eine Fantasiegestalt symbolisiert werden kann. Das ermöglicht eine gewisse Distanzierung. Mit dieser fantasievollen Perspektivübernahme geht erfahrungsgemäß auch eine Ich-Stärkung einher, das Kind positioniert sich und lotet Grenzen aus. Spielerisch darf der Kreativität Raum gelassen werden, es wird Weite gegen die Enge des Traumas und der noch bestehenden Symptomatik gesetzt. Aufgabe der Therapeut*innen ist es, auf die Struktur zu achten. Wie beim Durcharbeiten von traumatischen Ereignissen, werden negative Kognitionen und damit einhergehende Gefühle kurz angerissen. Und am Ende wird auf eine Differenzierung, Entwicklung einer positiven Kognition und Ich-Stärkung hingearbeitet. Das gemeinsame Entwickeln der Geschichte ist ein sehr lebendiger, Selbstwirksamkeit fördernder Prozess. Nach Abschluss der Geschichte wird sie ausgedruckt und häufig vom Kind selbst noch illustriert. Das dauert zwar seine Zeit, ist aber gleichzeitig noch einmal eine Auseinandersetzung mit der Geschichte. Wenn wir gemeinsam zu dem Ergebnis kommen, dass die Geschichte so gut ist und nicht mehr verändert werden muss, lese ich sie dem Kind noch mal unter bilateraler Stimulation vor.

Hier das Beispiel einer Geschichte, von E. Sie hatte als kleines Kind mit drei Jahren einen Verbrühungsunfall. Dieses Ereignis wurde bearbeitet, aber sie zeigte jetzt noch eine Trennungsängstlichkeit, die sozial einschränkte. Nachdem zunächst der Fokus auf dem Unfall lag, entwickelten wir im Verlauf folgende Geschichte:

Schlotta Flotta macht die Flatta

Schlotta Flotta ist ein Insekt. Sie hat ein bisschen was von einem Schmetterling aber auch von einem Hirschkäfer.

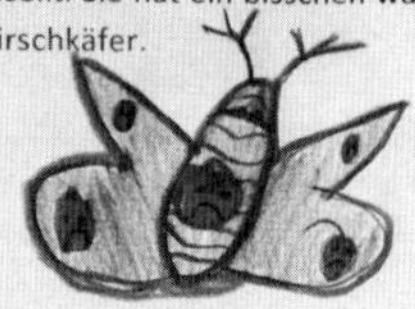

Sie kann einen manchmal erschrecken oder einen zum Weinen bringen. Sie ist gerade mal so groß wie ein Marienkäfer, aber sie kann sich aufpusten und ist dann so groß wie ein Tischtennisball.

Sie liebt es immer wieder die Nähe von Menschen zu suchen und sie zu erschrecken. Sie findet es so toll, als kleines Insekt, welches immer von den Menschen gejagt wird und gar nicht ernst genommen wird, diese dazu zu bringen aufzuschreien, wie neulich die Frau die so kreischte als ob sie einem Tiger in die Augen schauen würde,

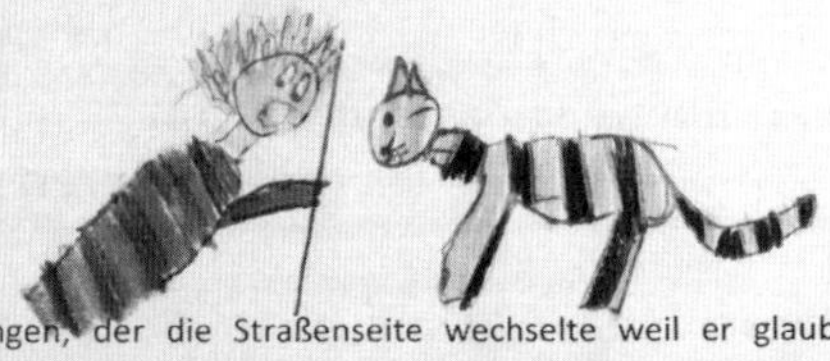

oder dem Jungen, der die Straßenseite wechselte weil er glaubte einen Monsterhund auf der anderen Seite gesehen zu haben. Manchmal schafft Schlotta Flotta es sogar Busfahrer von der Arbeit ab zu halten. Dann kommen die Menschen zu spät zur Arbeit und die Schüler zu spät in die Schule. Das macht besonders viel Spaß!! Das ist fast so gut, wie die Sache mit den Bauarbeitern, die den Aufzug reparieren sollten und von ihr abgehalten wurden, so dass die Bewohner des 20. Stockwerks zu Fuß die Treppen gehen mussten. Die haben vielleicht geschimpft!!

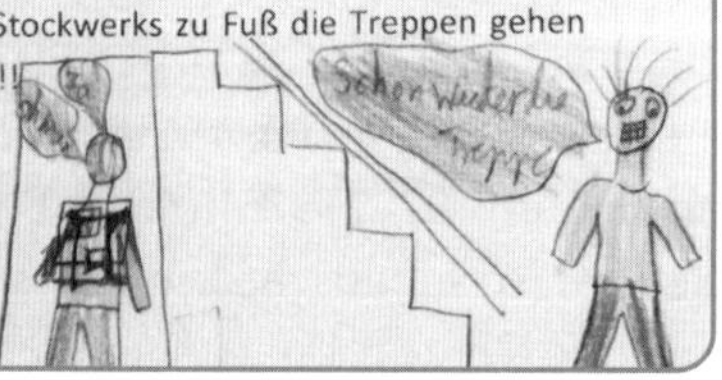

Während Schlotta Flotta nur Unfug im Kopf hat, ist ihre Schwester **Bona Flotta** hilfreicher.

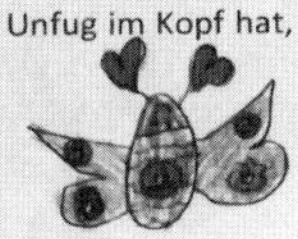

Sie zieht es vor, den Dachdeckergesellen zu warnen, dass er nicht zu leichtsinnig auf dem Dach rumklettern und aufpasst, oder die Schüler nicht einfach so über die Straße rennen,.....

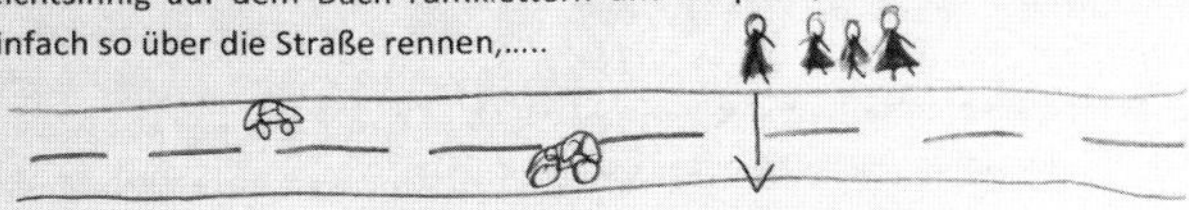

Neulich hat Schlotta Flotta sich eine Schülerin rausgesucht, die sie ärgern wollte. Sie flüsterte ins Ohr: bleib zuhause und geh nicht mit der Klasse in den Zoo. Sonst könnte dich ein Löwe angreifen.

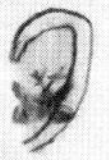

Aber das clevere Mädchen ließ sich nicht davon beeindrucken, denn sie wusste, dass die Löwen hinter einem hohen Gitterzaun sind, den sie nicht überwinden können.

So schnell ließ sich aber Schlotta nicht vertreiben. Sie wusste, dass das Mädchen gerne zum Turnen geht. *Das wäre doch toll, wenn ich sie davon abhalten kann. Dann bin ich groß und mächtig. Ich werde ihr einreden, dass es beim Turnen gefährlich ist und man sich schlimm verletzt. Außerdem sei sie da sowieso alleine und würde sich bestimmt ganz schrecklich fühlen.*

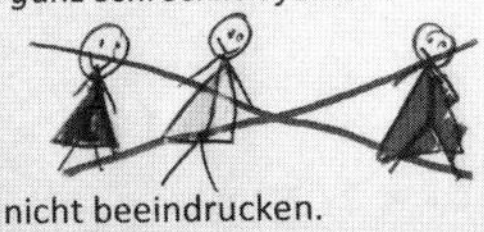

Aber auch davon ließ sich das Mädchen nicht beeindrucken.

Das Mädchen ging einfach nach Hause. Schlotta Flotta war ein bisschen ärgerlich.

Sie überlegte hin und her, wie sie dem Mädchen denn sonst Angst machen könnte. Sie wusste, dass das Mädchen am nächsten Wochenende bei ihrer Freundin schlafen wollte. Da dachte sie, es wäre doch eine prima Idee, wenn ich sie davon abhalte indem ich ihr einrede, dass sie es nicht hinbekommt und

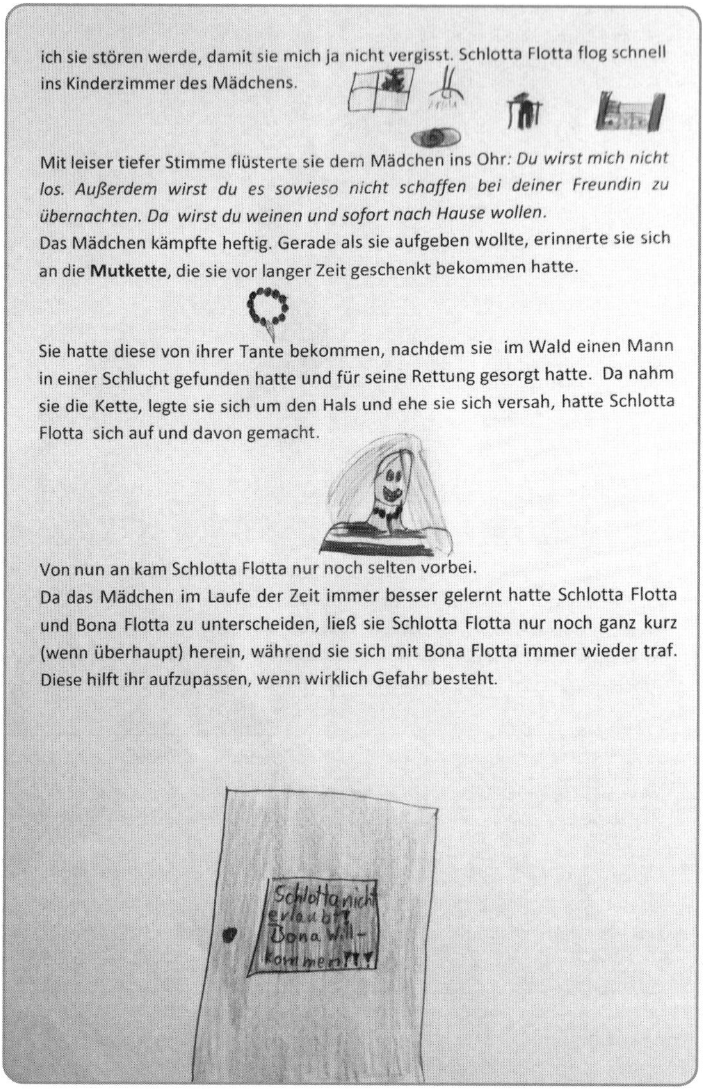

ich sie stören werde, damit sie mich ja nicht vergisst. Schlotta Flotta flog schnell ins Kinderzimmer des Mädchens.

Mit leiser tiefer Stimme flüsterte sie dem Mädchen ins Ohr: *Du wirst mich nicht los. Außerdem wirst du es sowieso nicht schaffen bei deiner Freundin zu übernachten. Da wirst du weinen und sofort nach Hause wollen.*
Das Mädchen kämpfte heftig. Gerade als sie aufgeben wollte, erinnerte sie sich an die **Mutkette**, die sie vor langer Zeit geschenkt bekommen hatte.

Sie hatte diese von ihrer Tante bekommen, nachdem sie im Wald einen Mann in einer Schlucht gefunden hatte und für seine Rettung gesorgt hatte. Da nahm sie die Kette, legte sie sich um den Hals und ehe sie sich versah, hatte Schlotta Flotta sich auf und davon gemacht.

Von nun an kam Schlotta Flotta nur noch selten vorbei.
Da das Mädchen im Laufe der Zeit immer besser gelernt hatte Schlotta Flotta und Bona Flotta zu unterscheiden, ließ sie Schlotta Flotta nur noch ganz kurz (wenn überhaupt) herein, während sie sich mit Bona Flotta immer wieder traf. Diese hilft ihr aufzupassen, wenn wirklich Gefahr besteht.

Das Kind bekommt in der Regel die illustrierte Originalgeschichte in einer Klarsichthülle mit, während ich eine (Farb-)Kopie behalte. Eine Hausaufgabe verknüpfe ich nicht damit, aber manche Kinder lesen sie noch mal durch, zeigen sie den Eltern oder lassen sie sich noch einmal vorlesen. Bei jüngeren Kindern reicht wohl auch das Betrachten der Bilder aus, um sich den Inhalt der Geschichte wieder ins Bewusstsein zu holen.

2.2 Körperbasiertes und ressourcenorientiertes EMDR mit Kindern und Jugendlichen

Peter Niederhuber

Eye Movement Desensitization and Reprocessing (EMDR) hat sich als Methode zur Behandlung von dysfunktional gespeicherten und belastenden Erinnerungen bei Kindern und Jugendlichen bewährt und als evidenzbasiertes Verfahren etabliert (Olivier et al. 2021).

Dieser Beitrag beschäftigt sich mit der Anwendung von positiven Körperempfindungen als Ressource für die Verarbeitung von Missempfindungen und Schmerzen. Die Körperressource dient der Vorbereitung, Stabilisierung und Affektregulation für die spätere Traumaverarbeitung. Als theoretische Grundlage wird das Konzept der Gedächtnisrekonsolidierung besprochen. Die Therapeut*innen nehmen eine aktive und steuernde Rolle im gesamten Prozess ein. Ressourcenorientierung wird als durchgängiges (Wirk-)Prinzip im EMDR-Behandlungsverlauf beschrieben.

Speziell bei Kindern ist aufgrund ihres Entwicklungsstandes eine umfangreichere, spezifischere und aktivere Form der ressourcenorientierten Vorbereitung und Stabilisierung, der Ressourcenaktualisierung und Ressourcenaktivierung während der Verarbeitung notwendig. Gründe hierfür sind die fehlende Lebenserfahrung, die nicht abgeschlossene verstandesmäßige Entwicklung, die reale Abhänigigkeit von Bezugspersonen, die schnellere Überwältigung durch intensive Gefühle, eine unklare Motivationslage aufgrund fehlender Informationen, die geringere Konzentrationsfähigkeit und Ausdauer, die Angst Fehler zu machen und Gefühle von Scham und Schuld.

Stabilisierung beinhaltet den Schutz durch die Bezugspersonen und deren Einbindung in die Therapie als Ressource unter Beachtung einer eventuell vorhandenen Pathologie der Bezugspersonen (Hensel 2022).

Kinder und Jugendliche sind auf ein aktives Einweben von kognitiven und imaginativen Ressourcen und Bewältigungsstrategien für einen erfolgreichen Therapieprozess angewiesen. Sie brauchen eine altersspezifische Symbolisierungsform, wie Narrative und Methaphern, um eine Implementation von ressourcenhaften Elementen möglich zu machen.

Kinder, aber auch Jugendliche erleben sich unmittelbar im Kontakt mit einem ganzheitlichen Körperempfinden. Diese Körperempfindungen werden in die Prozessarbeit integriert. Zum einen bringt das Spüren von Körperwahrnehmungen Fülle und Tiefe in der Erlebnisqualität. Zum anderen zeigt sich die Körperempfindung in Form von inneren Bildern und ermöglicht eine sehr präzise Vertiefung und Symbolisierung dieser Wahrnehmungsqualität.

Komplex und früh traumatisierte Kinder und Jugendliche mit Traumafolgestörungen sind aufgrund ihrer oftmals mangelnden Affektregulationsmöglichkeiten sowie ihrer negativen Lebens- und Beziehungserfahrungen auf mehr Vorbereitung angewiesen (Forgash & Knipe 2012). Während der Verarbeitung benötigen sie aktivere Unterstützung durch die Therapeut*innen, um eine passgenaue Ressource zu entwickeln.

Ressourcenarbeit nach dem Gedächtnisrekonsolidierungsparadigma

Das zugrunde liegende Störungsmodell im EMDR ist das Modell der adaptiven Informationsverarbeitung (AIP – Adaptive Information Processing).

Das AIP-Modell besagt, dass dysfunktional konsolidierte Erfahrungen (pathogene Erinnerungen) zu chronischen psychophysiologischen Stresszuständen im Organismus führen, die sich zu störungswertigen Symptomen entwickeln können (Shapiro 2018).

Das Verarbeitungsmodell ist die prozesshafte und dynamische Ressourcenaktivierung, basierend auf dem Paradigma der Gedächtnisrekonsolidierung. Francine Shapiro beschreibt die Rekonsolidierung von Erinnerungen als den primären Wirkmechanismus im EMDR (Solomon & Shapiro 2008).

In diesem Modell wird die pathogen gespeicherte Erinnerung (die Ursache der Symptomatik) konkret aktiviert. Die Erinnerung wird verarbeitungsoffen destabilisiert, mit einer passenden, korrigierenden Erfahrung (Diskrepanzressource) verbunden und dadurch transformiert (Lane et al. 2015; Ecker 2015). In der Arbeit mit Kindern müssen Symbolisierungsformen angeboten werden, die die kindliche Affekttoleranz nicht überfordern. Dies geschieht auf Grundlage eines sicheren therapeutischen Rahmens.

Durch Modifikation der pathogenen Erinnerung via bilateraler Stimulation, dualer Aufmerksamkeit und ressourcenhafter Unterstützung des Verarbeitungsprozesses löst sich die Dysfunktionalität in der Erinnerung auf und die Erinnerung wird als spannungsfreie, unverzerrte Erinnerung abgespeichert (Shapiro 2018). Die Erinnerung ist in ihrer Wirkung auf die Gegenwart neutralisiert. Die altersgemäße Entwicklung des Kindes und der Jugendlichen setzt sich fort.

Die Ressourcenaktivierung sollte nicht nur nach allgemeinen Kriterien (zweiter Fokus im Hier und Jetzt) erfolgen, sondern muss inhaltlich so gestaltet werden, dass bei den Klient*innen ein gefühltes Diskrepanzerlebnis (Mismatch-Erfahrung) ausgelöst wird (Hensel 2020). Eine themenspezifische Ressourcenaktivierung zur Nachverarbeitung ist notwendig. Die Qualitäten des Stressors und der Ressourcenaktivierung müssen thematisch miteinander verbunden und gleichzeitig gänzlich verschieden sein (Juxtaposition; Ecker 2012).[2]

Im Standardprotokoll für Erwachsene wird dies durch die positiven und negativen Kognitionen aus den Domänen Sicherheit und Überleben, Schuld, Scham und Selbstwert, Verantwortlichkeit und Wahlmöglichkeit gewährleistet. Gerade bei Kindern genügt eine lediglich kognitive Strukturierung meist nicht. Dies gilt in besonderem Maße bei komplex traumatisierten Kindern und Jugendlichen.

Die Flash-Technik (Manfield et al. 2017) zeigt, dass die gefühlte Intensität einer Ressource eine zweite wirksame Erlebnisqualität darstellt.

Diskrepanzressourcen lassen sich auf der Ebene der vier Grundbedürfnisse nach Grawe (Grawe 2014) wie folgt strukturieren:

Trauma-Thema (Erschütterung, Selbst- und Weltbild)	Verletztes basales Bedürfnis	Ressourcen-Thema
Bedrohung	Sicherheit	Schutzpersonen, handeln können, Überwindung der Lähmung
Hilflosigkeit, Ohnmacht, Kontrollverlust	Kontrolle, Wahlmöglichkeit	Selbstwirksamkeit, Hilfe annehmen können
Selbstwert, Schuld, Scham	Selbstakzeptanz	Klärung der Verantwortung
Bindung, Zugehörigkeit	Verbundenheit	Unterstützung, gute Beziehungen

2 Zum Beispiel: In einer Situation von Hilflosigkeit handeln können, sich wehren.

Ressourcenanamnese und Psychoedukation (Phase eins)

Die Behandlung beginnt mit der Ressourcenanamnese. Kinder, die in meine Praxis kommen, bringen ihren eigenen Erfahrungshintergrund, ihre eigenen Stärken und Vorlieben mit. In der Therapie möchte ich mich individuell auf den Erfahrungshorizont des Kindes und der Jugendlichen einstellen.

Weil ich nahe an den Bergen wohne, gerne in die Berge gehe und für den Deutschen Alpenverein als Trainer C ehrenamtlich tätig bin, verwende ich hier das Bild einer Klettertour als Erklärung für den Therapieprozess:

Um auf Klettertour zu gehen, ist es notwendig, verschiedene Dinge zu beachten. Ich muss meine Ausrüstung prüfen: Ist diese in Ordnung? Habe ich alles, was ich brauche (Seil, Karabiner, Kletterschuhe, Helm, Gurt, geeignete Kleidung, Notfallausrüstung, Brotzeit, Karte, Klettertopo)? Gibt es eine Schutzhütte?

Passt die ausgewählte Klettertour zu meinem Trainingsstand, zu meiner Kondition, zu meinem technischen Können und meiner Erfahrung?

Brauche ich mehr Training, um die Tour klettern zu können? Kann ich mich auf meinen Kletterpartner verlassen? Gibt es Möglichkeiten sicher umzukehren und abzuseilen?

Neben diesen subjektiven Faktoren gibt es objektive Gefahren, die ich einschätzen muss: Wie ist die Route gesichert? Wie ist die Felsqualität? Ist der Fels brüchig? Was sagt der Wetterbericht?

Wenn ich dann auf Tour bin, muss ich überprüfen, ob meine Planung zu den tatsächlichen Verhältnissen passt. Ich nutze die bei der Planung festgelegten Checkpoints, um mich mit meinem Kletterpartner zu besprechen, einen Abgleich zu machen und auch meine Bedenken und Ängste zu benennen: Reicht die Kondition, oder wäre es besser umzukehren? Hält das Wetter?

*Meine Rolle als Therapeut ist die eines Bergführers. Ich habe schon viele Klettertouren unternommen, besitze viel Erfahrung und bin ein Experte auf diesem Gebiet. Meine Aufgabe ist es, die Fähigkeiten meiner Klient*innen einzuschätzen und diese sicher ans Ziel zu bringen.*

*Die Klient*innen sind über das Seil immer gesichert und ich helfe ihnen dabei, Schlüsselstellen zu überwinden. Sollten schwierige Situationen auftauchen, weiß ich, was zu tun ist. Dazu ist ständige Absprache notwendig.*

Als Bergführer werde ich nicht gleich zu Beginn die schwerste Tour auswählen. Sondern ich mache eine Test- oder Trainingstour, um das jeweilige Können einschät-

*zen zu können. Meine Rolle ist hier die eines Trainers. Gemäß des Könnens wähle ich die Ziele und Touren. Ich unterstütze meine Klient*innen dabei, eigenständige Bergsteiger*innen zu werden. Am Berg gilt: Der Schwächere bestimmt das Tempo. Am Gipfel ist die Tour nicht zu Ende. Der Abstieg muss noch sicher bewältigt werden. Alle freuen sich und ein neues Ziel kann in Angriff genommen werden.*

Ressourcenbaum

Neben der klassischen Form der Ressourcenanamnese mithilfe der Ressourcenlandkarte, verwende ich gerne den Ressourcenbaum. Ein Baum wird gemalt und mit kreativen Elementen gestaltet. Das Malen, untersützt mit allen möglichen Materialien (Wolle, Holz, Glitter, Wattebäuschchen), hilft den kreativen Such- und Findeprozess anzuregen. Die Übung erfolgt in einem Prozess, in dem sich Reden, Malen und Gestalten abwechseln. Hier kann man seiner Kreativität freien Lauf lassen. Die erhobenen Ressourcen werden bereits sanft aktualisiert und aktiviert.

Anleitung zum Ressourcenbaum:

1. **Vorbereitung:**
   Den Stamm in die Mitte auf ein DIN-A-4 Blatt malen, Platz für Wurzeln und Krone im Bild lassen.
2. **Positive Beziehungserfahrungen:**
   Wurzeln malen – Jede Wurzel steht für einen Menschen, der wichtig in deinem Leben ist oder war. Was war / ist wichtig. Symbol oder Signet dazu malen lassen.
3. **Ziele, Vorstellungen, Träume:**
   Äste malen – Jeder Ast steht für Ziele in deinem Leben. Was möchtest du gerne erleben, erreichen? Welches Land möchtest du kennenlernen? Welchen Beruf möchtest du haben? Usw. Beispiel geben. Symbol oder Signet dazu malen lassen.
4. **Beziehung zu sich selbst:**
   Blätter malen – Was magst du an dir und an deinem Leben? Hobbys, Vorlieben, Aktivitäten, Erlebnisse.
5. **Bewältigungsressourcen:**
   Früchte malen – Was hast du schon erreicht? Leistungen, überwundene Krisen, Entwicklungsschritte.
6. **Verankerung:**
   Das fertige Bild betrachten, besprechen, vertiefen – Affekte beschreiben lassen. Körperempfindungen dazu entwickeln, sie benennen und ihnen nachspüren.

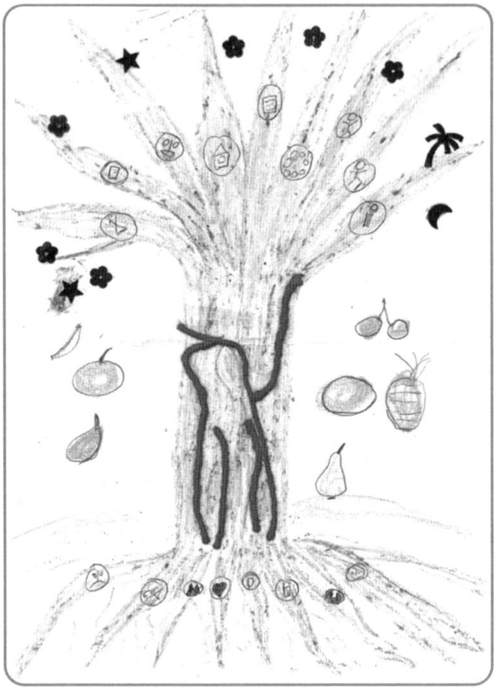

Abbildung 1: Ressourcenbaum einer 16-jährigen Klientin

Ressourcenturm

Für Kinder vom Vorschulalter bis zur zweiten oder dritten Klasse, wenn deren Eltern mit dabei sind, oder für Kinder, die nicht so gerne malen, hat sich der Ressourcenturm bewährt.

Gemeinsam überlegen wir, welche Ressourcen es gibt. Für jede Ressource nehmen wir einen Holzklotz und bauen einen stabilen Turm. Die Kinder und die Eltern sind erstaunt, wie hoch und stabil dieser Turm ist. Ich mache ein Bild von dem Turm, dem Kind und den Eltern. Das Bild drucke ich auf einem Fotodrucker aus und gebe es dem Kind mit.

Vorbereitung und Stabilisierung (Phase zwei)

Die nachfolgend vorgestellte Technik der positiven Körperrressource ist eine spezifische Variante des „sicheren Ortes“ („Wohlfühlort“). Sie schafft die Voraussetzung für die Prozessierung. Ich verwende sie, wenn Kinder unter realen Schmerzen leiden oder psychosomatische Symptome wie Bauchschmerzen, Kopfschmerzen, Rückenschmerzen oder Übelkeit zeigen. Traumatisierende Erinnerungen sind auf körperlicher Ebene erlebbar. Anhand eines Fallbeispiels beschreibe ich, wie ich diese Strategie in einer körperbasierten und ressourcenorientierten EMDR-Behandlung verwende. Der Fallbericht wird mit konzeptionellen Überlegungen ergänzt.

Die Entwicklung und Verstärkung einer positiven Körperwahrnehmung als Ausgangsressource für die weitere Behandlung hat Vorteile. Sie kann als Affektregulationsübung innerhalb der Therapie und als Schmerzregulationsübung im Alltag genutzt werden. Bei der Bearbeitung von Schmerzen kann sie als passgenaue Ressource zum aktiven Einweben dienen.

Auf somatischer Ebene symbolisiert sich ein Ressourcen State. Der Kontakt zu diesem Ego State wird aufgebaut und die Kommunikation wird vertieft. Der Ressourcen State schafft für die weitere Behandlung mehr Sicherheit, die Klient*innen bleiben im Window of Tolerance, eine schonende Aktualisierung wird erleichtert. Die Verarbeitung findet auf der körperlichen Ebene durch achtsames Beobachten der Körperempfindungen und der Verbesserung der Selbstregulierungsfähigkeit statt (Cronauer & Leutner 2017). Kindern und Jugendlichen macht diese Intervention Spaß und sie ermöglicht schon zu Beginn eine positive Therapieerfahrung mit EMDR.

Anleitung zur positiven Körperressource

Manchmal ist die Schmerzempfindung so überflutend, dass die Klient*innen nichts Positives oder Entspanntes fühlen können. Deshalb beginnt die Anleitung damit, die Aufmerksamkeit auf eine neutrale Zone im Körper zu lenken und darüber eine positive Wahrnehmung zu entwickeln. Es ist notwendig, hier viel Unterstützung zu geben. Wenn selbst das zu keinem Ergebnis führt, könnte man sagen: „Finde einen Bereich im Körper, der am wenigsten angespannt oder am wenigsten schmerzhaft ist.“ Die Idee für die Anleitung kommt unter anderem aus der Ego State Therapie und der Hypnotherapie. Dementsprechend wird in der Anleitung auch „Trancesprache“ zur Induktion verwendet.

1. „Nimm einen leichten Atemzug. Während du ausatmest, kannst du die Augen schließen. Ich werde dich als Nächstes bitten, deine Aufmerksamkeit auf deinen Körper zu richten, und nun den Bereich in deinem Körper zu finden, der sich zumindest neutral anfühlt, eine konfliktfreie Zone, vielleicht sogar entspannt oder entspannt-positiv. Wenn du ihn gefunden hast, sag es mir. Wenn du willst, kannst du mir sagen, wo im Körper das ist."
   Die Entspannung erleichtern und den Körperfokus mit Ideen und Beispielen aktiv unterstützen (Handflächen, Fußsohlen, Kniekehlen, Armbeugen, Ohrläppchen oder Nasenspitze ☺ immer entspannt usw.). (langsame bilaterale Stimulation, BLS)
2. „Bleib mit deiner Aufmerksamkeit dabei, verstärke das Körpergefühl, geh tiefer in diese Entspannung rein." *(langsame BLS)*
3. „Achte darauf, welche Bilder in deinem Kopf entstehen." *(langsame BLS)*
4. „Achte darauf, welche Gefühle in dir entstehen." *Leitgefühl intensivieren, bis das Kind sichtbar und fühlbar damit in Kontakt ist. (langsame BLS)*
5. „Verbinde diese Erfahrung mit einer Farbe, die gut dazu passt." *(langsame BLS)*
6. „Was du jetzt spürst, ist eine positive Erfahrung – das ist positiv – eine Erfahrung nur für dich allein – eine eigene Erfahrung, und das hat eine bestimmte Stärke. Und du kannst jederzeit in dieses Gefühl zurückkehren." *(langsame BLS)*
7. „Mithilfe der Farbe können sich das positive Gefühl und die positive Erfahrung über den ganzen Körper ausbreiten, innen und außen, vielleicht eine dicke Schicht um deinen Körper legen." *(langsame BLS)*
8. „Welcher positive Satz, welches Schlüsselwort passt gut dazu?"

Mögliche Probleme: Beim Auftauchen von negativem Material zurück zum positiven Fokus gehen, bis die Ressource gegenwärtig und intensiv wahrgenommen und gehalten werden kann.

Ein Beispiel aus meiner Praxis

Die Anleitung wird anhand eines Fallbeispiels praktisch umgesetzt. Im ersten Schritt wird eine Körperressource entwickelt und verankert. Diese Ressource dient im zweiten Schritt als stabile Grundlage für die Bearbeitung einer schmerzhaften Körperwahrnehmung.

Zur Vorgeschichte: Die 10-jährige Sophia (Name geändert) wurde mit einer Lippen-Kiefer-Gaumenspalte geboren. Sie hatte viele Operationen und medizinische Eingriffe, teilweise mit Komplikationen und heftigen Schmerzen erlebt. Dies geschah schon im Kleinkindalter und einige dieser Ereignisse waren vorsprachlich. Sie war im Kindergarten und in der Schule Hänseleien und Beleidigungen ausgesetzt.[3]

Sie entwickelte ein negatives Selbstbild, nahm besonders ihr Gesicht und den Mundbereich eher ablehnend wahr. Sie hatte Angst vor den weiteren medizinisch notwendigen Eingriffen und Angst vor den damit verbundenen Schmerzen.

Behandlungsauftrag: Sophia und ihre Eltern kommen mit dem Auftrag, eine anstehende Operation im Mund an der Gaumenspalte vorzubereiten, die medizinisch notwendig ist.

Zu Beginn der Psychotherapie hat sie sich das Bein gebrochen. Dies steht im Vordergrund. Eine Arbeit an den traumatischen Erinnerungen ist zu diesem Zeitpunkt nicht möglich, da sie dafür zu instabil ist. Sie entwickelt im Bein, obwohl der Bruch verheilt ist, starke Schmerzen und ist an der betreffenden Stelle sehr empfindlich. Durch den Unfall wurden offenbar ihr Schmerzgedächtnis und die frühen Erinnerungen getriggert. Sie lässt sich nicht mehr von ihrer Physiotherapeutin behandeln. Sie ist sehr empfindlich und weint viel. Die Fehltage in der Schule häufen sich.

Die Arbeitshypothese ist, dass sich hier ein früher traumatisierter Ego State zeigt und die Schmerzerinnerung getriggert ist. Ziel der Intervention ist, diesen verletzten Ego State mit der EMDR-Arbeit zu adressieren, zu beruhigen und auf die Traumakonfrontationsarbeit vorzubereiten.

Sophia willigt in die Behandlung ein. Wir wollen die aktuelle Situation bearbeiten und stabilisieren, sodass wir anschließend gemäß der ursprünglichen Behandlungsplanung weiterarbeiten können.

Ressourcen: Sie backt gerne, treibt Sport (speziell Skifahren, Leichtathletik und Klettern), ist eine gute Schülerin und besucht Sprachcamps mit der Selbsthilfegruppe und ihren Freund*innen. Grundsätzlich hat sie Spaß am Leben und genießt die Zeit mit ihrer Familie. Da sie Sportlerin ist, hat sie ein gutes Körpergefühl und eine gute Körperwahrnehmung.

Im ersten Schritt aktivieren wir eine positive Körperressource zur Stabilisierung und als Grundlage zur weiteren Schmerzfokussierung. Die Klientin kennt zu diesem Zeitpunkt bereits EMDR.

---

3 Jugendliche LKGS-Betroffene haben in einem Workshop der Selbsthilfevereinigung für Lippen-Gaumen-Fehlbildungen e. V. – Wolfgang Rosenthal Gesellschaft – im April 2019 einen Film in Eigenregie produziert. Der Film zeigt gut das Lebensgefühl der Kinder und Jugendlichen. Offen sprechen die Jugendlichen über Operationen, Mobbingerfahrungen, Selbstbewusstsein und das Verhältnis zu ihren Eltern. ↗ https://www.youtube.com/watch?v=wgOcJxR6ecA

Hier ein Auszug aus der Ressourcenaktivierung:

TH.: O.k.? Dann würde ich dich jetzt als Erstes bitten, dass du mal in deinen Körper reinspürst und innerlich mit deinem Körper in Kontakt gehst und in deinem Körper die Stelle findest, die sich jetzt zumindest neutral oder vielleicht sogar entspannt anfühlt.

PAT.: Das Herz, ja.

TH.: Geh mal mit deiner Aufmerksamkeit zu deinem Herzen und spüre hinein. Spürst du es?

PAT.: Ja.

TH.: Könntest du mir jetzt beschreiben, wie es sich anfühlt?

PAT.: Es fühlt sich so innerlich ruhig an.

TH.: Dann mach Folgendes: Konzentriere dich darauf. Bist du da?

PAT.: Ja.

TH.: Und jetzt mach es ganz stark und intensiv. Und folge gleichzeitig meinen Fingern mit den Augen. **(bilaterale Stimulation durch langsame Augenbewegungen, ca. 15-mal)**

Gut durchatmen. Spürst du es noch?

PAT.: Ja. **(BLS)**

TH.: Alles klar. Ist es immer noch da? Während du so innerlich in Kontakt bist, taucht da ein Bild in deinem Kopf auf?

PAT.: Nein, eher nicht.

TH.: Dann bleib da dabei und spür alles, was in deinem Herzen ist. Spürst du es?

PAT.: Ja. **(BLS)**

TH.: O.k., dann spüre es. Ist es noch da?

PAT.: Ja.

TH.: Ist es noch angenehm?

PAT.: Ja.

TH.: Schau mal, während du das so spürst, diese Wahrnehmung in deinem Herzen, welches Gefühl kommt jetzt in dir auf?

PAT.: So gelassen. Das Gefühl von Gelassenheit. Ja …

TH.: O.k., spürst du es?

PAT.: Ja.

TH.: Bleib dabei und spüre es. Ganz gut. **(BLS)**

PAT.: Es ist noch besser.

TH.: Noch gelassener?

PAT.: Ja. Jaaaa …

TH.: Stell dir mal vor, dieses Gefühl im Herzen, dieses Gefühl von Gelassenheit, die Wahrnehmung in deinem Herzen wäre farbig, mit einer Farbe, die super dazu passt. Welche Farbe wäre das?

PAT.: So hell und kräftig. Grün.

TH.: Stell dir mal diese Farbe vor. Stell dir vor, dieses Gefühl im Herzen hätte diese Farbe. O.k., hast du es?

PAT.: Ja. **(BLS)**

TH.: Stell es dir so richtig vor, in deinem Herzen, diese grüne Farbe. So, und jetzt würde ich dich als Nächstes bitten, dass du mithilfe dieser Farbe dieses Gefühl von Gelassenheit und Entspannung über deinen ganzen Körper ausbreitest. Innen, außen und wenn du willst eine dicke Schicht um dich herum. Du breitest es aus, du nutzt die Farbe, du kannst dir direkt vorstellen, dein ganzer Körper wäre grün. Und wenn er so ganz grün wird, wird alles ganz gelassen. O.k.? Kannst du dir das vorstellen?

PAT.: Ja.

TH.: Bist du bereit?

PAT.: Ja. **(BLS)**

TH.: Du machst es super, mit den Augenbewegungen. Einfach laufen lassen, ja. Und wenn du es gemacht hast, dann sag es mir.

PAT.: Ja.

TH.: O.k. Gut. Wie fühlt es sich an? Sag es mir auf einer Skala von eins bis sieben. Sieben bedeutet, es fühlt sich jetzt ganz richtig an und eins, das Gegenteil, gar nicht richtig.

PAT.: Gut. Bei sieben.

Die in der Phase zwei entwickelte Körperressource kann in der Phase vier als Diskrepanzressource verwendet werden. Nachfolgend werden einige strategische Ideen vorgestellt, wie diese Ressource eingewebt werden kann:

- **Belastete Körperempfindung**
  Den Schmerz durch aktives imaginatives Handeln und Behandeln heilen, verbessern, kühlen usw.
- **Erinnerungen an schmerzfreie Zeiten**
  An die Zeit, als alles in Ordnung war, als die Bewegung frei und leicht war, denken.
- **Distanzierung schaffen**
  Beispielsweise den Fokus auf den gesunden Teil lenken, auf den anderen Fuß oder Arm. Den schmerzhaften Teil bitten, den gesunden Teil genau zu beobachten und von ihm zu lernen.
- **Dualer Fokus durch Ressourcenpendeln**
  Pendeln zwischen der positiven Körperempfindung und der schmerzhaften, unangenehmen Empfindung (Phillips und Frederick 2007).
- **Pendeln mit der gegenteiligen Körperempfindung**
  Frage nach der Stelle im Körper, die sich am weitesten vom Symptom weg befindet oder sich gegenteilig anfühlt („Wo spürst du das Gegenteil?“).

- **Affektregulation durch Atmung**
  Durch die Ressource einatmen, durch die Missempfindung ausatmen. Sofern keine Verbesserung und Erleichterung entsteht – durch die Missempfindung einatmen, durch die Ressource ausatmen.
- **Wunderfrage**
  Wie soll sich der Teil fühlen, bewegen, wie soll er ausschauen, riechen, sich anfühlen usw., wenn wieder alles ok ist.
- **Flexibilität**
  Manchmal ergeben sich aus dem Prozess bessere und kreativere Interventionsmöglichkeiten.

Sophias Therapieergebnis

Auf dem sicheren Boden der positiven Ressource bearbeiten wir mit dem EMDR-Ablaufschema die schmerzhafte Stelle am Fuß.

Am Tag der Behandlung geht sie nach Hause und massiert die schmerzhafte Stelle mit Lavendelöl ein.

Die darauffolgende Woche besucht sie wieder die Physiotherapie und lässt sich behandeln. Die Schmerzen und der Ekel sind weg, sie bewegt das Bein wieder ganz normal.

Eine Woche später berichtet Sophia, dass sie zufrieden mit dem Ergebnis ist. (Ich bin es auch.)

Der verletzte Anteil beruhigt sich und kann in der weiteren Behandlung fokussiert werden. Nachfolgend bearbeiten wir eine Erinnerung aus der Vergangenheit. Sie ist ein Jahr alt. Schlimmstes Bild: Sie wird in den Operationssaal geschoben. Negative Kognition: „Ich sterbe“ (SUD 8 – 0), positive Kognition: „Ich lebe“ (Voc 2 – 7), Gefühl: Todesangst, Körpergefühl: Taubheit im Mund.

Korrigierende Erfahrung: Sie bringt dem Kind ein Kuscheltier und beruhigt es, „Es wird alles gut gehen“.

In der darauffolgenden Sitzung machen wir das Ressourcenprotokoll in Hinblick auf die bevorstehende Operation am Gaumen und im Gesicht. Sophia kann den medizinischen Eingriff stressfrei durchführen lassen. Alles geht gut.

Als alles vorbei ist, geht sie wieder zum Klettern. Das ist ihre liebste Sportart und beste Ressource.

Zusammenfassung

Dieser Beitrag beschreibt die Anwendung einer körperbasierten und ressourcenorientierten Vorgehensweise bei einer 10-jährigen Klientin. Die Körperressource kann auch zur Bearbeitung einer schmerzhaften und verletzten Körperwahrnehmung im EMDR eingesetzt werden. Der damit verbundene traumatisierte Ego State integriert sich. Die Klientin und der Ego State sind stabil genug zur Traumakonfrontation. Die theoretische Grundlage bildet das Heilungsverständnis der Gedächtnisrekonsolidierung.

Literatur

Cronauer, E. & Leutner, S. (2017). Wie passt das zusammen? Bottom-Up, Ego-State, EMDR? In: *EMDRIA-Tag 2017,* Bonn.

Ecker, B. (2012). Unlocking the emotional brain. Eliminating symptoms at their roots using memory reconsolidation. New York: Routledge. Online verfügbar unter ↗ http://site.ebrary.com/lib/uniregensburg/Doc?id=10617633.

Ecker, B. (2015). Memory reconsolidation understood and misunderstood. In: *International Journal of Neuropsychotherapy* 3 (1), S. 2–46. DOI: 10.12744/ijnpt.2015.0002-0046.

Forgash, C. & Knipe, J. (2012). Integrating EMDR and Ego State Treatment for Clients With Trauma Disorders. In: *Journal of EMDR Practice and Research* 6 (3), S. 120–128. DOI: 10.1891/1933- 3196.6.3.120.

Grawe, K. (2014). Neuropsychotherapie. Göttingen, Bern: Hogrefe. Online verfügbar unter ↗ http://elibrary.hogrefe.de/9783840918049/1.

Hensel, T. (2020). Altersadaptiertes EMDR-Protokoll für den Altersbereich 0–17 Jahre.

Hensel, T. (2022). Die Rolle von Bezugspersonen in der EMDR Arbeit mit Kindern und Jugendlichen. In: Marc Schmid (Hg.): *Traumasensible/-pädagogische Zusammenarbeit mit Eltern in verschiedenen psychosozialen Handlungsfeldern und der Psychotherapie.* Göttingen: Vandenhoeck & Ruprecht.

Lane, R. D.; Ryan, L.; Nadel, L. & Greenberg, L. (2015). Memory reconsolidation, emotional arousal, and the process of change in psychotherapy: New insights from brain science. In: *The Behavioral and brain sciences* 38, 1–64. DOI: 10.1017/S0140525X14000041.

Manfield, P.; Lovett, J.; Engel, L. & Manfield, D. (2017). Use of the Flash Technique in EMDR Therapy: Four Case Examples. In: *Journal of EMDR Practice and Research* 11 (4), S. 195–205. DOI: 10.1891/1933-3196.11.4.195.

Olivier, E.; de Roos, C. & Bexkens, A. (2021). Eye Movement Desensitization and Reprocessing in Young Children (Ages 4–8) with Posttraumatic Stress Disorder: A Multiple-Baseline Evaluation. In: *Child psychiatry and human development.* DOI: 10.1007/s10578-021-01237-z.

Phillips, M. & Frederick, C. (2007). *Handbuch der Hypnotherapie bei posttraumatischen und dissoziativen Störungen.* Heidelberg: Carl-Auer-Verlag.

Shapiro, F. (2018). *Eye Movement Desensitization and Reprocessing (EMDR) Therapy, Third Edition: Basic Principles, Protocols.* New York: Guilford.

Solomon, R. & Shapiro, F. (2008). EMDR and the Adaptive Information Processing Model. Potential Mechanisms of Change. In: *Journal of EMDR Practice and Research* 2 (4), S. 315–325. DOI: 10.1891/1933-3196.2.4.315.

2.3 Das Ressourcenbild

Daniela Lempertz

„Every picture tells a story“, so lautet der Titel eines bekannten Liedes des britischen Popsängers Rod Stewart, und es ist so wahr: Jedes Bild erzählt eine Geschichte.

Bei der Übung „Das Ressourcenbild“ geht es darum, Kontakt zu seinen inneren Kraftquellen und Fähigkeiten herzustellen und diese zu Papier zu bringen. Es soll ein Bild gestaltet werden, das einen Teil des inneren und individuellen Reichtums eines Menschen zum Ausdruck bringt und ein Kapitel seiner persönlichen Geschichte erzählt.

Die Übung eignet sich sowohl für Erwachsene als auch für Kinder und Jugendliche, sie erfordert keine besonderen künstlerischen Fähigkeiten.

Häufig schaut man bei sich und auch seinen Mitmenschen auf das, was nicht so gut funktioniert, was noch verbessert werden könnte, was noch nicht entwickelt oder gelernt wurde. Bei dieser Übung denken wir genau andersherum und schauen auf das, was wir können, woran wir Spaß haben und was vielleicht eine ganz individuelle, schöne, bereichernde oder auch lustige Fähigkeit ist. Es erfolgt eine gezielte Ermutigung und Aufforderung, bescheidene Zurückhaltung abzulegen und sich und seine Fähigkeiten wertzuschätzen.

Zunächst wollen wir den Einsatz des Ressourcenbildes für die Arbeit mit Kindern ab ca. zwei Jahren bis hin zum Schulalter beschreiben.

Anleitung für die Arbeit mit Kindern

„Für diese Übung brauchst du ein großes Blatt Papier, Buntstifte und vielleicht auch jemanden, der dir ein bisschen helfen kann. Und nun überlege einmal, was du alles schon kannst, was du gerne machst und wobei du so richtig Spaß hast und dich wohlfühlst oder worauf du stolz bist …“

Beispielfragen für kleinere Kinder könnten sein:

„Kannst du dich schon alleine anziehen? Zum Beispiel alleine eine Hose oder ein T-Shirt anziehen? Dann mal doch bitte einmal deine Hose und dein T-Shirt oder deinen Pullover. Falls du keine Hose usw. zeichnen kannst, helfe ich dir: Du sagst mir, welche Farbe sie haben soll, und ob ich sie so richtig male … Sollen wir die Kleidung malen, die du gerade anhast?“

„Kannst du deine Schuhe alleine anziehen? Dann male doch bitte deine Schuhe …“

„Kannst du dir schon alleine die Zähne putzen? Die Haare kämmen? Dann male bitte deine Zahnbürste, welche Farbe hat sie? Und dann deinen Kamm oder deine Bürste …“

„Kannst Du schon auf einem Bein stehen? Dann malen wir jetzt eine Figur, die auf einem Bein steht … Schau mal, das bist du …“

„Kannst du Tiere füttern oder streicheln? Was ist dein Lieblingstier? Bitte male es … ich helfe dir gerne. Welche Farbe hat das Tier? Wie ist das Fell? Flauschig oder dick oder glatt?“

„Falls dir noch weitere wichtige Sachen einfallen, sag es mir bitte, ich werde versuchen, es genau nach deiner Beschreibung zu malen und du sagst mir, ob es so stimmt.“

„Wir malen so viele Sachen auf das Blatt, bis es ganz voll ist. Wir malen alles groß und farbig, sodass wir gut erkennen können, was es bedeutet!“

„Wenn das Bild fertig ist, schauen wir es uns gemeinsam an.“

Währenddessen liest die Therapeutin alles vor, was auf dem Bild zu sehen ist. „Das sind ja ganz schön viele Sachen, die du schon gelernt hast und kannst … Wie geht es dir, wenn du das alles siehst?“ Das Kind wird aufgefordert, sich alles während des Vorlesens anzuschauen und die Hände vor der Brust zu überkreuzen. Es soll ein langsames, abwechselndes, selbstständiges Klopfen in Form einer Schmetterlingsumarmung, des sogenannten Butterfly-Hugs, beim Betrachten des Bildes ca. sechs- bis achtmal erfolgen. Die Therapeutin macht diese Übung gemeinsam mit dem Kind, um das Tempo vorzugeben. Wichtig ist es, sich bei der Übung viel Zeit zu lassen, dem Können und den Fähigkeiten und Vorlieben des Kindes viel Raum zu geben, damit sich die Ressourcen innerlich im Kind und äußerlich im Kontakt mit der Therapeutin ausbreiten können.

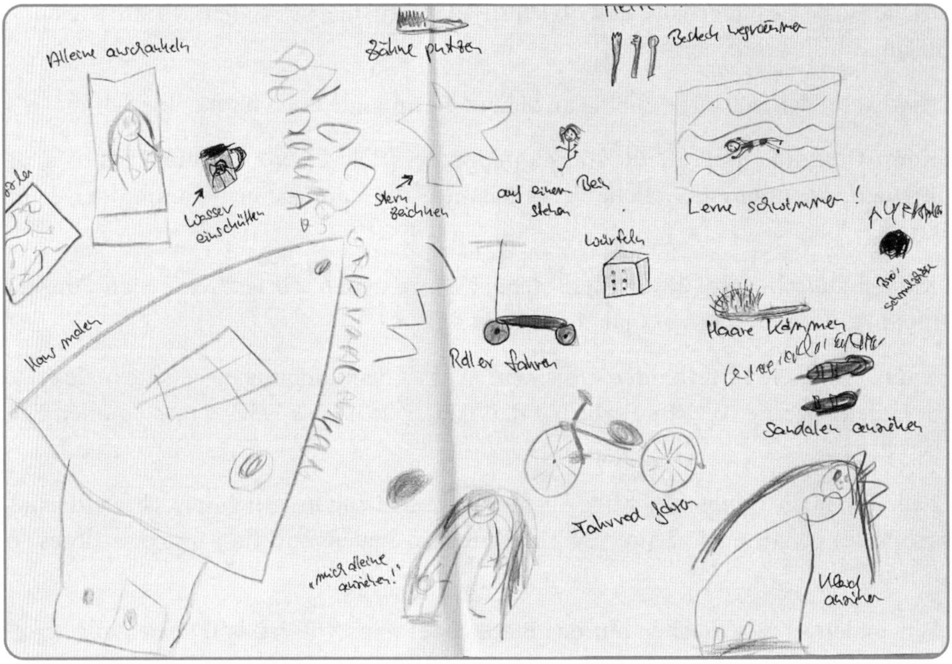

Abbildung 1: Ressourcenbild eines Kindergartenkindes, Zeichnung nach Anleitung des Kindes mit eigenständigen Ergänzungen.

Auch bei der Arbeit mit Jugendlichen und Erwachsenen lässt sich das Ressourcenbild einsetzen.

Anleitung für die Arbeit mit Jugendlichen und Erwachsenen

Beispielfragen für Jugendliche und Erwachsene könnten sein:

„Was kannst du bzw. können Sie so richtig gut? Kochen, backen, die Wohnung jahreszeitlich dekorieren, mit Freunden Quatsch machen …"

„Welches Hobby hast du?"

„Welche Tätigkeit gelingt dir bzw. Ihnen richtig gut und macht Spaß? Gartenarbeit, Rasenmähen, Aufräumen, Auto waschen, Haustiere versorgen …"

„Was machst du bzw. machen Sie richtig gerne? Lesen, Fahrrad fahren, malen, PC-Spiele spielen … Bitte alles malen oder skizzieren."

Anleitung für alle

„Versuche bitte mindestens fünf Dinge zu finden und male sie groß und in Farbe auf das Blatt. Wenn dein Bild fertig ist, schaue es dir mit aller Zeit, Ruhe und Gelassenheit an … mit wohlwollender Betrachtung … alles ist gut so, wie es ist. Atme tief ein und aus … in deinem Rhythmus. Während du auf das Bild schaust, überkreuze bitte deine Arme vor der Brust und klopfe sanft abwechselnd auf die rechte und linke Schulter, ganz langsam, vier- bis sechsmal, so wie ein Schmetterling seine Flügel bewegt. Schau auf das Bild und spüre gleichzeitig nach innen in deinen Körper … Wo taucht bei dieser Übung ein angenehmes Gefühl im Körper auf? Im Kopf oder im Bauch oder in den Beinen … alles ist möglich und vollkommen okay. Schaue jetzt noch mal auf dein Ressourcenbild, spüre das angenehme Gefühl im Körper … lass es sich innerlich ausbreiten, sodass es in jeder Zelle deines Körpers ankommt. Ebenso kann das Wissen über die Dinge, die du gerade gemalt hast, in jeder Zelle deines Körpers ankommen …"

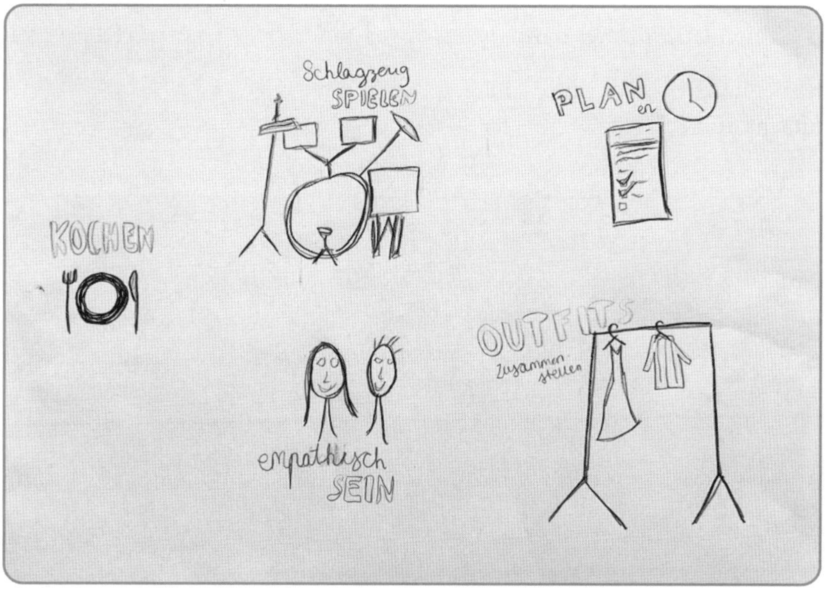

Abbildung 2: Ressourcenbild einer Jugendlichen

Bei der Anleitung liegt die Betonung auf „mindestens fünf Dinge", da häufig die ersten Reaktionen sind, dass jemand nicht malen kann oder dass jemandem nichts einfällt. Hier ist es wichtig, eine entspannte, freundliche und offene Haltung einzunehmen und alles willkommen zu heißen, was auftaucht.

Ich empfehle allen Kolleg*innen diese Übung einmal für sich selbst zu machen, um eventuell vorhandene eigene Widerstände gegen das Malen oder auch das Benennen von eigenen positiven Seiten zu spüren und den Spaß beim Malen – wenn man sich dann getraut hat – zu erleben.

Warum malen und nicht aufschreiben?

Auf diese Fragen gibt es ganz einfache und klare Antworten:

- Malen ist (fast) altersunabhängig und bereits mit Kleinkindern oder Kindern im Vorschulalter möglich.
- Für Kinder ist der gestalterische Ausdruck einfacher als der sprachliche Ausdruck.
- Das Malen erfordert höhere und längere Aufmerksamkeit, ein „Darüber-Huschen" über die individuellen Fähigkeiten und Kraftquellen wird vermieden.
- Es entsteht ein sichtbarer Erfolg im Sinne von „Ich habe etwas geschaffen …"
- Das Gehirn lernt immer dann, wenn etwas Neues oder Unerwartetes passiert.

Und schließlich, nicht zu unterschätzen:

- Es macht mehr Spaß!

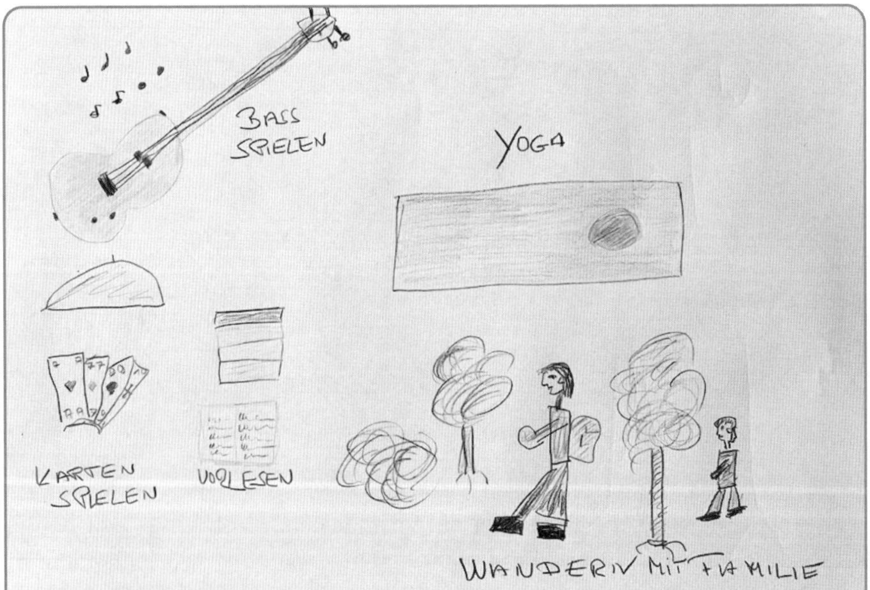

Abbildung 3: Ressourcenbild eines Vaters

3. TECHNIKEN IN DER RESSOURCENARBEIT

3.1 Flash-Technik

Peter Liebermann & Dorothee Lansch

2017 erschien im Journal of EMDR (Manfield et al. 2017) ein Artikel über eine neue Variante in der Arbeit mit bilateraler Stimulation (BLS), die von den Autoren als Flash-Technik bezeichnet wurde. Dieser Ansatz könne bereits in der Vorbereitungsphase eingesetzt werden und diene als eine Strategie zum Titrieren der Belastung durch traumatische Erinnerung bei der Behandlung mit EMDR. Dies erweise sich als sinnvoll, da es manchmal bei der Arbeit mit hoch belastenden Erinnerungen zu intensiven emotionalen Reaktionen bis hin zu dissoziativen Reaktionen kommen kann. Sie beschrieben in diesem Artikel vier Fallbeispiele, die zeigen, wie sie diesen neuen Ansatz erfolgreich angewendet hatten.

Auf die Phase 3 für die Aktivierung wurde verzichtet, lediglich der Belastungsgrad der Erinnerung wurde auf der SUD-Skala (Subjective unit of disturbance) abgefragt. Die Autoren konstatieren, dass die Flash-Technik zu einer Reduktion der Belastung führe, allerdings nicht wie im Standardprotokoll über das Nutzen schneller BLS und einen assoziativen Prozess wie in Phase 4. Vielmehr werde dies durch ein Set langsamer BLS bei Fokus auf eine Ressource erreicht, währenddessen eine minimalistische zeitliche Aktivierung der belastenden Erinnerung im Sinne eines Blitzes (Flash) erfolgt. Hierbei sollten die Klienten sich so kurz an das Geschehene erinnern, dass es zu keiner emotionalen Aktivierung komme. Dieser Ablauf von langsamen BLS mit Fokus auf einer Ressource und kurzer anschließender Aktivierung der Erinnerung wird dann wiederholt, wobei im weiteren Verlauf statt eines kurzen Kontaktes ein „Triple-Flash“ erfolgt. Es wird also dreimal hintereinander blitzartig in Kontakt mit dem belastenden Geschehen gegangen, um sich sofort wieder zu distanzieren. Nach fünf Triple-Flashs werden Veränderungen im Erleben und danach die SUD abgefragt und dies so lange wiederholt, bis es zu keiner SUD-Reduktion mehr kommt. Falls nicht allein durch die Flash-Technik die Belastung auf 0 heruntergehe, könne dann entweder auf das Standardprotokoll gewechselt werden oder bei fehlender Kenntnis von EMDR ein anderer traumabearbeitender Ansatz gewählt werden. Diese Technik sei insbesondere hilfreich für Klient*innen, die die negativen Erfahrungen vermeiden wollten, und sie wirke sehr schnell. So beschrieben sie, dass sich bereits nach zehn Minuten die Belastung so verringert habe, dass der SUD-Wert von 10 auf 0 abgesunken sei.

Vom Grundsatz her ist die Flash-Technik eine Pendeltechnik. Das Besondere daran ist die ultrakurze Aktivierung der Erinnerung. Hierbei beziehen sich Manfield et al. auf Grundlagenforschung, die zeigen konnte, dass eine Erinnerung durch einen visuellen Stimulus innerhalb von vier Millisekunden aktivierbar ist.

Die von uns gemachten Erfahrungen mit diesem Ansatz waren überwiegend sehr positiv, es ließ sich im Ergebnis kein Unterschied zur Arbeit mit dem Standardprotokoll feststellen, unabhängig von der Art der BLS oder vom Thema, sei es etwas aus der Vergangenheit, der Gegenwart oder der Zukunft. Tatsächlich erlebten wir auch, dass der Verarbeitungsprozess schneller erfolgte. So konnte in einer Einzelstunde ein aktueller Trigger (Mitteilung der nicht therapierbaren Krebserkrankung eines Nachbarkindes) auf einen SUD-Wert von 0 / 1, die dahinterliegende Belastungserfahrung (Komplikation bei der Geburt des eigenen Kindes) auf einen SUD-Wert von 0 und auch die Zukunft (Mitteilung des Todes des Nachbarkindes) auf einen SUD-Wert von 2 / 3 gesenkt werden.

Auch wenn dieser Ansatz zu guten Ergebnissen führte, war es für eine Reihe von Klient*innen schwierig, nur ultrakurz mit dem Geschehenen in Kontakt zu gehen. Vielmehr hatten sie den Eindruck, doch stärker in das Erlebte hineingezogen zu werden und nicht unmittelbar wieder Kontakt zu ihrer Ressource finden zu können. Diese Erfahrungen führten zu einer Modifikation der Flash-Technik durch Manfield et al., die durch die seit März 2021 vorliegende Fassung abgelöst wurde. Zuvor hatte bereits Wong (2019) eine modifizierte Fassung veröffentlicht, die auf Blinzeln, BLS und imaginative Aktivierung der Ressource verzichtet. Stattdessen wird anstelle des Blinzelns mit der Vorstellung gearbeitet, dass sich die Erinnerung in einem Buch befindet, auf das man blickt. Und statt des Positive Engaging Focus (PEF) liegt das Augenmerk auf der Wahrnehmung der eigenen Schulter oder das Bewegen des Kopfes.

In ihrer aktuellen Fassung beschreiben Manfield et al. (2021) folgenden Ablauf:

- Eine belastende Erinnerung wählen
- SUD abfragen
- Positive Engaging Focus (PEF)
- Ablenkungskomponente:[4] abwechselndes Klopfen auf die Oberschenkel durch die Klient*innen
- Während die Klient*innen auf ihre Oberschenkel klopfen und sich auf den PEF konzentrieren, werden sie in regelmäßigen Abständen, etwa nach jeder fünften Stimulation (eine ist immer einmal rechts und links) durch die Anweisung „Flash“ aufgefordert, drei- bis fünfmal schnell hintereinander zu blinzeln
- Nach 6sechs Sets wird gefragt: „Was ist jetzt?“ Veränderungen feststellen und weiter an PEF denken, stimulieren, Klient*innen blinzeln lassen
- Wenn der Eindruck aus den Rückmeldungen ist, dass die Belastung minimal zu sein scheint, dann erst SUD abfragen
- Falls SUD = 0 Ende, sonst wieder an den PEF denken, stimulieren und blinzeln

4 Interessanterweise bezeichnen Manfield et al. das Verwenden der Stimulation als „distraction component“, wohingegen sich Shapiro immer wieder dagegen ausgesprochen hat, dass die Stimulation einen Ablenkungscharakter hat (Shapiro 2018).

Gleichwohl scheint die Notwendigkeit der aktuellen Veränderungen nicht ausreichend nachvollziehbar zu sein, wie etwa die ausschließliche Verwendung taktiler Stimulationen durch die Klient*innen selbst. Dies könnte sich allerdings aus pandemiebedingten Abstandsregeln erklären.

Im Folgenden werden die Erfahrungen mit einer von uns gewählten Modifikation der Vorgängerversion beschrieben, die den Ablauf etwas vereinfacht. Dabei wird auf die Verwendung der Anweisung „Flash“, die als Aufforderung dreimal zu blinzeln dient, verzichtet und stattdessen nur die Anweisung „Blinzeln“ gegeben.

Zentraler Bestandteil der Flash-Technik ist der Fokus auf eine Ressource. Manfield et al. (2021) bitten die Klient*innen, eine Tätigkeit, ein Tier, eine Person oder eine Erinnerung zu imaginieren oder sich eine Musik vorzustellen, die eine unmittelbare Erfahrung von Vergnügen bietet und / oder positiv und fesselnd ist. Falls erforderlich, werden die Klient*innen gebeten diese Musik zu hören oder Bilder zu betrachten. Sie betonen, dass der PEF stark genug sein muss, um die Aufmerksamkeit zu halten, ohne an störende oder unangenehme Dinge zu denken.

Aus der eigenen klinischen Erfahrung können wir bestätigen, dass für den Erfolg der Flash-Technik entscheidend ist, wie wirkmächtig der PEF ist. Weniger intensive Erfahrungen sind oft nicht ausreichend, eine deutliche Veränderung zu erzielen. Oft schlagen wir Klient*innen mit Kindern vor, bei denen es keine Geburtskomplikation gab und aktuell keine Problematik mit den Kindern vorliegt, an den Moment zu denken, in dem sie ihr Kind zum ersten Mal im Arm hielten. Häufig werden auch intensive Momente von Ruhe / Freude gewählt, wie z. B. Erlebnisse beim Tauchen. Es kann aber auch das Erlebnis eines Regenbogens oder die Erfahrung beim Laufen oder Meditieren sein, die Erinnerung an die Großmutter oder das Denken an das eigene Haustier.

Wenn es gelingt, eine solch positive Erfahrung zu aktivieren, dann kann sich die Flash-Technik nicht nur positiv auf die in der Sitzung gewählte pathogene Erinnerung auswirken, sondern auch auf Cluster ähnlicher Erfahrungen, bei deren Bearbeitung nur an einer Beweiserinnerung gearbeitet werden muss.

Eine 54-jährige Klientin litt unter den Erfahrungen mit ihrem alkoholabhängigen und in diesem Zustand immer wieder gewalttätigen Vater. Eines ihrer sie belastenden Symptome war eine ausgeprägte Unruhe, die sie spürte, wenn sie auch nur für kurze Momente warten musste. Mihilfe der Affektbrücke zeigte es sich, dass sie dieses Erleben mit der Zeitspanne verband von dem Moment, in dem der Vater abends in die Kneipe ging, bis zu seiner Rückkehr im alkoholisierten Zustand. Die anschließende Gewalt gegen die Mutter wurde als weniger belastend erlebt als das Warten darauf, wann etwas passieren würde. Der gesamte Cluster wurde mit einem

SUD-Wert von 8/9 bewertet. Für die Behandlung mit der Flash-Technik wurde mit einer Beispielerinnerung gearbeitet, die die ganze Problematik repräsentierte. Als PEF wurde eine Erfahrung in der Meditation genutzt. Innerhalb von 25 Minuten war die gesamte Thematik nicht mehr belastend. In der Folgestunde berichtete die Klientin, dass sie beim Warten nicht mehr diese Form von Anspannung und Angst wahrgenommen habe.

Gleichwohl bedeutet es nicht, dass dies immer so sein muss. Eine 38-jährige Klientin litt unter ihrem sehr narzisstisch geprägten Vater, der sich, als sie fünf Jahre alt war, von der Familie wegen einer neuen Partnerin trennte. Er versucht bis in die Gegenwart seine Tochter emotional zu missbrauchen, indem sie ihn, wie schon von Kindheit an, immer wenn es ihm schlecht geht, trösten und beruhigen soll. Hier wurde mit ihrem Haustier als Ressource in mehreren Sitzungen zunächst mit der Flash-Technik gearbeitet. Es war dann aber noch notwendig, später das Standardprotokoll einzusetzen, damit sie sich ausreichend von der Thematik distanzieren konnte.

Auch bei akuter Traumatisierung zeigt die Flash-Technik eine deutliche Wirksamkeit. Ein 34-jähriger Klient erlebte einen schweren Autounfall auf der Autobahn, bei dem die Unfallverursacherin starb. Er litt massiv unter Intrusionen und Vermeidungsverhalten. Zur Distanzierung seines intrusiven Erlebens wurde bereits in der ersten Sitzung die Flash-Technik genutzt. Der PEF war eine Erfahrung beim Tauchen. Der SUD-Wert der Belastung konnte von 10 auf 6 reduziert werden. In den Folgesitzungen wurde dann nach dem Standardprotokoll weitergearbeitet.

Der Wirkmechanismus der Flash-Technik bleibt zurzeit unklar. Eine Erklärungsmöglichkeit ist die Working-Memory-Hypothese, die auch als ein möglicher Erklärungsansatz für EMDR diskutiert wird.[5] Wong (2021) vermutet, dass das Blinzeln in Verbindung mit der Fokussierung auf den PEF der eigentliche Wirkmechanismus ist. Zusammen mit der Fokussierung des Gehirns auf die emotional stark aufgeladene Erinnerung, der Hypervigilanz des überaktivierten periaquäduktalen Grau und der intensivierten Verbindung zwischen der Amygdala und dem Hippocampus findet während des Blinzelns nur ein sehr kurzer Zugang zu der traumatischen Erinnerung statt. Durch die unmittelbar danach stattfindende Konzentration auf den PEF bleibt der präfrontale Cortex während dieses kurzen Zugangs aktiviert und sorgt für eine Top-down-Emotionsregulation der Amygdala.

Inzwischen liegen einige wenige Studien zur Anwendung der Flash-Technik vor. Konuk (2021) evaluierte einen Gruppenansatz in einer randomisierten Kontrollstudie mit Betroffenen nach einem Erdbeben. Die PTBS-Symptomatik war signifikant

---

5 Allerdings wurde diese Hypothese, die vor allem von der Forschungsgruppe um Iris Engelhardt in Utrecht vertreten wird, in den aktuellen Veröffentlichungen der Forschungsgruppe Mertens et al. (2019) als zu simplifizierend erachtet.

rückläufig gegenüber der Warteliste. In einer weiteren Studie mit der Flash-Technik als Gruppenintervention mit Teilnehmer*innen unterschiedlicher traumatischer Ereignisse fanden Yasar et al. (2021) eine deutliche Reduktion der Symptomatik nach einer Sitzung. Auch Manfield et al. (2021) fanden bei im Gesundheitswesen Tätigen, die an den Folgen pandemiebedingter Belastungen litten, eine signifikante SUD-Reduktion nach der Intervention. Darüber hinaus liegen zwei Fallstudien (Shebini 2019, Wong 2019) für die Arbeit mit dissoziativen Patient*innen vor.

Die Flash-Technik stellt eine deutliche Bereicherung der Arbeit dar. Auch wenn sie ursprünglich als Ansatz zur Reduzierung intensiveren traumatischen Erlebens ähnlich wie CIPOS gedacht war, so hat sie meines Erachtens einen deutlich stärkeren bearbeitenden Effekt und kann durchaus eine Alternative zum Standardprotokoll darstellen. In der nunmehr vierjährigen Arbeit mit diesem Ansatz lassen sich auch über längere Zeiträume die gleichen Effekte in der Integration von pathogenen Erinnerungen beobachten wie bei der Arbeit mit dem Standardprotokoll.

Grundlegende Schritte der Flash-Technik

Die Flash-Technik kann mit jeglicher Variante bilateraler Stimulation stattfinden. Es wird immer langsam und kurz stimuliert, während die Klient*innen den Fokus auf die Ressource halten.

1. Auswahl eines zu bearbeitenden Themas, Abfrage der Belastung (SUD)
2. Identifizieren eines intensiven positiven Fokus (Ressource). (Erinnerung / Tier / Aktivität / Person / etc.).
   Verstärken Sie diesen mit kurzen Sets (4–8) langsamer BLS, so lange bis die Klienti*innen ein positives Körpergefühl berichten.
3. Anweisung: dreimal Blinzeln, die Ressource sollte gehalten werden können. Denken Sie an Ihre Ressource unter Fortführung der langsamen BLS
4. Wiederholen Sie vier weitere Sets langsamer, kurzer BLS, wobei am Ende der BLS die Klient*innen dreimal blinzeln (Triples).
5. Bitten Sie danach die Klient*innen, an die belastende Erinnerung zu denken und fragen Sie, ob sich etwas verändert hat. Berichten die Klient*innen von einer positiven Veränderung (weiter weg, nicht mehr so belastend etc.), dann fragen Sie nach dem Grad der Belastung (SUD).
6. Erneuter Kontakt mit der Ressource und BLS. Führen Sie jeweils fünf Sets langsamer BLS durch und leiten Sie während der BLS schnelles Blinzeln (Triples) an. Nehmen Sie danach eine SUD-Abfrage vor und wiederholen Sie dies so lange, bis sich nichts mehr ändert.

Falls nach den ersten fünf Sets keine positiven Veränderungen zu beobachten sind, klären Sie, ob die Ressource ausreichend wirkmächtig ist, und suchen Sie nach einer anderen.

Falls der SUD-Wert nicht auf 0 / 1 absinkt, wechseln Sie auf das Standardprotokoll oder fahnden Sie nach negativen Kognitionen, die eine Bearbeitung der Belastung verhindern.

Es ist auch möglich kontinuierlich zu stimulieren und nach jeweils zwei bis drei BLS die Aufforderung zum Blinzeln (dreimal) zu geben. Nach jedem fünften Blinzelvorgang wird gestoppt.

Wie bei jeder therapeutischen Intervention ist auch bei der Flash-Technik der Einsatz abhängig von der Erfahrung mit der Technik. Es ist durchaus möglich sie zu nutzen, ohne dass Sie die Art oder die Details der zu bearbeitenden Erinnerung kennen müssen. Diese Überlegung gilt auch für das Arbeit bei ausgeprägter dissoziativer Symptomatik.

Literatur

Hase, M.; Balmaceda, U. M.; Ostacoli, L.; Liebermann, P. & Hofmann, A. (2017). The AIP Model of EMDR Therapy and Pathogenic Memories. *Frontiers in Psychology* 8: 1578, doi: 10.3389/fpsyg.2017.01578.

Konuk, E. (2021). Abstract: The effectiveness of EMDR G-TEP and Flash Group Protocol as Early EMDR Interventions for PTSD Symptoms Following an Earthquake. Program Agenda. EMDR Europe Conference June 2021. ↗ https://kuonicongress.eventsair.com/QuickEventWebsitePortal/emdr-2021/programme/Agenda.

Manfield, P. (2020). Advanced Memory Reconsolidation, Flash Technique and EMDR. ↗ https://www.emdria.org/learning-class/advanced-memory-reconsolidation-flash-technique-emdr/.

Manfield, P. & Engel, L. (2018). The flash technique: An Advance in EMDR Processing. Presented at the EMDRIA Conference, Atlanta, GA.

Manfield, P.; Engel, L.; Greenwald, R. & Bullard, D. (2021). The Flash Technique in a Low-intensity Group Trauma Intervention for Healthcare Providers Impacted by COVID-19 Patients. *Journal of EMDR Practice and Research,* 15 (2).

Manfield, P.; Lovett, J.; Engel, L. & Manfield, D. (2017). Use of the Flash Technique in EMDR Therapy: Four Case Examples. *Journal of EMDR Practice and Research* 11 (4), S. 195–205, ↗ https://doi.org/10.1891/1933-3196.11.4.195.

Maxfield, L.; Melnyk, W. T. & Hayman, G. C. A. (2008). A Working Memory Explanation for the Effects of Eye Movements in EMDR. *Journal of EMDR Practice and Research,* 2 (4), S. 247–261, ↗ https://doi.org/10.1891/1933-3196.2.4.247.

Mertens, G.; Bouwman,V.; Fonn Asmervik, J. & Engelhard, I. M. (2020). Changing Emotional Visual and Auditory memories: Are Modality-matched Dual-tasks more Effective? *Cognition and Emotion* 34 (4), S. 656–669, DOI: 10.1080/02699931.2019.1666800.

Shebini, N. (2019). Flash Technique for Safe Desensitization of Memories and Fusion of Parts in DID: Modifications and Resourcing Strategies. *Frontiers in the Psychotherapy of Trauma and Dissociation* 3 (2), S. 151–164, ↗ https://doi. org/10.XXXX/ftpd.2019.0031.

Shapiro, F. (2018): *Eye Movement Desensitization and Reprocessing (EMDR) Therapy: Basic Principles, Protocols, and Procedures.* Third edition. New York: Guilford Press.

Wong, S. (2019): Flash Technique Group Protocol for Highly Dissociative Clients in a Homeless Shelter: A Clinical Report. *Journal of EMDR Practice and Research* 13 (1), S. 20–31, ↗ https://doi.org/10.1891/1933-3196.13.1.20.

Wong, S. (2021): Model for the Flash Technique Based on Working Memory and Neuroscience Research. *Journal of EMDR Practice and Research* 15 (3), S. 174–84, ↗ https://doi.org/10.1891/EMDR-D-21-00048.

Yasar, A.; Gundogmus, I.; Gündüz, A. & Konuk, E. (2021): The Effects of Single Session EMDR Flash Technique Group Application on Traumatic Symptoms. *The Israel Journal of Psychiatry and Related Sciences* 58 (2), S. 41–46.

3.2 Den Folgen von desorganisierter Bindung entgegenwirken durch das Installieren einer fundamentalen Trost- und Einfühlsamkeitsressource mit EMDR[6]

Hélène Dellucci

Das Bindungssystem

Das Bindungssystem, beschrieben von Bowlby (1969), ist ein zentrales Merkmal für Säugetiere. Bei uns Menschen, die sehr unreif geboren werden und ohne Bezugsperson nicht überleben können, spielt das Bindungssystem eine besonders wichtige Rolle. Dieses angeborene Aktionssystem (Panksepp 1998) zeigt sich am Lebensanfang mit dem Greifreflex, später dann dadurch, dass sich das Kind seiner Bezugsperson nähert, sobald die Umgebung unsicher wird. Diese wichtige Strategie gilt als eine artspezifische Überlebensressource. Im weiteren Leben macht uns das Bindungssystem gesellig. Anstatt allein zu überleben, mit unseren individuellen Verteidigungssystemen, entwickeln wir eine Strategie des gemeinsamen Tuns, während wir uns auf andere verlassen, denen wir vertrauen. Ziel dabei ist die Arterhaltung.

Phylogenetisch gesehen ermöglicht uns das Bindungssystem zu überleben, obwohl wir als extrem unreife Individuen geboren werden. Wir schaffen das, indem wir uns an einen Erwachsenen klammern, der zu unserer Bezugsperson wird, d. h. zu einer Quelle von Trost und Sicherheit. Andere Aktionssysteme für das individuelle Überleben sind, im Fall von Gefahr, also von physiologischer Übererregung mit Sympathikusaktivierung: Flucht, Kampf und sympathikotone Erstarrung. Im Fall von gefühlter Lebensbedrohung mit Parasympathikusaktivierung bleiben noch: Totstellen, totale Unterwerfung und Kollaps.

Das Bindungssystem gehört nach Panksepp (1998) zu den Aktionssystemen für das tägliche Leben, dient also der Arterhaltung. Weitere Aktionssysteme für das tägliche Leben sind Energie- und Nahrungssuche, Erkunden der Umgebung, gleichberechtigte Kooperation, Spielen, d. h. so tun als ob, Fürsorge, Rangordnung, sexuelle Erregung und Reproduktion.

Verspüren wir Gefahr und es gibt kein Entkommen, keine Flucht- oder Kampfmöglichkeit, dann ist nach Allan Schore (2003) die einzige Möglichkeit eine Erstarrungsantwort, die sympathikusgesteuert sein kann, aber bei gefühlter Lebensbedrohung dorsal-vagal aktiviert wird, also parasympathikusgesteuert. Diese Erstarrungs-

---

6 Die Autorin möchte hier Christine Querner herzlich fürs Nachlesen und für die Verbesserung des sprachlichen Ausdrucks im Deutschen danken.

antwort wirkt sich neurotoxisch auf das zentrale Nervensystem von Heranwachsenden aus.

Ein gut integriertes Bindungssystem sollte, wenn es aktiviert wird, individuelle Verteidigungssysteme nicht aktivieren. Aber genau das geschieht, wenn das Bindungssystem verletzt ist, wenn vor allem das Baby, später das Kleinkind unvorhersehbaren Reaktionen von Erwachsenen und vor allem von Bezugspersonen ausgesetzt wurde.

Kooperation als Basis für die therapeutische Beziehung

Nach Giovanni Liotti (2012) ist die beste Strategie in der Therapie mit Menschen, die an einem desorganisierten Bindungsstil leiden, eine ebenbürtige Kooperation von zwei Co-Experten, die an gemeinsamen Zielen arbeiten. Wie können wir nun das Kooperations-Aktionssystem unserer Patient*innen aktivieren, wenn sie in die Therapie kommen und durch ihre Anfrage ihr Bindungssystem und somit die Bindungsverletzungen aktiviert sind? Der lösungsfokussierte Ansatz (Isebaert 2005) schlägt uns vor, unsere Patient*innen wie ebenbürtige Teamgefährten zu behandeln, indem wir unsere Gedanken und unser Verstehen in einfachen Worten erklären, sodass wir verständlich sind. Dazu gehört auch, die Therapie im Hinblick auf das Feedback unserer Patient*innen zu planen, Schritte gemeinsam zu besprechen und zusammen zu evaluieren. Alternativen und Vorschläge unserer Patient*innen sollten mit einbezogen werden, vor allem wenn sie nicht mit uns einverstanden sind. Es ist wichtig, Inhalten und Motivationen unserer Patient*innen zu folgen, und dabei unsere Fürsorgehaltung nicht zu übertreiben. Wenn wir zu fürsorglich werden, drücken wir unsere Patient*innen in eine Rolle, in der sich das Bindungssystem aktiviert, was dazu führen könnte, dass unsere Patient*innen den Zugang zum Kooperationssystem verlieren.

Psychoedukative Erklärung des Bindungssystems für Patient*innen

Wenn wir mit unseren Patient*innen über Bindung sprechen, hat dies zum Ziel, mit ihnen zusammen ein gemeinsames Verständnis für ihre eigenen Reaktionen zu erlangen. Dieses Verständnis erlaubt es in erster Linie frühkindliche Erfahrungen und Bedürfnisse kognitiv einzuordnen. Dadurch wird die Basis geschaffen für die Motivation, eine spezifische Einfühlsamkeitsressource zu installieren.

Wir erklären die Reaktionen des einjährigen Kleinkindes anhand der „Strange Situation“ (Ainsworth et al. 1978), die eine Situation darstellt, in der das Bindungssystem aktiviert wird. Kleinkind und Bezugsperson werden zum Forschungszentrum eingeladen. Bei der Ankunft erforscht das Kleinkind die Umgebung, schaut sich um, welche Spielzeuge es gibt. Dies ist eine natürliche Reaktion, wenn wir in einer neuen Umgebung sind. Sobald das Kleinkind ruhig spielt, wird die Bezugsperson gebeten den Raum zu verlassen. Die Prozedur wurde vorher mit der Bezugsperson besprochen. Das Kleinkind wird weinend zur Tür gehen und versuchen, seine Bezugsperson zu finden. Dies ist eine völlig normale Reaktion. Hier wird diese Vorgehensweise benutzt, um das Bindungssystem zu aktivieren. Nach ein bis drei Minuten wird die Bezugsperson in den Raum zurückgebeten, und die Forscher beobachten das Benehmen bei der Wiedervereinigung.

Ein Kind mit einem sicheren Bindungsstil wird weinend zu seiner Bezugsperson gehen, oft mit ausgestreckten Armen. Die Bezugsperson wird das Kind trösten, sodass es sich beruhigen und zu seinem Spiel zurückkehren kann.

Ein Kind mit einem unsicheren, aber organisierten[7] Bindungsstil kann unterschiedlich reagieren. Handelt es sich um eine unsicher-vermeidende Bindung, wird das Kind wenig reagieren, wenn die Bezugsperson aus dem Raum geht, auch wenn sein Körper sehr gestresst sein kann. Bei der Rückkehr der Bezugsperson wird das Kind nicht unbedingt nach Trost suchen, es wird sich benehmen, als würde ihm dies anscheinend nichts ausmachen. Oft geschieht es, dass sich die Bezugsperson über die Autonomie ihres Kindes freut und dieses Benehmen validiert.

Bei Kindern mit einem eher „resistenten“ oder ängstlich-ambivalenten Bindungsstil bleibt der Trost, den sie von der Bezugsperson bekommen, um sich zu beruhigen, unwirksam. So kommt es, dass es eine lange Zeit braucht, bis sich das Kind wieder beruhigt.

Unsicher-desorganisierter Bindungsstil zeigt sich dadurch, dass das Kind sich erst auf Trostsuche macht, aber auf halbem Weg zur Bezugsperson reagiert, als wäre es in Gefahr. Entweder es erstarrt oder es läuft auf einmal in eine andere Richtung. Es kann auch geschehen, dass ein Teil seines Körpers, z. B. der Oberkörper, zur Bezugsperson hinmöchte, während sich ein anderer Teil des Körpers wegbewegen möchte, oder das Kind fällt hin und bleibt am Boden. Kurz gesagt, es sieht so aus, als ob das Bedürfnis nach Trost, ein legitimes und natürliches Gefühl, gleichzeitig das Bedürfnis nach Eigenschutz auslöst, welches auch ein legitimes und natürliches Gefühl darstellt, wenn Gefahr und Bedrohung herrschen. Desorganisierte Bindung zeigt sich dadurch, dass die Hauptbezugsperson gleichzeitig eine Quelle von Trost, aber auch eine Quelle von Gefahr darstellt. Dies führt zu einem unlösbaren Konflikt zwischen der Angst vor Bindung und der gleichzeitigen Panik, die Bindung mit der Bezugs-

7 Mit „organisiert“ ist hier gemeint, dass es sich immer um dasselbe Pattern handelt. Beim desorganisierten Bindungsstil können verschiedenartige Reaktionen auftreten.

person oder anderen wichtigen Personen zu verlieren (van der Hart et al. 2006), ein Konflikt, der bis ins Erwachsenenalter reicht.

Diese präverbale Verletzung des Bindungssystems bringt das Kleinkind in eine Situation von unerträglicher Ohnmacht, was dazu führt, dass es im Alter von ungefähr drei Jahren das Bindungssystem in den Hintergrund verdrängt und andere Aktionssysteme benutzt, um in Beziehung mit wichtigen Menschen zu sein (Liotti 2004). Die Autoren reden über Kontrollstrategien, welche es dem Kind bis ins Erwachsenenleben hinein erlauben, in Beziehung zu sein, ohne dabei das Bindungssystem zu aktivieren. Es gibt zwei erforschte Kontrollstrategien (Solomon & George 2011): die Strafe-Kontrollstrategie und die Fürsorge-Kontrollstrategie.

Die Strafe-Kontrollstrategie zeigt sich darin, dass das Kind hauptsächlich das Rangordnungssystem benutzt, um in Beziehung zu sein. Es versucht die Macht in der Beziehung zu erlangen, hat keine Angst vor Streitigkeiten oder Raufereien und kann sich auch selbst schaden. Wichtig ist für das Kind, seinen Platz in der Rangordnung zu finden, am besten die höchste Position, und sich so den bestmöglichen Platz in der Beziehung zu erkämpfen.

Ein Kind, welches das System der Fürsorge-Kontrollstrategie gewählt hat, wird sich fürsorglich um seine Mitmenschen kümmern, um Geschwister, Tiere, sogar um Erwachsene. Für dieses Kind sind die Bedürfnisse von anderen ein Leitfaden, um in Beziehung zu sein und so seinen Platz zu finden. Jedoch werden dabei eigene Bedürfnisse nicht berücksichtigt, was zu Verelterlichung führt, später vielleicht zu einem Pflegeberuf, in dem diese Kontrollstrategie einen stabilen Boden in der Beziehung bildet.

Giovanni Liotti (2011) stellte die Hypothese auf, dass es zwei weitere Kontrollstrategien gibt: die Unterwerfungs-Kontrollstrategie und Kontrollstrategie der Aktivierung der sexuellen Erregung. Dies konnte von der Forschung noch nicht bestätigt werden.

Kontrollstrategien werden im normalen Leben aufrechterhalten, können jedoch in verschiedenen Situationen zusammenbrechen und so das Bindungssystem mit dessen Verletzungen aktivieren, was zu einer Destabilisierung führt. Typische Situationen sind Trennung, Verlust, Umzug, aber auch starke Schmerzen oder Akuttraumata können die Person in eine Situation bringen, in der sie nach Hilfe fragen muss. Sich verlieben triggert ebenfalls das Bindungssystem, vor allem wenn es eine sichere Bindungsgelegenheit gibt. Und natürlich hat es für betreffende Patient*innen einen destabilisierenden Effekt, wenn Therapeut*innen, anstatt mit dem Kooperationssystem zu arbeiten, zu fürsorglich mit den Patient*innen umgehen.

Wenn Kontrollstrategien zusammenbrechen, wird das Bindungssystem aktiviert und mit ihm die präverbalen Verletzungen, was zu einer starken Destabilisierung führen kann.

Der so entstandenen Destabilisierung ist dann mit der Arbeit an aufkommenden Ängsten (Hofmann 2009) und Emotionen (O'Shea 2009a, Dellucci 2017a) zu begegnen, und zwar ohne Traumaverarbeitung, d. h. jegliche Traumata kommen in den Tresor (Kluft 1998; Rost & Overkamp 2018).

Komplextrauma und desorganisierte Bindung

Heute wissen wir, dass desorganisierte Bindung, welche sich in einer Umgebung von Feindseligkeit und gefühlter Gleichgültigkeit bildet, der wichtigste Prädiktor für dissoziative Zustände bei jungen Erwachsenen ist (Dutra et al. 2009). Es handelt sich hier um präverbale Verletzungen, welche mit Worten nicht ausgedrückt werden können, also auch nicht rationalen Gedankengängen unterliegen. Darum ist es wichtig, dass Therapeut*innen, mit einfachen Worten, den Patient*innen einen Blick in die Kleinkindwelt erlauben und sie einladen, mit der Sicherheit einer Ressourcenarbeit die Perspektive des abhängigen Kindes einzunehmen. Natürlich kann dies auch Trigger hervorrufen, wenn präverbale Traumata bestehen. Darum ist es hier wichtig, diese Arbeit außerhalb von jeglichem Trauma zu machen, d. h. es braucht einen gut installierten Tresor, in welchem die Traumata verpackt werden, ehe Patient*innen, Therapeut*innen und das innere System Traumaarbeit unter ausreichend guten Bedingungen vornehmen können.

Wenn wir es mit Patient*innen mit Komplextrauma zu tun haben, wissen wir, dass sie oft präverbale Traumata mit sich tragen, d. h. dass ihr Bindungssystem verletzt ist. Viele Patient*innen mit Komplextrauma tun sich schwer mit Empathie gegenüber sich selbst, auch wenn sie sich gut um andere kümmern können. Regelmäßig fehlt es an wichtigen Ressourcen oder diese sind in Krisenzeiten wenig zugänglich. Wenn dissoziative Netzwerke vorhanden sind, reagieren diese Patient*innen oft mit Angst und Feindseligkeit dem inneren System gegenüber, vor allem wenn es um kleinkindliche Anteile geht. Regelmäßige Krisen sind nicht ausgeschlossen. Diese Patient*innen befinden sich manchmal in chaotischen Lebensumständen und sind im täglichen Leben retraumatisierungsgefährdet, da es regelmäßige Tage (z. B. Geburts- oder Jahrestage) gibt, an denen sich das System an schwierige Ereignisse erinnert, sowie an mehr oder weniger aktive suizidale Krisen. Vor allem sind es die Krisen, die bei Therapeut*innen das Fürsorgesystem stark aktivieren können, sodass sie es verpassen können, nach dem Abklingen wieder mit dem Kooperationssystem zu arbeiten.

Als EMDR-Therapeut*innen arbeiten wir bei Ängsten, sobald sie emporkommen, oftmals mit dem Standardprotokoll, außerhalb von Traumata. Darüber hinaus ist für eine angemessene Traumaverarbeitung wichtig, eine ausreichende Affekttoleranz aufzubauen, wenigstens für Emotionen wie Angst, Scham und Schuldgefühl, Wut sowie die Panik, die Bindung zu verlieren. Diese Strategien sind Teil der Gear Box (Dellucci 2017a), eine EMDR-Behandlungsstruktur für Patient*innen mit Komplextrauma. Da viele dieser Patient*innen an zahlreichen Beziehungswunden leiden, ist es hier wichtig eine ausreichende Beziehungsstabilisierung zu erarbeiten, welche die Beziehungen und Ressourcen der unmittelbaren Umgebung dahingehend untersucht, ob sie genügend konstruktiv sind. Bei Beziehungsinstabilität ist die Arbeit mit symbolischen Figuren (Dellucci & Huntziker 2016) sowie die Arbeit an Beziehungswunden wichtiger Mitmenschen (Dellucci 2017b) miteinzubeziehen.

Nach dieser Vorbereitung können präverbale Traumata mit EMDR verarbeitet werden (O'Shea 2009b; Dellucci & Bouvier 2019). Präverbale Traumata innerhalb eines voraussichtlichen Rahmens anzugehen, ermöglicht bessere Arbeitsbedingungen und ein sanfteres Prozessieren, als wenn präverbale Traumata innerhalb der Verarbeitung an späteren traumatischen Ereignissen spontan emporsteigen. Auch wenn diese Strategien sich bewährt haben, geschieht es oft, dass bei Patient*innen mit Komplextrauma, vor allem wenn dissoziative Symptome vorliegen, der Prozess aufgrund von präverbalen Traumata stockt.

Unsere Annahme ist, dass spezifische Einfühlsamkeitsressourcen im Bindungssystem fehlen, wenn desorganisierte Bindungsmuster vorliegen. Oftmals gibt es keine Vorstellung einer adäquaten Behandlung und auch keine Möglichkeit des empathischen Einfühlens hinsichtlich dieser sehr jungen Anteile.

Der erwachsene Anteil der Patient*innen reagiert oftmals mit phobischer Vermeidung gegenüber sehr jungen Anteilen, da diese die ganze Information über die Hoffnungslosigkeit und die Ohnmacht in sich tragen.

Hier macht es Sinn, außerhalb von jeglichem Trauma, eine Trost- und Einfühlsamkeits-ressource zu installieren, mit dem Ziel, dass der kleinkindliche Anteil eine adäquate Behandlung bekommt und der erwachsene Anteil diesen trostspendenden Weg finden und sich dabei beruhigen kann. Außerhalb dieser metaphorischen Annahme geht es darum eine wichtige Ressource ins Bindungssystem zu installieren, um so eine Verarbeitung der präverbalen Traumata unter besseren Bedingungen zu ermöglichen.

Eine fundamentale Trost- und Einfühlsamkeitsressource installieren

Wie genau lässt sich nun eine fundamentale Trost- und Einfühlsamkeitsressource mit EMDR installieren? Wir schlagen eine Prozedur in fünf Schritten vor.

1. Erinnern wir uns, dass desorganisierte Bindung aufgrund der gespeicherten frühkindlichen Bindungswunden zwei Gefühle beinhaltet: das Bedürfnis nach Trost und gleichzeitig die Angst vor jeglicher Bindung.
   Wir beginnen, kooperativ mit den Patient*innen, unser Wissen über Bindung und Kontrollstrategien zu teilen. Dass wir mit dem Kooperationssystem arbeiten, zeigt sich auch darin, dass die Patient*innen aus dem Verständnis der Mechanismen heraus in der eigenen Diagnose mithelfen, wodurch ihre Motivation fundiert wird, etwas ändern zu wollen.
2. Wenn die Patient*innen einverstanden sind, ihrem inneren Baby heute eine seinen Bedürfnissen entsprechende angemessene Haltung entgegenzubringen, und sie den Sinn dahinter verstehen, bitten wir sie, jegliches Trauma in den Tresor abzulegen. Sollte während der Ressourceninstallierung Trauma hochkommen, wird der Prozess gestoppt und jegliches Trauma wird wieder in den Tresor verpackt, bevor wir zur Einfühlsamkeitsressource zurückkehren.
3. Dann bitten wir die Patient*innen an sich zu denken, im Alter zwischen null und einem Jahr, und bearbeiten den Assoziationskanal sowie die Körperempfindungen mit schnellen BLS (bilateralen Stimulationen). Der Prozess wird so lange durchgeführt, bis der erwachsene Patient dem imaginären Baby gegenüber angemessen reagiert, d. h. einen Blickkontakt aufnehmen kann, sich dem Baby annähern kann, es auf den Arm nehmen und ihm wohlwollend erklären kann, dass er heute seine erwachsene Version ist und dass er für das Baby da sein wird. Regelmäßig checken die Therapeut*innen, wie es dem Baby geht, wie der Körper der Erwachsenen reagiert und sie verarbeiten mit schnellen BLS jegliche Form von Blockaden, die sich bei dieser Arbeit zeigen. Diese können z. B. in Form von Angst, Feindseligkeit, Desinteresse, Empathiemangel oder Teilnahmslosigkeit auftreten. In unserer Annahme geht es hier um gespeicherte dysfunktionale Informationen, die nicht direkt mit dem Trauma in Verbindung stehen, sondern eher mit den Beziehungsgewohnheiten einhergehen. Die Blockaden verhindern es, gegenüber dem inneren Baby gerührt zu sein, ihm wohlwollend und angemessen zu begegnen. In diesem Schritt werden Blockaden desensibilisiert, womit der Weg frei wird, das Fürsorgesystem der Erwachsenen zu aktivieren und ihnen zu erlauben, dem Baby angemessen zu begegnen. Während der Desensibilisierung der Blockaden weben wir immer wieder die Validierung ein, dass das Gefühlte normal ist, dass dies ein Zeichen dafür ist, dass die Patient*innen mit diesem so wichtigen Netzwerk in Verbindung sind, während wir sie dazu einladen, ihre

Körperempfindungen und deren Veränderungen zu beobachten, ebenso wie aufkommende Bilder, Gedanken und Gefühle.

4. Erinnern wir uns, dass eine Haltung, die sicheren Bindungsbedingungen entspricht, eine schnelle, warme und den Bedürfnissen angemessene Antwort darstellt. Wir unterstützen, ermutigen und führen die Patient*innen dahingehend, dem inneren Baby diese Art von Haltung entgegenzubringen. Ist dies der Fall, reagieren der Körper der Patient*innen und das imaginäre Baby mit Ruhe, Näherkommen und Interesse.
   Aus unserer klinischen Beobachtung können wir berichten, dass das Desensibilisieren der Blockaden den Weg frei macht für eine angemessene und wohlwollende Haltung gegenüber dem inneren Baby. Können die erwachsenen Patient*innen diese einfühlsame Verbindung mit dem Baby spüren, tritt Freude, Wärme und Beruhigung auf.
5. Der Prozess, um dahin zu gelangen, kann etwas Zeit beanspruchen, bis zu mehreren einstündigen Sitzungen, und benötigt viel Einweben und Führen. Wichtig ist hier, dass die Therapeut*innen nicht loslassen, bis das Baby eine angemessene Behandlung bekommt. Können die erwachsenen Patient*innen dies innerhalb einer Sitzung noch nicht, dann schalten wir symbolische Figuren ein, oftmals in der Form von Säugetieren. Wir wissen, dass der Bindungsschrei aller Säugetierarten dieselbe akustische Struktur hat, die bei den erwachsenen Tieren das Fürsorgesystem aktiviert. So kommt es, dass sich erwachsene Tiere anderer Arten um Tierbabys kümmern können, auch wenn es nicht ihre eigenen sind. Ist es für die erwachsenen Patient*innen zu schwierig, sich dem inneren Baby anzunähern, fragen wir sie, wer sich um dieses Baby kümmern könnte. Gibt es ein Tier, einen anderen wohlwollenden Menschen, der sich gut auf Babys versteht und der sich um das Baby kümmern könnte? Meistens kommt ein Bild bei den Patient*innen und wir machen mit BLS weiter und. Wir bitten die Patient*innen, diese Interaktion zu beobachten und uns zu berichten, wie sich das Säugetier angemessen um das Baby kümmert. In allen Fällen beruhigt sich der Körper und die Interaktion zwischen Säugetier und Baby erlaubt es, die Patient*innen durch Nachahmung lernen zu lassen, was für uns Menschen eine wichtige Gemeinschaftsressource darstellt. In früheren Zeiten, als Familien noch in Gruppen zusammenlebten, fand sich immer eine ältere weise Person. Wenn es schwierige Interaktionen zwischen einem Neugeborenen und einer Bezugsperson gab, nahm sich diese dem Baby an und sorgte so für gemeinsame Beruhigung und Lernen.

Protokoll für das Installieren einer fundamentalen Einfühlsamkeitsressource

Erklärungen und Mandatsklärung: *„Ich schlage Ihnen eine Übung vor, in der es darum geht, dem inneren Baby eine angemessene Antwort zu geben. Manchmal geschieht es, wenn wir Trost und Unterstützung brauchen, ein natürliches und legitimes Gefühl, dass wir dann gleichzeitig verspüren, dass dabei eine Angst vor Annäherung und Bedürftigkeit hochkommt, welche auch natürlich und legitim ist, wenn wir in Gefahr sind. Wenn dies so geschieht, dann gibt es dafür gute Gründe, auch wenn weder Sie noch ich sie genau kennen.*

Alles, was ich weiß, ist, dass ein Baby im ersten Lebensjahr sein Bindungssystem entwickelt und es dazu seinen Bedürfnissen angemessene Handlungen eines Erwachsenen braucht. Dies ist oftmals die Bezugsperson, jedoch kann dieser von anderen Figuren geholfen werden, wenn das Baby es braucht.

Wenn das Baby bis jetzt diese Erfahrung noch nicht machen konnte, dann können wir dies heute nachholen."

Einverständnis der Klient*innen/Patient*innen abwarten.

Für diese Arbeit außerhalb von jeglichem Trauma werden alle Traumata im Tresor abgelegt: *„Ich bitte Sie, alle schwierigen Erinnerungen aus der Vergangenheit in den Tresor gehen zu lassen."*

NB: Hier keine bilaterale Stimulation (BLS)!!

Eine Vorstellung des inneren Babys erstellen: *„Wenn Sie an sich denken, im Alter von null bis einem Jahr, was kommt Ihnen dabei in den Sinn? Wie reagieren Sie? Was sagt Ihr Körper? Wie reagiert das Baby?"*

Jegliche Emotionen oder Körperempfindungen und Inhalte mit BLS begleiten, bis eine mental beruhigte Verbindung zum inneren Baby möglich ist und der Körper der Patient*innen ruhig ist.

Bitte desensibilisieren Sie alles, was bei dieser Aufgabe hochkommt, etwa Angst, Mangel an Empathie, Feindseligkeit oder Ungeschicklichkeit, indem Sie das aufkommende Material so umdeuten, dass die Patient*innen bereits in Verbindung mit dem stehen, was dieses Netzwerk trägt. Dies kann etliche BLS-Serien benötigen. Machen Sie bitte so lange weiter, bis sich der Körper beruhigt.

„Lassen Sie sich fühlen, was auch immer hochkommt. Sie sind schon in Verbindung mit dem inneren Baby und allem, was in diesem wichtigen Netzwerk ist. Schauen Sie, was sich in Ihrem Bild verändert und was in Ihrem Körper vorgeht. Wie reagieren Sie? Was sagt Ihr Körper? Wie reagiert das Baby?"

Dem Baby durch Einweben eine angemessene Handlung entgegenbringen: *„Was braucht das Baby? Was können Sie tun? Was geschieht in Ihrem Körper? Wie reagiert das Baby?"*

Bitte führen und begleiten Sie die Patient*innen mit BLS und fordern Sie sie dabei auf, ruhig zu atmen, bis das Baby eine angemessene Beziehungsantwort bekommt, sie akzeptieren kann, der erwachsene Anteil angemessen auf die Bedürfnisse des Babys reagiert und sich der Körper beruhigt und angenehm anfühlt.

Wenn die erwachsenen Patient*innen dies noch nicht bewerkstelligen können, bringen wir durch weiteres Einweben eine symbolische Figur dazu, diese Aufgabe zeitweilig zu übernehmen: *„Wer könnte sich um das Baby kümmern? Gibt es ein Tier, das einverstanden wäre, sich um das Baby zu kümmern? Was geschieht in Ihrem Körper? Wie reagiert das Baby?"*

Bitte führen und begleiten Sie die Patient*innen mit BLS und fordern Sie sie dabei auf, ruhig zu atmen, bis das Baby eine angemessene Beziehungsantwort bekommt, sie akzeptieren kann, und der Körper beruhigt ist. Der erwachsene Anteil der Patient*innen kann durch Zusehen und Beobachten lernen, was nötig und wichtig ist, um den Bedürfnissen des Babys gerecht zu werden und damit sich der Körper beruhigt und angenehm anfühlt.

Diese Übung ist beendet, wenn das innere Baby beruhigt und in Verbindung mit einer erwachsenen Figur (Patient*in, Säugetier, eine andere symbolische Figur) ist und der Körper der Patient*innen ruhig ist und sie gut in der Gegenwart orientiert sind.

Wenn es schwierig ist für Patient*innen, sich ein inneres Baby vorzustellen

Manchmal geschieht es, dass Patient*innen, trotz aller Motivation, über kein inneres Bild verfügen. Die erste Antwort, die nach der Anfrage kommt, an sich zu denken zwischen null und einem Jahr, ist: „Nichts". Zuerst versuchen wir dieses Körpergefühl mit den Patient*innen in ihrem Körper zu lokalisieren und wir begleiten dies mit schnellen BLS. Beruhigt sich der Körper und kommt trotzdem kein inneres Bild, dann zeigen wir ein Bild von einer angemessenen frühkindlichen Baby-Erwachsenen-Interaktion.

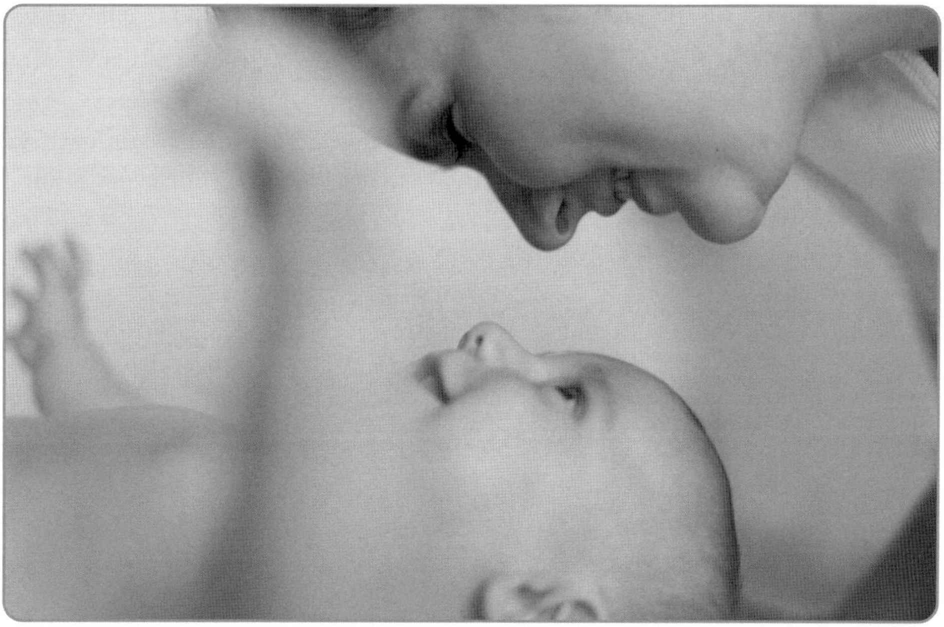

Foto: © Mark Umbrella – iStock

Es kann geschehen, dass Patient*innen beim Betrachten dieses Bildes aktiviert werden, auch wenn jegliche Traumata in den Tresor gepackt wurden. Diese Aktivierung wird dann mit schnellen BLS begleitet, bis sich der Körper beruhigt hat.

Dann können in folgenden Schritten die Reaktion der Patient*innen, mit BLS, mit verbaler Unterstützung, dabei ruhig zu atmen, und mit Beobachtung der körperlichen Reaktionen in den Pausen, erkundet werden:

1. „Was sehen Sie?" Lassen Sie es die Patient*innen beschreiben. BLS
2. Wenn dies nicht möglich ist, fragen Sie bitte die Patient*innen: „Können Sie beobachten, wie das Baby die erwachsene Person anschaut? Welche Emotion, glauben Sie, hat das Baby, wenn es ihr Gesicht sieht?" Bitten Sie die Patient*innen zu beobachten, wie sie körperlich reagieren, und begleiten Sie mit BLS.
3. Bitten Sie die Patient*innen „den Gesichtsausdruck der Erwachsenen zu beobachten. Welche Gefühle könnte die erwachsene Person fühlen?" Körperbeobachtung und BLS
4. Wenn die Patient*innen Wut, Widerstand, Feindseligkeit oder „nichts" fühlen: den Patient*innen erklären, dass sie schon dieses Netzwerk aktiviert haben und bei der richtigen Arbeit sind. Bitten Sie sie zu fühlen, was von innen „hochkommt", und begleiten Sie mit BLS.

5. Fahren Sie fort, bis die Patient*innen Zugang zu Körperempfindungen und Gefühlen haben, die mit dem Inhalt des Bildes übereinstimmen. Körperbeobachtung und BLS

NB: Wenn die Patient*innen nichts fühlen, sie bitten nachzuspüren, wo und wie sich dieses „Nichts" (= stummes Gefühl, Einfrieren, Spannung …) im Körper anfühlt, und mit BLS begleiten

6. Anschließend erforschen, welche Emotionen oder welches Gefühl zwischen dem Baby und der Erwachsenen in diesem Bild entstehen könnten. Körperbeobachtung und BLS

Sobald die Patient*innen Zugang zu inneren Bildern und Gefühlen haben, machen wir mit dem oben genannten Protokoll weiter.

Fallbeispiel Roger

Roger (Name geändert) ist 58 Jahre alt und Bauingenieur. Er war mehrmals verheiratet, ist heute geschieden, lebt alleine und hat zwei erwachsene Kinder. Roger hat schon mehrere Therapien hinter sich, von denen er sagt, dass sie ihm geholfen haben, aus der Depression herauszukommen und wichtige Veränderungen vorzunehmen. Jedoch bleibt sein Symptom bestehen. Roger zeigt sich sehr motiviert und möchte es mit EMDR versuchen. Seine Anfrage besteht darin, dass er eine stabile und harmonische Paarbeziehung möchte, was bis jetzt nicht möglich war. In seinem bisherigen Leben hat Roger viele Trennungen erlebt, wobei es jedes Mal seine Partnerin war, die nicht mehr mit ihm zusammen sein wollte. In seiner Arbeitsstelle wollen verschiedene weibliche Teammitglieder nicht mit ihm zusammenarbeiten, wobei sie Roger als zu direkt und wenig empathisch beschreiben. Der Patient hat wenig Zugang zu seinen Emotionen, ist sehr rationalisierend, macht zu allem Tabellen und Schemas und wirkt auf Bindungsebene eher vermeidend. Roger zeigt sich in der therapeutischen Beziehung als ein freundlicher Mann mit guten Absichten, aber manchmal etwas grob und ungeschickt. Sein Haupttrigger sind kritische Bemerkungen seiner Partnerinnen. Die Konzeptualisierung zeigt viele Beispiele in der Vergangenheit, Trigger in der Gegenwart und Angst vor Bemerkungen in der Zukunft. In der Fallgeschichte gibt es zahlreiche Trennungen von Partnerschaften. Roger ist der älteste Sohn von drei Geschwistern, ein Bruder und eine Schwester, zu denen er wenig Kontakt hat, was er aber schnell rationalisiert, indem er erklärt, dass alle viel Arbeit haben und weit voneinander entfernt leben. Es ist ihm wichtig sagen zu können, dass er gute Beziehungen zu seinen Geschwistern hat sowie zu seinen Eltern hatte, die bereits verstorben sind. Roger erzählt, dass seinen Eltern, die Lehrer waren, gesagt wurde, dass sich Babys widerstandsfähiger entwickeln, wenn sie kalt gebadet werden, und so kam es, dass seine Eltern, die alles gut machen wollten, ihn während seiner ersten drei Lebensmonaten kalt gebadet haben. Während Roger dies berichtet, zeigt er ein freudiges Gesicht und die Überzeugung, dass seine Eltern gut gehandelt haben, weil sie nach drei Monaten mit dem Kaltbaden aufgehört haben. Als die Therapeutin nonverbal reagiert und Fragen stellt, wie er dies als Baby wohl erlebt haben könnte, verteidigt Roger seine Eltern. Er zeigt keinen Zugang zu Empathie für sich oder für sich als Kleinkind.

Als wichtige Ressourcen nennt Roger die Beziehung zu seinen Kindern, eine warme Beziehung zu seiner Tochter, eine etwas distanziertere, jedoch gute Beziehung zu seinem Sohn. Weitere Ressourcen sind Segeln und Bergwandern. Seine Arbeit ist ebenfalls eine Ressource, jedoch bereitet Roger sich auf den Ruhestand vor, der in einigen Jahren eintreten wird. Er möchte umziehen, an einen Ort, wo er mit der Natur verbunden ist und in der Nähe seiner Kinder und Enkelkinder wohnt. Und er möchte endlich eine harmonische Paarbeziehung erleben, die über die Zeit anhält. In seinem Bindungsstil scheint Roger vermeidend.

Da der Patient stabil ist und eine lange Anreise hat, einigen sich Therapeutin und Patient auf eine Phasen-Therapie: Roger kommt alle zwei Monate für eine intensive viereinhalbstündige Sitzung. Der Patient ist hochmotiviert, hat eine klare Anfrage und macht sich an die Arbeit. Die therapeutische Beziehung scheint gut, die Stabilisierung ist effizient. Die Therapeutin macht einen Therapieplanvorschlag in Form einer Arbeit an Bindungs- und Beziehungswunden. Roger ist einverstanden und bringt in der zweiten Sitzung ein Schema der Therapie mit. Er hat viel über EMDR gelesen und berichtet über eine gerade erlebte erneute Trennung von seiner jetzigen Partnerin. Die Therapeutin schlägt Roger vor, seiner Partnerin einen Brief zu schreiben. Der Brief wird mit dem EMDR-Briefe-Protokoll (Dellucci 2017b) bearbeitet. Danach schlägt die Therapeutin vor, an frühkindlichen Traumata zu arbeiten (O'Shea 2009b). Roger ist einverstanden, jedoch stockt der Prozess und die Verarbeitung bringt kein Resultat: Roger ist unfähig, Gefühle zu spüren, hat keine Assoziationen, alle Versuche der Therapeutin, einen Prozess an frühkindlichen Traumata zu aktivieren, schlagen fehl.

Könnte es am Mangel an Affekttoleranz liegen? Vielleicht, jedoch hat die Briefearbeit Emotionen und Gefühle mit sich gebracht. Die Therapeutin fühlt sich etwas verloren, und wenig effizient, was sie mit dem Patienten teilt. Roger ist zufrieden mit der therapeutischen Arbeit. Gemeinsam entscheiden sie sich für einen Therapieplan, ausgehend von der Empfindlichkeit gegenüber kritischen Bemerkungen. Es folgt eine beeindruckende Liste mit Themen aus der Vergangenheit sowie Alltagstriggern. Ähnlich wie bei der Arbeit an frühkindlichen Traumata ist auch hier keines der Themen zugänglich mit EMDR.

Von einem Seminar mit Giovanni Liotti zurückkommend, teilt die Therapeutin ihr Wissen über Bindung und Kontrollstrategien mit Roger. Er zeigt sich sehr interessiert und scheint berührt. Roger ist einverstanden und versteht die Wichtigkeit, dem damaligen Baby heute eine angemessene Haltung entgegenzubringen. Die Therapeutin schlägt vor, jegliche Traumata in den Tresor gehen zu lassen, sodass ein Zugang zum inneren Baby aufgebaut werden kann.

THERAPEUTIN: Wenn Sie an sich denken, als Baby zwischen null und einem Jahr, was kommt Ihnen in den Sinn?
ROGER: Nichts.
THERAPEUTIN: Wenn Sie Ihren Körper scannen, wo merken Sie dieses „Nichts"?
ROGER: Hier. (Roger schlägt sich auf die Brust)
BLS
THERAPEUTIN: Was merken Sie jetzt?
ROGER: Nichts, es ist ruhig.
THERAPEUTIN: Wenn Sie wieder an sich selbst denken, als Baby, das Sie zwischen null und einem Jahr waren, was kommt jetzt?
ROGER: Nichts.
THERAPEUTIN: Können Sie sich ein Baby vorstellen?
ROGER: Ja, ich nehme es mit aufs Boot.
THERAPEUTIN: Und wer ist noch mit Ihnen auf dem Boot?
ROGER: Niemand. Ich nehme das Baby so (zeigt, als würde er das Baby mit der Hand am Arm halten) und ich halte das Ruder.
THERAPEUTIN: Könnte es nicht einen kuscheligen und warmen Platz für das Baby geben? Ein Baby ist immer noch ein fragiles Wesen.
ROGER: Einverstanden. Ich tue es in den Innenraum.
THERAPEUTIN: Könnte es da nicht eine Figur geben, die sich gut um das Baby kümmern könnte? Es warmhalten könnte?
ROGER: (wird ungeduldig) Ein Bär. Ein Grizzly.
BLS
THERAPEUTIN: Was kommt jetzt?
ROGER: Nichts, es ist ruhig.
THERAPEUTIN: Und wie geht es dem Baby?
ROGER: Es geht ihm gut.
THERAPEUTIN: (nicht überzeugt) Ist der Grizzly ein weibliches oder ein männliches Tier?
ROGER: Ein weibliches Tier.
THERAPEUTIN: Können Sie sehen, wie dieses Grizzly-Weibchen sich um das Baby kümmert?
ROGER: (beugt sich nach vorne) Es ist in seinem Fell. Es scheint zu brabbeln.

Therapeutin: Machen Sie weiter damit.
BLS
Therapeutin: Was merken Sie jetzt?
Roger: Es hat es gut, es ist ihm gut warm.
Therapeutin: Wo in Ihrem Körper können Sie das fühlen?
Roger: (zeigt seinen ganzen Oberkörper mit einer weichen Geste) Hier.
Therapeutin: Machen Sie bitte damit weiter.
BLS
Therapeutin: Holen Sie tief Luft. Was kommt jetzt?
Roger: Alles ist gut. Es ist ruhig.
Ende der Sitzung.

In die nächste Sitzung kommt Roger mit einem Trigger: Seine jetzige Partnerin war nicht in Kontakt mit ihm, während sie in einer Intimbeziehung zusammen waren, was sehr schwierig für ihn ist. Das schlimmste Bild: der Moment, in dem die Partnerin wegschaut. Es folgt ein EMDR-Basisprotokoll. Roger geht durch einen intensiven Prozess mit vielen stark gefühlten Emotionen – ein Gespür, weit entfernt zu sein, sich verlassen zu fühlen … Das Prozessieren verläuft ohne Blockade bis zu einem SUD-Wert von 0, einer positiven Kognition „Ich kann verbunden sein“ mit VoC 7 und einem neutralen Körperscan.

Nach diesem Prozess schlägt die Therapeutin vor, zurück zum Baby mit dem Grizzly zu gehen, um die Arbeit an der Einfühlsamkeitsressource fortzusetzen. Roger sagt, dass er sich jetzt selbst um das Baby kümmern möchte, und er ist fähig mit dem Baby Kontakt aufzunehmen. Er freut sich über diesen Kontakt, der sich weich und warm anfühlt für ihn. „Ein ganz neues Gefühl“, so meint er. Die Therapeutin begleitet diese Assoziationen mit BLS und schlägt Roger als Hausaufgabe vor, dass er regelmäßig an das Baby denken soll und sich vorstellen soll, wie er es im Arm hält, mit diesem warmen, angenehmen Kontakt.

In der nächsten Sitzung, zwei Monate später, berichtet Roger, dass es ihm gut geht und er sich weniger von den Bemerkungen seiner Partnerin getriggert und verletzt fühlt. Die Beziehung scheint konstruktiv und Roger berichtet, dass beide ein Gleichgewicht gefunden haben. Er hat oft an das Baby gedacht, am Anfang, aber dieses Bild ist jetzt weniger präsent. Er sagt, dass er jedoch das warme, angenehme Gefühl im Oberkörper nicht verloren hat, und lächelt, während er seinen Oberkörper streichelt.

Die Themenliste wird kontrolliert, sie erscheint weniger wichtig. Roger möchte sich auf seine jetzige Beziehung konzentrieren und das Leben genießen. Er beendet hier die Therapie.

Was haben wir aus diesem Fallbeispiel gelernt?

Roger hatte schon vor seiner EMDR-Anfrage eine langjährige Therapie hinter sich, die allerdings nichts an seinem Hauptsymptom geändert hatte. Jedoch waren die Erfahrungen, die mit seiner Empfindlichkeit gegenüber Bemerkungen in Verbindung waren, nicht zugänglich mit dem EMDR-Standardprotokoll. Die Briefearbeit mit BLS, eine sanfte Herangehensweise für die Arbeit an Beziehungswunden, machte es Roger möglich Gefühle zu äußern, in sich hineinzufühlen und in einen Verarbeitungsprozess einzusteigen.

Für die Therapeutin war klar, dass die Quelle des Problems in den frühkindlichen Erfahrungen lag. Diese waren über die klassische EMDR-Verarbeitung an frühkindlichen Traumata ebenfalls nicht zugänglich. Jedoch war Roger offen für die Vorschläge und das authentische Teilen der Therapeutin und schien berührt von den psychoedukativen Erklärungen über Bindung und Kontrollstrategien aus der Kleinkindperspektive.

Das Installieren einer frühkindlichen Einfühlsamkeitsressource war am Anfang nicht einfach, da Roger, obwohl er mitmachte, wenig spüren konnte. Als die Therapeutin ihm half, sich ein Baby vorzustellen, hatte er keinen Zugang zu einer angemessenen Behandlung und zu den Bedürfnissen eines Babys. Dies hat die Therapeutin sofort veranlasst, eine symbolische Figur miteinzubeziehen. Durch Beobachten einer adäquaten Handlung zwischen dem Tier und dem Baby wurde Roger der Zugang zu einer adäquaten Beziehung möglich gemacht. Auch wenn diese Ressourcen im System wahrscheinlich schon vorhanden waren, schienen diese in Verbindung mit dem inneren Baby nicht zugänglich zu sein. Wir können die anfängliche Haltung von Roger gegenüber dem Baby und das Nichtfühlen als eine Blockade ansehen, die außerhalb des Traumas desensibilisiert werden konnte, sodass das Aktivieren des Fürsorgesystems möglich wurde.

Auch wenn diese Ressourcenarbeit die Traumata nicht behebt, verändert die Einfühlsamkeitsressource die Haltung der Patient*innen gegenüber sich selbst und verbundenen Mitmenschen. Diese Resultate beobachten wir regelmäßig bei unseren Patient*innen nach dem Installieren dieser Einfühlsamkeitsressource. Danach ist die Arbeit an frühkindlichen Traumata mit einem angepassten EMDR-Protokoll (O'Shea 2009b, Dellucci & Bouvier 2019) unter guten Bedingungen möglich.

Im Fall von Roger konnten wir dies nicht feststellen, da sich nach dieser Arbeit an der Einfühlsamkeitsressource und an einem wahrscheinlich prototypischen Trigger, seine Paarsituation und sein Hauptsymptom genügend stabilisiert hatten, was ihn dazu veranlasste die Therapie zu beenden.

Es scheint uns hier wichtig zu unterstreichen, dass das Desensibilisieren und Aufheben von Blockaden, ohne dabei traumatische Netzwerke zu berühren, nicht nur möglich ist, sondern hilfreich, um schon vorhandenen, angemessenen Systemen, wie hier das Fürsorgesystem, die Möglichkeit zu geben sich zu entfalten. Dies schließt natürlich nicht aus, im Nachhinein Traumaarbeit zu leisten und Entwicklungslücken angemessen zu begleiten, was bei den meisten Patient*innen mit Komplextrauma nötig sein wird.

Schlussfolgerung

Das Miteinbeziehen einer bindungsspezifischen Therapieplanung ist bei Komplextrauma unerlässlich. Denn hierbei handelt es sich um präverbale dysfunktional gespeicherte Informationen, die sowohl in präverbaler Traumatisierung als auch in Beziehungsgewohnheiten bestehen und die eine funktionale Anpassung auf Bindungsebene stören können.

Individuelle Stabilisierung ist hier nicht ausreichend. Es braucht Stabilisierungsmethoden, die die Beziehung zu wichtigen Bezugspersonen mit einbeziehen, sowohl die Beziehung zu sich selbst, hier bei der Einfühlsamkeitsressource, als auch die zum inneren Baby.

Eine derartige konstruktive Verbindung mit dem inneren Baby wirkt wie eine fundamentale Ressource für das Bindungssystem. Ausgehend davon können andere konstruktive innere Verbindungen leichter aufgebaut werden, was auch immer die Traumata oder Entwicklungslücken in der Patientengeschichte ausmachte.

Mit dem Kooperationssystem des Patienten zu arbeiten, war hier wichtig, um mit der Einfühlsamkeitsressource ein gutes Resultat zu erzielen, das dem Patienten Kontrolle über sein Verständnis ermöglichte und aktives Mitmachen bewirkte. Darüber hinaus lädt diese Arbeitsweise generell Patient*innen dazu ein ihren Teil der therapeutischen Arbeit zu übernehmen, sei es zwischen den Sitzungen oder auch während des Therapieprozesses.

Literatur

Ainsworth, M.D.S., Blehar, M.C., Waters, E. & Wall, S.N. (1978). *Patterns of attachment. A psychological study of the strange situation.* New York/London: Routledge.

Bowlby, J. (1969). *Attachment and Loss. Vol.1 Attachment.* London: The Hogarth Press and Institute of Psycho-Analysis.

Dellucci, H. (2017a). La Boîte de Vitesses: une structure de traitement EMDR intégrative. S'adapter sans se perdre dans la thérapie à travers un paysage de traumatisations complexes et chroniques. In: Tarquinio, C. Brennstuhl, M. J., Dellucci, H., Iracane, M., Rydberg, J. A., Silvestre, M. & Zimmermann, E.: *Pratique de la Psychothérapie EMDR: introduction et approfondissements pratiques et psychopathologiques.* Paris: Dunod.

Dellucci, H. (2017b). Le Protocole des Lettres. Retraiter en douceur des «affaires relationnelles non terminées». In : Tarquinio, C. Brennstuhl, M. J., Dellucci, H., Iracane, M., Rydberg, J. A., Silvestre, M. & Zimmermann, E. *Pratique de la Psychothérapie EMDR: introduction et approfondissements pratiques et psychopathologiques.* Paris: Dunod.

Dellucci, H. & Bouvier, G. (2019). Le protocole des empreintes précoces. Le retraitement EMDR des mémoires préverbales. In: Tarquinio, C., Brennstuhl, M. J., Dellucci, H., Iracane, M., Rydberg, J. A., Silvestre, M., Tarquinio, P. & Zimmermann, E. *Aide-Mémoire EMDR en 46 fiches.* Paris: Dunod.

Dellucci, H. & Huntziker, I. (2016). Konstruktive und Nicht-konstruktive Beziehungen. Ein lösungsfokussierter Ansatz im Kontext von Paarbeziehungen. *Systemischer,* 8, 66–75.

Dutra, L., Bureau, J. F., Holmes, B., Lyubchik, A., Lyons-Ruth, K. (2009). Quality of early care and childhood trauma: a prospective study of developmental pathways to dissociation. *Journal of Nervous & Mental Disease,* 197(6) 383–390.

Hofmann, A. (2009). The inverted EMDR Standardprotocol for unstable Complex Posttraumatic Stress Disorder. In: Luber, M. (Ed.) *EMDR Scripted Protocols. Special Populations.* S. 313–328. New York: Springer Publishing Co.

Isebaert, L. (2005). *Kurzzeittherapie – Ein praktisches Handbuch. Die gesundheitsorientierte kognitive Therapie.* Thieme Verlag.

Kluft, R. P. (1998). Playing for time: temporizing techniques in the treatment of multiple personality disorder. *American Journal of Clinical Hypnosis,* 32, 90–98.

Liotti, G. (2012). *Attachment, psychotherapy and EMDR.* Keynote an der 13. EMDR Konferenz in Madrid, Spanien.

Liotti, G. (2004). Trauma, Dissociation, and Disorganized Attachment: Three Strands of a Single Braid. *Psychotherapy: Theory, research, practice, training,* 41 (4), 472–486.

Liotti, G. (2011). Attachment Disorganization and the Controlling Strategies: An Illustration of the Contributions of Attachment Theory to Developmental Psychopathology and to Psychotherapy Integration. *Journal of Psychotherapy Integration,* 21 (3), 232–252.

O'Shea, M. K. (2009a). EMDR Friendly preparation methods for adults and children. In: R. Shapiro Ed. *EMDR Solutions 2 For depression, eating disorders, performance and more.* Norton, New York.

O'Shea, M. K. (2009b). The EMDR early trauma protocol. In: R. Shapiro Ed. *EMDR Solutions 2. For depression, eating disorders, performance and more.* Norton, New York.

Panksepp, J. (1998). *Affective Neuroscience: The foundations of human and animal emotions.* New York: Oxford University Press.

Rost, C. & Overkamp, B. (2018). *Selbsthilfe bei posttraumatischen Symptomen. Übungen für Körper, Geist und Seele.* Paderborn: Junfermann.

Solomon, J. & George, C. (2011). *Disorganized attachment and caregiving.* The Guilford Press, New York.

Schore, A. N. (2003). *Affect dysregulation and disorders of the self.* New York: Norton.

Van der Hart, O., Nijenhuis, E. R. S. & Steele, K. (2006). *The Haunted Self: Structural Dissociation and the Treatment of Chronic Traumatization.* New York/London: W. W. Norton & Co.

3.3 Eine Differenzierungsressource installieren durch ein Rückgaberitual mit EMDR[8]

Hélène Dellucci

Differenzierung – was ist daran so wichtig?

Wenn wir das Wort Differenzierung definieren wollen, gibt uns das deutsche Wörterbuch (DWDS) „feine, bis ins Einzelne gehende Unterscheidung“ an. Auf psychologischer Ebene wird Differenzierung verstanden als die „allgemeine Bezeichnung für die Entwicklung verschiedener Funktionen und Fähigkeiten aus einem globalen Organismus“ (IDGS, Universität Hamburg). Differenzierung kann sowohl als ein kognitiver Prozess als auch ein entwicklungspsychologischer Vorgang beschrieben werden. Die Definition, die uns am meisten interessiert, bezieht sich auf den physiologischen Bereich: „bei jedem Menschen entstehen aus einer ganzheitlichen Anlage einzelne Fähigkeiten, Fertigkeiten, Qualitäten, Motivationen, Interessen usw., die ihn zur Lösung von spezifischen Aufgaben befähigen“ (IDGS, Universität Hamburg).

Diese sehr wertvolle Definition lädt uns ein, unsere Gedanken systemisch zu betrachten. Am Lebensanfang undifferenziert, erleben wir in der zwischenmenschlichen Beziehung, dass wir Körperzustände, Emotionen, Wünsche und Bedürfnisse haben können, wenn diese anerkannt werden. Bindungsspezifisch ausgedrückt: wenn diese von Bezugspersonen – innerhalb einer sicheren Bindung und einer unseren Bedürfnissen entsprechenden Haltung – gesehen, validiert und respektiert werden.

Murray Bowen definiert die Differenzierung des Selbst als die Fähigkeit einer Einzelperson, Denken und Fühlen zu trennen, insbesondere in Situationen, in denen die Tendenz der Überlagerung des Denkens durch die Emotionalität am größten ist (Kerr 1984, Kerr & Bowen 1988). Bowen (1978) entwickelte die Theorie der Selbstdifferenzierung, die sich auf zwei Entwicklungen der Familiendynamik bezieht: Zum einen ist Selbstdifferenzierung die Fähigkeit, Gefühle und Gedanken zu trennen. Undifferenzierte Menschen, die Gefühle und Gedanken nicht trennen können, riskieren von Emotionen überflutet zu werden, wenn sie zum Denken aufgefordert werden. Zum zweiten besteht Selbstdifferenzierung in der Fähigkeit, seine eigenen Gedanken und Gefühle von denen anderer zu trennen. Undifferenzierte Menschen neigen dazu sich an ihrer Familie zu orientieren, um zu bestimmen, wie sie über Themen denken, welche Gefühle sie anderen Menschen gegenüber haben und wie sie ihre Erfahrungen interpretieren.

---

8 Die Autorin möchte hier Christine Querner herzlich fürs Nachlesen und für die Verbesserung des sprachlichen Ausdrucks im Deutschen danken.

Kerr und Bowen (1988) beschreiben die Essenz der Selbstdifferenzierung als die Fähigkeit, im emotionalen Kontakt mit anderen zu stehen und dennoch autonom im eigenen emotionalen Funktionieren zu sein.

Decety (2005) erklärt Differenzierung als einen Teil der Empathie, die er als zweiteilig beschreibt: erstens als eine angeborene Fähigkeit, Emotionen und Körperzustände anderer im eigenen Körper zu fühlen („Ich fühle, was du fühlst …"), welche er dem Spiegelneuronensystem zuordnet, und zweitens als eine erlernte Fähigkeit der Differenzierung („… und ich weiß, dass ich nicht du bin.").

Alle Autor*innen sind sich einig: Differenzierung müssen wir lernen. Dies gilt vor allem für uns Säugetiere, die nur in Herden überleben können. Je nach Traumatisierungsgrad wissen wir, wie schwierig es sein kann, Gefühle von Gedanken zu unterscheiden. Wenn es um Sicherheit geht, unterscheiden wir zwischen damals und heute, wenn es um Schuld-, Schamgefühle und Selbstwert geht, zwischen anderen und uns.

Trauma und Verstrickung

Wenn wir Traumata systemisch betrachten, können wir davon ausgehen, dass es über die posttraumatischen Symptome jedes Einzelnen hinaus auch Auswirkungen auf die Beziehungen in der Familie, in der Gruppe gibt.

Nach unserer Ansicht führen Traumata zu einer Undifferenziertheit, die sich darin zeigt, dass Emotionen, Gefühle oder Körperzustände der einen die anderen kontaminieren. Oft fehlt es an einer sinnhaften Erklärung oder Erzählung, was ein Einordnen der Geschehnisse unmöglich macht, d. h. sie werden übermittelt wie eine unmittelbare Gefahr oder eine unausweichliche Quelle von Schmerz und Überwältigung (Dellucci 2017c, 2021). Dies beeinträchtigt eine gesunde Grenzsetzung, sei es zwischen Eltern und Kinder oder auch im Bereich der individuellen Grenzen. Somatisierungen sind hier nicht selten und es besteht ein erhöhtes Risiko an Retraumatisierung oder Reviktimisierung.

So kann sich die Tendenz entwickeln, Probleme anderer auf sich zu nehmen. Das geschieht in dem Versuch wichtige Bezugspersonen unterstützen zu wollen, um damit die Beziehung zu stabilisieren. In einem derartigen Kontext ist es schwierig, Differenzierung zu erlernen. Aber was im Kindesalter noch nicht gelernt wurde, kann später nachgeholt werden.

Wenn eine Familie ein Trauma erfährt, ist die Fähigkeit, Emotionen zu teilen, beeinträchtigt. Verschiedene Emotionen können völlig ausgeblendet sein, während andere

Emotionen, wie Angst, Schuldgefühle oder Wut, zu sehr präsent sind. Oft geschieht es, dass Untergruppen in der Familie gestört sind, z. B. der zehnjährige älteste Sohn, der regelmäßig nächtliche Albträume hat und trostsuchend zu den Eltern geht. Die Mutter tröstet den Sohn in einer ängstlichen Art, während der Vater, in seiner Wut auf die Mutter und den Sohn, sich ins Bett des Sohnes legt, um genügend Schlaf zu bekommen. Die Traumatisierung, die Eltern und Sohn betrifft, liegt 7,5 Jahre zurück. Damals war der Sohn an seinem ersten Tag im Kindergarten im Bus eingeschlafen und wurde erst nach Stunden gefunden. Wenn es, wie hier, um ein einfaches Familientrauma geht, ist dieses Ereignis mit einigen EMDR-Sitzungen behoben. Nach dem Kennenlernen und Stabilisieren in einer Familiensitzung arbeiten wir zuerst mit den Eltern, anschließend mit dem Sohn. Die Reevaluierung geschieht in einer Familiensitzung. Nach dieser EMDR-Arbeit kann der Sohn nachts ruhig schlafen, kann bei Freunden oder auf Schulreisen außerhalb des Hauses ohne Angstzustände einschlafen und die Eltern können ihre Intimität wiederfinden und konstruktiv abgrenzen.

Familien, die traumatische Verluste erlitten haben, kompensieren schwierige Emotionen und Gefühle oftmals mit Verstrickung. Dies kann als eine Tendenz angesehen werden, zusammenzuschmelzen in einem Überlebensversuch auf Familienebene. Die Grenzen zur Außenwelt werden stärker, interindividuelle Grenzen werden poröser, durchlässiger und Individualisierung ist hier schwierig.

Michel Delage (2007) hat diese Art der Familienverstrickung mit unsicherer, ängstlich-ambivalenter Bindung in Zusammenhang gebracht.

Maturana und Varela (1973) haben über ihre Autopoïesis-Theorie klargestellt, dass es zum Überleben einer Zelle zwei Grundvoraussetzungen braucht: zum einen eine klare Grenze zwischen Innen- und Außenwelt und zum anderen eine Differenzierung von einer Zelle zur anderen. Neuburger (1995) hat diese Ideen mit seinem Verständnis von Familien zusammengebracht und schlägt vor, dass es für jede Familie wichtig ist, zu entscheiden, wer zur Familie gehört und wer nicht, und sich über wichtige, identitätsbestimmende Werte von anderen Familien zu differenzieren. Wir wissen aus der Psychotraumatologie mit Komplextrauma: Je vehementer sich die Emotionen zeigen, desto näher stehen sie in Verbindung mit Überlebensthemen.

Familientraumata, die nicht metabolisiert werden konnten, riskieren weitervermittelt zu werden, an nachfolgende Generationen, mit derselben Schwierigkeit, eigene Gefühle, Gedanken zu haben und trotzdem verbunden zu sein.

Während der Anamnese und Konzeptualisierung untersuchen wir über die Lebensgeschichte hinaus, ob die Beziehungen, die unsere Patient*innen umgeben, konstruktiv sind oder nicht (Dellucci & Huntziker 2016). Die phänomenologische Sichtweise erklärt konstruktive Beziehungen folgendermaßen: Wenn einer Person etwas Gutes geschieht, dann tut das der anderen Person auch gut, und wenn der einen Person etwas Schwieriges widerfährt, dann tut das der anderen Person nicht gut. Nicht konstruktive Beziehungen, zeigen sich, phänomenologisch beobachtet, so: Wenn einer Person etwas Gutes geschieht, dann tut das der anderen Person nicht gut, was auch immer der Grund dafür sein mag. Und wenn der einen Person etwas Schlechtes geschieht, dann hat dies in einer derartigen Beziehung einen beruhigenden Effekt auf die andere Person. Beziehungen so zu erklären, eröffnet die Möglichkeit, das Kooperationssystem der Patient*innen zu aktivieren, ohne sie dabei in einen Loyalitätskonflikt zu bringen. Menschen können meistens schnell erkennen, mit wem sie eine konstruktive und mit wem sie eine nicht konstruktive Beziehung haben. Wir gehen immer davon aus, dass es gute Gründe gibt, auch wenn diese noch nicht für die Verarbeitung zugänglich sind.

Eine zweite Beobachtung, die wir auf der Beziehungsebene feststellen, zeigt sich in der Art der physiologischen Aktivierung innerhalb der Beziehung. Dazu haben wir das Konzept des Toleranzfensters hinsichtlich der Beziehungsebene angepasst (Dellucci 2017c, 2021) und fragen danach, was innerhalb der Beziehung geschieht und welche Auswirkungen dies auf die beteiligten Menschen hat. So unterscheiden wir zwischen Hotspots und Coldspots. Hotspots stehen für eine Überaktivierung innerhalb Beziehungen: zu viele Emotionen, aufdringliches Verhalten, ständige Konflikte, unaufhörlicher Schmerz, Verstrickung …, während Coldspots für eine Unteraktivierung innerhalb der Beziehungen stehen: keine Emotionen, Fehlen oder Versagen von Empathie, Beziehungsbrüche, fehlende Erzählungen, Geheimhaltung oder Regeln wie „nicht reden“ oder „keine Fragen stellen“.

Diese Beobachtungen helfen uns, eine spezifische Stabilisierung auf Beziehungsebene vorzunehmen, den Therapieplan unter Einbeziehung dieser Beziehungswunden zu erstellen sowie den Patient*innen zu ermöglichen, eine klarere Sichtweise auf konfuse Lebensumstände zu bekommen. Zur Behandlung von Beziehungswunden benutzen wir neben dem EMDR-Standardprotokoll auch die EMDR-Arbeit an Briefen (Dellucci 2017b). Letztere scheint eine sanftere Methode zu sein, welche die Patient*innen stark in die Behandlung einbezieht, indem sie gebeten werden, der Zielperson einen Brief zu schreiben. Dieser Brief wird während der Sitzung mit BLS behandelt und erlaubt es, Emotionen in guten Bedingungen zu begleiten, auch wenn diese generell schwer zugänglich sind. In unserer klinischen Beobachtung seit 2007 haben wir festgestellt, dass Patient*innen den Brief nach ihren Integrationsmöglichkeiten verfassen, denen wir somit folgen können. Wenn die Aktivierung etwas beruhigt werden konnte und es um eine nicht konstruktive Beziehung geht, schließen wir diese Arbeit immer mit einer Differenzierungsressource ab.

Differenzierung kann gelernt werden

Es ist also möglich, dass Differenzierung noch nicht gelernt worden ist oder dass diese in einer nicht konstruktiven Beziehung zu der Gewohnheit geführt hat, die Probleme anderer zu tragen. Dies führt uns zu der Annahme, dass es für die Beziehungsstabilisierung wichtig ist, Differenzierung zu lernen, d. h. zu unterscheiden, was mir gehört und was der anderen Person angehört. Oft geschieht es, dass Patient*innen von den Problematiken anderer Personen überflutet werden oder das Gefühl haben, dass sie sich nicht vor anderen schützen können. Gleichzeitig unterliegen sie einer starken Loyalität, was den Therapieprozess stark beeinträchtigen kann, wenn diese Dimension nicht mit einbezogen wird. Es geschieht auch, vor allem bei Menschen mit einem desorganisierten Bindungsmuster mit Fürsorgekontrollstrategie (siehe Kapitel 3.2), dass die Patient*innen so beschäftigt sind, sich anderer anzunehmen, dass dies wie eine Vermeidungsstrategie wirkt, da es somit keinen Raum mehr gibt für eigene Problematiken. Des Weiteren kann die Differenzierungsressource nützlich sein, wenn transgenerationale Traumata hochkommen, jedoch diese für die Verarbeitung noch nicht bereit sind. Oder wenn bei Menschen mit dissoziativen Störungen die Täter-imitierenden Anteile zu intrusiv werden und den Therapieprozess ins Stocken bringen. Diese Themen bedürfen sicherlich einer angemessenen traumatologischen Behandlung, jedoch soll diese in guten Bedingungen stattfinden, d. h. mit Einverständnis von Patient*in und Therapeut*in, mit einer angemessenen Stabilisierung und Planung.

Um diese Differenzierung bei unseren Traumapatient*innen (wieder) herzustellen, hat uns Insa Sparrer (2004) inspiriert, mit einem Ritual, wie es in der Aufstellungsarbeit regelmäßig angewendet wird: einem Rückgaberitual. Wir haben diesen Vorgang in die Stabilisierungsarbeit bei Traumapatient*innen aufgenommen, in verschiedene Schritte zerlegt und diese mit beidseitiger bilateraler Stimulation (BLS) begleitet, um eine integrative Arbeit beibehalten zu können. Geht diese Arbeit zu schnell, kann es geschehen, dass Menschen sich vom eigenen Körpererleben abtrennen. Sie führen die vorgegebene Handlung dann mehr aus Unterwürfigkeit der Therapeutin gegenüber als aus eigener Entscheidung heraus durch, was wiederum nicht zu Differenzierung beiträgt. Um diese Art der Beziehungsstabilisierung erlernen zu können, braucht es einerseits das Verständnis und die Einwilligung der Patient*innen, d. h. dass wir mit ihrem Kooperationssystem arbeiten. Andererseits ist ein Schritt für Schritt integratives Vorgehen nötig, bei dem die Patient*innen mit ihrem Körper verbunden bleiben.

Die erste Differenzierung geschieht dadurch, dass diese Arbeit außerhalb von Traumata gemacht wird. Jegliches Trauma wird in den Tresor abgelegt (Kluft 1998, Rost & Overkamp 2018).

Eine Differenzierungsressource installieren

Nachdem jegliches Eigentrauma in den Tresor weggepackt wurde, folgt eine kurze Erklärung des Vorgangs. Dadurch wird es den Patient*innen ermöglicht ihr Einverständnis zu geben und Fragen zu stellen. Für das Loyalitätssystem ist es wichtig erklären zu können, dass es keinesfalls darum geht, der anderen Person etwas Schlechtes anzutun. Ziel ist es, unter guten Bedingungen mit der Therapiearbeit weiterzukommen, indem wir Themen aussortieren, sodass wir an dem arbeiten können, was jetzt angemessen ist. Oft geschieht es, dass Menschen, die sich von Emotionen überflutet fühlen, Scham- und Schuldgefühle empfinden oder eine irrationale Angst, dass sie anderen schaden könnten. Sollten solche Ängste oder blockierende Emotionen hochkommen, schlagen wir zunächst deren Verarbeitung vor. Sie sollte außerhalb von Traumata mithilfe eines Standardprotokolls oder je nach Bedarf mit einem Protokoll ohne Kognitionen in Phase 3 oder mit einer Pendeltechnik geschehen (Dellucci 2017a). Die Ressourcenarbeit wird danach begonnen.

Sind jegliche Blockaden aufgehoben und sind die Patient*innen einverstanden, können wir mit der Installierung der Differenzierungsressource beginnen.

Dies ist ein Prozess in vier bis fünf Schritten:

1. Bei der Differenzierungsressource geht es im ersten Schritt darum, dass sich die Patient*innen die Zielperson mental vorstellen. Hier können Emotionen auftauchen, Körpergefühle, Bilder, Gedanken. Diese werden mit schnellen BLS behandelt. Je nach Prozess kann dieser Teil längere Zeit beanspruchen, denn hier verbinden sich die Patient*innen, auch wenn das Trauma weggepackt wurde, mit den Beziehungsgewohnheiten zu dieser Person. Zum Beispiel sagte eine Patientin, mit der wir ein Rückgaberitual mit ihrer Mutter vornahmen: „Sie schaut mich nicht an, sie ist mit ihrer Schürze beschäftigt und redet vor sich her", was sie traurig machte.
   Das AIP-Modell im EMDR-Ansatz geht davon aus, dass es hier um dysfunktional gespeicherte Informationen geht, auch wenn sie nicht als traumatisch gespeichert sind. Mit BLS erlauben wir es dem System, diese Informationen zu verarbeiten. Diese Beziehungsgewohnheiten können nicht traumatisch, aber emotionsgeladen sein. In einem 30-minütigen Prozess konnte die Patientin die Beziehungsgewohnheiten verarbeiten, bis sie sich beruhigt vorstellen konnte, vor ihrer Mutter zu stehen, und ihre Aufmerksamkeit hatte. Manchmal kann kognitives Einweben helfen, z. B. „Was bräuchten Sie, damit Ihre Mutter Ihnen zuhören kann?" Oder: „Was können Sie Ihrer Mutter sagen, sodass sie auf Sie aufmerksam wird?" Wir können die Patient*innen einladen, der Zielperson imaginativ zu sagen, dass sie da sind und dass sie etwas Wichtiges mitteilen möchten. Die BLS-Sets gehen so

lange weiter, bis sich der Körper beruhigt und eine mentale Verbindung möglich ist, mit einem SUD-Wert unter 5. Wir wissen, dass unser Gegenüber nicht mehr den Inhalt unserer Worte, sondern nur noch Emotionen hört, wenn wir eine physiologische Aktivierung über 5 spüren. Kommt z. B. Wut hoch, wird diese im Prozess mitverarbeitet, bis der nächste Schritt unter guten Bedingungen möglich ist. Eine Frage könnte jetzt aufkommen: Wäre es nicht möglich, dass hier traumatische Netzwerke aktiviert werden und Trauma im Prozess hochkommt? Die Antwort: Dies geschieht in der Regel nicht. Würde Trauma hochkommen, dann würden wir den Prozess stoppen, und jegliches Eigentrauma wieder in den Tresor verpacken, mit der Intention, dieses später zu verarbeiten, sobald dies unter guten Bedingungen möglich ist. Dann kehren wir zu unserer Ausgangsübung zurück.

2. Können die Patient*innen in Gedanken eine Verbindung mit der Zielperson eingehen, und wenn sich ihr Körper dabei ruhig anfühlt, laden wir sie ein sich mental vorzustellen, was sie alles mit sich getragen haben, was ihnen nicht gehört und nun zu schauen, welche Form dies annimmt. Hier benutzen wir nicht das Wort Container oder Tresor, denn dieser steht für eigenes traumatisches Material. Wenn die Patient*innen zögern, nennen wir ihnen Beispiele: Es gibt Menschen, denen das Bild eines Koffers in den Sinn kommt oder eines hochragenden Steinblocks oder eines Lastwagens. Eine Patientin, deren Vater in seiner ersten Lebenshälfte als Maurer gearbeitet hatte, sah einen zwei Kubikmeter großen Betonblock, der mit einem Kran herbeigebracht wurde. Auch hier wird der Prozess mit schnellen BLS begleitet, indem wir die Patient*innen einladen, alles, was ihnen nicht angehört, in diese Form gehen zu lassen, bis sie das Gefühl haben, dass alles o.k. ist und der Körper ruhig bleibt. Dieser Prozess kann mehrere BLS-Sets beanspruchen.

3. Wenn die Patient*innen mental eine Verbindung zur Zielperson aufgebaut haben und allem, was sie tragen und ihnen nicht gehört, eine angemessene Form gegeben haben, kann das eigentliche Rückgaberitual beginnen. Dafür bitten wir die Patient*innen, mental spezifische Sätze nachzusprechen: *„Bei der Arbeit an mir selbst ist mir aufgefallen, dass ich Dinge mit mir trage, die nicht meine sind.“* Während die Patient*innen diesen Satz mental der Zielperson sagen, begleiten wir den Prozess mit schnellen BLS. Dies ist ein Einleitungssatz. Kommen in diesem Schritt schon Emotionen hoch oder Bilder oder Körperempfindungen, machen wir weiter mit BLS, bis die Beruhigung einsetzt. Bleibt der Körper ruhig, machen wir mit dem Ritual weiter. *„Und da es mir nicht angehört, gebe ich es dir zurück, und du kannst es dahin zurückgeben, wo es hingehört.“* Während die Patient*innen diesen Satz mental sprechen, laden wir sie ein, das Material, in der Form in der sie es sich vorstellen können, der Zielperson zukommen zu lassen, und wir begleiten dies mit BLS. Hier geschieht es oft, dass die Patient*innen Emotionen verspüren

und total erstaunt darüber sind, so viel mit sich getragen zu haben. Manchmal geschieht es auch, dass die Zielperson in der Vorstellung der Patient*innen reagiert. Die Patientin, die ihrem Vater einen Betonblock zurückgegeben hat, sah z. B. ihren Vater, vor dem sie ihr ganzes Leben lang Angst hatte, ängstlich werden, indem er versuchte, den Betonblock abzuwehren mit der Aussage: „Das ist viel zu viel für mich, das kann ich nicht …" Was auch immer hochkommt, gehört zum Verarbeitungsprozess und wird mit schnellen BLS begleitet, bis die Patient*innen ihre unangemessen getragene Last der Zielperson zurückgeben können, sie loslassen und sich der Körper beruhigt. Auch hier kann Einweben nötig sein, einerseits, um die Patient*innen durch mögliche Abreaktionen zu begleiten, andererseits, um sie zu unterstützen, wenn Loslassen schwierig ist. Die Möglichkeit, die Zielperson zu bitten, das übertragene Material dahin zurückzugeben, wo es hingehört, beinhaltet die Anerkennung, dass auch die Zielperson schon Dinge in sich trug, die ihr nicht gehörten.

4. Ist Loslassen in dieser Phase schwierig, gehen wir davon aus, dass es dafür gute Gründe gibt und dass diese Blockade eines spezifischen Einwebens bedarf. Dabei verbinden wir uns implizit mit den Anteilen des inneren Kindes, jedoch immer in einem systemischen Prozess, in dem wir kooperativ den erwachsenen Teil der Patient*innen miteinbeziehen. Hier erklären wir, dass sehr oft Kinder, so mutig wie Helden, die Last ihrer Eltern auf ihre kleinen Schultern nehmen. Wenn das Loslassen blockiert war, dann löst dieser Schritt Emotionen aus, die immer wieder in kleinen Schritten begleitet werden. Der Prozess beinhaltet in diesem Moment eine wahre Trauerarbeit, um die versuchte, jedoch nicht gelungene Strategie, die Eltern zu unterstützen, verstehen und loslassen zu können.
   Ziel dabei ist, sich umorientieren zu können, die Last den Eltern zu überlassen und die Energie in eigene mögliche Projekte zu investieren. Das Einweben erklärt: *„dass die Kleinen Dinge auf sich nehmen, vor allem wenn sie merken, dass es den Erwachsenen nicht gut geht.*" Die Emotionen der Patient*innen werden oft durch ein bestätigendes Nicken, dass sich das Gesagte stimmig anfühlt, begleitet. Hier werden die heroischen Eigenschaften des Kleinkindes anerkannt sowie die beabsichtigte Unterstützung. Beruhigt sich der Körper der Patient*innen, machen wir mit dem Einweben weiter: *„jedoch entlastet es keinen, weder die Großen noch die Kleinen.*" Hier lernen die Patient*innen etwas Neues, denn bis heute haben sie sich so benommen, als ob das Tragen von überliefertem Material nützlich sei. Wir begleiten die Überraschung über diese neue Sichtweise mit BLS. Sobald der Prozess in beruhigter Form weitergehen kann, fügen wir, immer noch mit Einweben, hinzu: *„Die Aufgabe der Erwachsenen ist es, sich selbst um ihre Probleme zu kümmern …*" und begleiten mit BLS. Dieser Prozess geht weiter, bis sich der Körper beruhigt und sich ein Raum für den nächsten Schritt öffnet: *„… und die*

der Kinder ist es, den Erwachsenen zu vertrauen, dass sie das hinkriegen." Hiermit wird eine klare Hierarchie der Aufgaben erklärt, mit der Wirkung, innere Kinder „an ihren Platz" zu versetzen, was sich in den meisten Fällen sehr beruhigend anfühlt. Dieses Einweben erzählt den Patient*innen implizit, dass sie alles versucht haben, was sie konnten, dass dies jedoch Grenzen hat, und dass sie genug versucht haben. Das Einzige, was noch fehlt, ist der Zielperson Vertrauen zu schenken, dass sie ihre Aufgabe bewältigen kann.[9] Auch hier werden jegliche Emotionen, Gedanken und Körpergefühle mit schnellen BLS begleitet.

5. Konnten die Patient*innen ihre unangemessen getragene Last der Zielperson überlassen, beenden wir das Ritual mit einem „*Lebewohl*" und einer Neuorientierung zu den Themen, die zur jetzigen Aufgabe der Patient*innen gehören: „*Ich wünsche dir alles Gute, ich kümmere mich um meine eigenen Projekte.*"

Das Rückgaberitual ist beendet, wenn die Patient*innen gut im Hier und Jetzt orientiert sind, ihre Last loslassen konnten und es der Zielperson überlassen können, damit umzugehen. Es geschieht oftmals, dass sich Patient*innen mit neuen Erkenntnissen, neuen Gefühlen verbinden, die in den folgenden Sitzungen besprochen und erforscht werden können.

Protokoll für das Installieren einer Differenzierungsressource

Erklärungen zum Rückgaberitual und Mandatsklärung: „*Ich schlage Ihnen eine Übung vor, in der es darum geht, Ihrem Partner/Vater/... oder Ihrer Partnerin/Mutter/... alles zurückzugeben, was Sie mit sich herumgetragen haben und was Ihnen nicht gehört. Es geht nicht darum, ihr/ihm etwas Schlechtes anzutun. Im Gegenteil geht es darum, die Beziehung zu ehren und die Dinge an ihren Platz zurückzusetzen, sodass sie auf angemessene Weise verarbeitet werden können.*

Es ist, als hätten Sie ein Puzzleteil, welches nicht in Ihr Bild passt, weil es nicht zu Ihrem Bild gehört. Es gehört in das Bild eines anderen, wo es fehlt. Darum können wir jetzt durch diese Übung diesen Teil dahin zurückgeben, wo er hingehört."

Einverständnis der Patient*innen abwarten.

---

9 Haben die Patient*innen Zweifel, dass die Zielperson ihre Last bewältigen kann, können wir ihr symbolische Figuren zur Verfügung stellen. Es geht darum, dass die Patient*innen akzeptieren können, das unangemessen Getragene loszulassen.

Für diese Arbeit außerhalb von jeglichem Trauma werden alle Traumata in den Tresor abgelegt: *„Ich bitte Sie, alle schwierigen Erinnerungen aus der Vergangenheit in den Tresor gehen zu lassen."*

NB: Keine beidseitige Körperstimulierung (BLS)!!

Eine Vorstellung von der Zielperson erstellen: *„Ich bitte Sie, sich Ihre Partnerin / Mutter, Ihren Partner / Vater / ... vorzustellen. Wie reagiert sie / er? Wie reagieren Sie?"*

Jegliche Emotionen oder Körperempfindungen und Inhalte mit BLS begleiten, bis eine mental beruhigte Verbindung zwischen den Patient*innen und der Zielperson möglich ist und ihr Körper ruhig ist.

Sich vorstellen, was unangemessen getragen wurde: *„Ich bitte Sie, an all das zu denken, was Sie auf unangemessene Weise getragen haben und was Ihnen nicht gehört, indem Sie all dem eine Form geben, die für Sie passt."*

Haben die Patient*innen keine Vorstellung einer angemessenen Form, können die Therapeut*innen Vorschläge machen: ein Paket, ein Koffer, ein Betonblock ... Begleiten Sie die Patient*innen mit BLS und laden Sie sie ein, alles was ihnen nicht gehört, da hineingehen zu lassen.

Rückgaberitual in mehreren Schritten:

1. *„Bitte wiederholen Sie nach mir: Als ich an mir gearbeitet habe, habe ich bemerkt, dass ich Dinge mit mir herumtrage, die mir nicht gehören."*
   BLS bis die Patient*innen diesen Satz mental gesagt haben.
2. *„Und da es nicht zu mir gehört, gebe ich es dir zurück und du kannst es dahin zurückgeben, wo es hingehört."*
   Begleiten Sie die Emotionen, Inhalte und Körperempfindungen mit BLS, bis der Körper sich wieder beruhigt hat. Ziel ist es, dass die Patient*innen ihre Last loslassen können und es der Zielperson überlassen, angemessen damit umzugehen. Wenn dies zu schwierig ist hinsichtlich der Eltern oder Ahnen, kann folgendes Einweben helfen.
   - 2.1 *„Manchmal sind die Kleinen so mutig wie Helden und nehmen Dinge auf ihre Schultern, die nicht ihre sind ..."*
     BLS bis sich der Körper beruhigt.
   - 2.2 *„... vor allem, wenn sie merken, dass es ihren Eltern nicht gut geht."*
     BLS
   - 2.3 *„Jedoch entlastet es keinen, weder die Eltern noch sie selbst."*
     BLS
   - 2.4 *„Die Arbeit der Erwachsenen ist es, sich selbst um ihre Probleme zu kümmern ..."*
     BLS

2.5 *„… und die der Kinder ist es, den Erwachsenen zu vertrauen, dass sie das hinkriegen."*
BLS bis sich der Körper beruhigt hat. Manchmal kommt die Befürchtung, dass die Zielperson nicht in der Lage sei, mit ihrer Last fertig zu werden. Die BLS gehen weiter, bis die Patient*innen darauf verzichten können, das, was ihnen nicht gehört, mit sich zu tragen.

3. *„Ich wünsche dir, dass es dir gut geht. Ich werde mich um mein Leben/meine Projekte/… kümmern."*

Dieses Ritual ist beendet, wenn die Patient*innen ihre Last loslassen konnten und sie der Zielperson zurückerstattet haben, ihr Körper ruhig ist und sie gut in der Gegenwart orientiert sind.

Nach einer derartigen Ressourceninstallierung merken wir, dass sich seitens der Patient*innen etwas in der Beziehung beruhigt hat. Intrusionen werden weniger, die Patient*innen können der Zielperson ruhiger entgegentreten und es scheint sich ein Raum zu bilden für die Verarbeitung eigener Themen. Es scheint einfacher zu sein, zu unterscheiden zwischen Themen, die bearbeitbar sind, und Themen, die es nicht sind. Als würde diese Abgrenzung die Fähigkeit verbessern, zu sich selbst finden zu können.

Wenn nötig: Rückgaberitual mit Hilfen

Es kann geschehen, dass Patient*innen sich allein schon bei der Vorstellung der Zielperson schwertun. Dies mündet in einen scheinbar unendlichen Prozess mit Loopings und einem Gefühl, dass es trotz starker Motivation Hürden gibt. Das kann geschehen, wenn Patient*innen schwere Misshandlungen erlebt haben und es eine lang anhaltende Beziehungsgewohnheit von Vernachlässigung gibt. Es kann passieren, dass die unbewusst gefühlte Loyalität der Patient*innen es nicht gestattet, das unangemessen Getragene zurückzugeben.

Hilfreich können hier symbolische Figuren für die Zielperson sein. Es geht nicht darum, dass die Patient*innen ihre eigenen symbolischen Helferfiguren benutzt. Hier werden symbolische Figuren für die Zielperson installiert mit der Frage „Wer könnte Ihre Mutter/Ihren Vater/… bei dieser wichtigen Aufgabe unterstützen?" Hier geht es darum, dass diese symbolische Figur die unterstützende Funktion übernimmt, die sonst die Patient*innen gewährleisten. Der Zielperson auf eine andere Art zu helfen beruhigt das Loyalitätssystem und erlaubt es, mit dem Ritual weiterzumachen.

Wenn nötig, können symbolische Figuren dieses Rückgaberitual begleiten und sogar Teile davon ausführen. Bei einer Patientin mit einer dissoziativen Identitätsstörung geschah es, dass ein Kollege an ihrer Arbeitsstelle Ähnlichkeit mit ihrem Stiefvater aufwies, der sie jahrelang schwer sexuell missbraucht hatte und sie innerhalb pädokrimineller Netzwerke ausgenutzt hat. In ihrer Vorstellung waren diese Personen alle miteinander verstrickt und sie konnte sie trotz Orientierung im Hier und Jetzt nicht voneinander trennen. Nachdem alle Traumata in den Tresor gebracht wurden, bat die Therapeutin die Patientin, dem inneren System vorzuschlagen, dass alle inneren Teile, zusammen mit ihren jeweiligen symbolischen Figuren, abseits zuschauen. Sie schlug der ängstlich werdenden Patientin vor, dass sie sich die Therapeutin neben ihr im Bild vorstellen kann, und es wurde ein imaginäres Schutzschild um beide gebaut. Dann schlug die Therapeutin vor, dass die Patientin eine ihrer symbolischen Figuren an ihre Seite ruft. Die Patientin wählte Nelson Mandela. Die Therapeutin schlug ebenfalls eine symbolische Figur vor, an ihrer Seite zu stehen: Vandana Shiva. Nachdem alles unangemessen Getragene mental in verschiedene Formen gebracht wurde, bat die Therapeutin die symbolischen Figuren, den jeweiligen Menschen ihr Material zurückzugeben. Die Patientin konnte in Sicherheit beobachten, wie die verschiedenen Menschen reagierten, und sich sowie ihr System dabei beruhigen. Nach dieser Arbeit waren die Trigger gegenüber dem Arbeitskollegen beruhigt und die Patientin konnte sich ihm gegenüber behaupten.

Schlussfolgerung

Trauma, vor allem Beziehungstrauma, greift nicht nur Verbindungen zwischen Menschen an, es führt auch zu Undifferenziertheit. Bei Menschen, die Differenzierung im Kindesalter nicht lernen konnten, ist es wichtig, diese Fähigkeit in der Therapie zu erlernen, sei es nachdem das Beziehungstrauma aufgehoben werden konnte oder als eigenständige Stabilisierungsmethode. Letzteres ist wichtig, wenn langwierige und komplexe Traumatisierungen die Arbeit an Themen verhindern oder schwierig machen. Die Differenzierungsressource gehört zur Stabilisierung auf Bindungs- und Beziehungsebene, ebenso wie die „fundamentale Trost- und Einfühlsamkeitsressource", die Arbeit mit inneren Anteilen sowie die Arbeit mit symbolischen Figuren. Beziehungsstabilisierung ist neben psychologischer Stabilisierung[10] und neuro-vegetativer Stabilisierung[11] unerlässlich.

---

10 Unter psychologischer Stabilisierung verstehen wir die Fähigkeit, Intrusionen zu stoppen, vergangene Traumata in einen Tresor ablegen zu können, Selbstberuhigung anzuwenden und Zugang zu Ressourcen, guten Erinnerungen, sinnstiftenden Aktivitäten zu gewährleisten.

11 Unter neuro-vegetativer Stabilisierung verstehen wir die Fähigkeit, den Körper zu beruhigen, physiologisch betrachtet.

Literatur

Bowen, M. (1978). *Family therapy in clinical practice.* New York: Aronson.

Decety, J. (2005). Une anatomie de l'empathie. *Psychologie et Neuropsychiatrie cognitives,* 3, (11), S. 16–24.

Delage, M. (2007). Attachement et Systèmes Familiaux. Aspects conceptuels et conséquences thérapeutiques. *Thérapie Familiale,* 28 (4), S. 391–414.

Dellucci, H. (2017a). La Boîte de Vitesses: une structure de traitement EMDR intégrative. S'adapter sans se perdre dans la thérapie à travers un paysage de traumatisations complexes et chroniques. In: Tarquinio, C. Brennstuhl, M. J., Dellucci, H., Iracane, M., Rydberg, J. A., Silvestre, M. & Zimmermann, E. *Pratique de la Psychothérapie EMDR: introduction et approfondissements pratiques et psychopathologiques.* Paris: Dunod.

Dellucci, H. (2017b). Le Protocole des Lettres. Retraiter en douceur des «affaires relationnelles non terminées». In: Tarquinio, C. Brennstuhl, M. J., Dellucci, H., Iracane, M., Rydberg, J. A., Silvestre, M. & Zimmermann, E. *Pratique de la Psychothérapie EMDR: introduction et approfondissements pratiques et psychopathologiques.* Paris: Dunod.

Dellucci, H. (2017c). Les Traumatismes Transgénérationnels. Trouver du sens en prenant en compte ce qui nous dépasse …. In: Tarquinio, C. Brennstuhl, M. J., Dellucci, H., Iracane, M., Rydberg, J. A., Silvestre, M. & Zimmermann, E. *Pratique de la Psychothérapie EMDR: introduction et approfondissements pratiques et psychopathologiques.* Paris: Dunod.

Dellucci, H. (2021). Dissociation et traumatismes transgénérationnels. Trouver du sens dans le non-sens en prenant en compte ce qui nous dépasse. In: Smith, J. *Psychothérapies de la dissociation et du trauma.* 2nde édition. Paris: Dunod.

Dellucci, H. & Huntziker, I. (2016). Konstruktive und Nicht-konstruktive Beziehungen. Ein lösungsfokussierter Ansatz im Kontext von Paarbeziehungen. Systemischer, 8, S. 66–75.

Kerr, M. E. (1984). Theoretical base for Differentiation of Self on one's family of origin. *The Clinical Supervisor,* 2 (2), S. 3–36.

Kerr, M. E. & Bowen, M. (1988). *Family Evaluation: An Approach Based on Bowen Theory.* New York: W. W. Norton & Company.

Kluft, R. P. (1998). Playing for time: temporizing techniques in the treatment of multiple personality disorder. *American Journal of Clinical Hypnosis,* 32, S. 90–98.

Maturana, H. R. & Varela, F. J. (1973). *Autopoïesis and Cognition: the Realization of the Living.* In: R. S. Cohen & M. W. Wartofsky (Eds), Boston Studies in the Philosophy of Science 42. Dordrecht: D. Reidel Publishing Co.

Neuburger, R. (1995). *Le mythe familial.* Paris: ESF.

Rost, C. & Overkamp, B. (2018). *Selbsthilfe bei posttraumatischen Symptomen. Übungen für Körper, Geist und Seele.* Paderborn: Junfermann.

Sparrer, I. (2004). *Wunder, Lösung und System.* Heidelberg: Carl-Auer Verlag.

3.4 Vorinterventionen mit EMDR bei Patient*innen mit starkem Vermeidungsverhalten

Michèle Rondez

Nebst den vielen Möglichkeiten zur Ressourcenaktivierung mit EMDR gibt es äußerst praktische EMDR-Vorinterventionen, um die späteren EMDR-Sitzungen zu erleichtern oder überhaupt erst zu ermöglichen. Eine der bekanntesten Techniken ist die CIPOS-Technik (Constant Installation of Present Orientation and Safety) von Jim Knipe (Knipe 2000, 2009, 2019). Jim Knipe hat noch andere, weit weniger bekannte Vorinterventionen entwickelt, die ebenso wirksam und nützlich sind. Auf zwei seiner Vorinterventionen möchte ich hier speziell eingehen. Es sind Vorinterventionen, mit deren Hilfe starke Vermeidung bei Patient*innen mit EMDR fokussiert und reduziert werden kann, wodurch belastendes Erinnerungsmaterial zugänglicher wird für die spätere Reprozessierung mit EMDR.

Patient*innen mit einer komplexen PTBS können in der Regel nicht von Anfang an mit herkömmlichen PTBS-Behandlungsmethoden behandelt werden. Diese Klient*innen haben meistens mehr traumatische Erlebnisse in ihrer Biografie als Menschen mit einer klassischen PTBS. Einerseits braucht es in deren Behandlung eine deutlich höhere Anzahl an EMDR-Sitzungen, und andererseits ist eine individuellere Therapieplanung mit zusätzlicher Fokussierung auf die traumakompensatorischen Strategien (Anpassung an schwierige Kontexte zu Zeiten der Traumatisierungen, die in der Gegenwart immer noch wirksam sind) indiziert. Patient*innen mit einer komplexen PTBS sind oft nicht in der Lage, belastendes Erinnerungsmaterial zu fokussieren und mit Hilfe von EMDR zu reprozessieren, weil es entweder noch nicht zugänglich ist oder weil es überflutet. Im Laufe ihres Lebens haben Betroffene eine Vielzahl an Strategien und mentalen Handlungen entwickelt, um die dysfunktional gespeicherten Erinnerungen auf sicherer Distanz zu halten. Wie ist also die Vorgehensweise, wenn bei diesen Patient*innen die belastenden Erinnerungen noch nicht zugänglich sind? Kann man über die Ressourcenaktivierung hinaus noch Weiteres tun mit EMDR? Genau hier kommt uns Jim Knipe zu Hilfe: Seine Innovation besteht darin, dass er uns rät, zunächst auf beschriebene Handlungen und Strategien zu fokussieren. Er integriert dabei das Konzept der „ Abwehr“ aus der Psychoanalyse in die EMDR-Therapie respektive in das AIP-Modell von Francine Shapiro. Dem Begriff „Abwehr“ wird folgende neue Bedeutung verliehen: Oben beschriebene mentale Handlungen und Strategien seien als ein Erinnerungsnetzwerk zu verstehen, welches die Funktion der Abwehr / des Schutzes vor Intrusionen durch die dahinter liegenden dysfunktional gespeicherten Erinnerungen habe. Dieser Abwehr respektive diesem Erinnerungsnetzwerk liegen laut Knipe sowie Gonzales und

Mosquera dysfunktional gespeicherte Elemente (DSEs) zugrunde (Gonzales & Mosquera 2012, Knipe 2019).

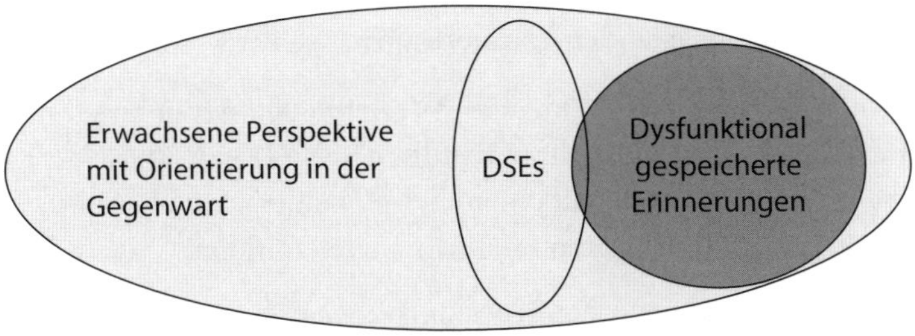

Was muss man sich unter DSEs vorstellen? Dysfunktional gespeicherte Elemente beinhalten u.a. starke Vermeidung, dissoziative Anteile der Persönlichkeit, negative Überzeugungen über sich selbst oder andere sowie gestörte Bindungsmuster. So gesehen, braucht es gemäß Knipe sowie Gonzales und Mosquera innerhalb des AIP-Modells bei Patient*innen mit einer komplexen PTBS oft zusätzliche EMDR-Techniken, um diese DSEs fokussieren zu können. Mit solchen Vorinterventionen wird die spätere Behandlung der dysfunktional gespeicherten Erinnerungen mit dem EMDR-Standardprotokoll ermöglicht. Sämtliche Vorinterventionen von Jim Knipe basieren auf der Idee der Fokussierung der „Abwehr", der DSEs, so auch die „LOUA-Technik" (Level of Urge to Avoid) und die „Wozu-ist-es-gut-Technik", die im Folgenden ausführlich beschrieben werden.

Level of Urge to Avoid: LOUA-Technik

Manche Patient*innen zeigen im Alltag eine enorme Abwehr, um bestimmte Dinge nicht tun zu müssen. Die Vermeidung dieser Tätigkeiten führt jeweils zu positiven Affekten, was die Vermeidung instand hält. Wird dieser positive Affekt fokussiert und mit bilateraler Stimulation reprozessiert, dann wird er schwächer und das der Vermeidung zugrunde liegende belastende Erinnerungsmaterial wird zugänglicher und kann dann mit Hilfe des EMDR-Ablaufschemas reprozessiert werden. Die Praxis lehrt, dass die Schwächung der Vermeidungsabwehr nicht, wie man eventuell denken könnte, einhergeht mit einer Destabilisierung der Patient*innen. Im Gegenteil, neben der Reduktion der Vermeidungsabwehr scheint sich die emotionale Intensität des darunterliegenden belastenden Erinnerungsmaterials zu reduzieren.

Es macht Sinn, für die Sitzung genügend Zeit einzuplanen, damit sowohl die Vorintervention der LOUA-Technik als auch eine nachfolgende EMDR-Reprozessierung der zugrunde liegenden belastenden Erinnerung erfolgen kann. Die Anwendung dieser Technik ist indiziert für Patient*innen mit dominanter Vermeidungsabwehr und wenig Zugang zu belastenden Erinnerungen.

Eine Patientin erlebt enormen Widerstand, Telefonate anzunehmen und selbst Telefonate zu erledigen. Sie hat in ihrer Kindheit viel Gewalt und Vernachlässigung erlebt. Sie kommt in die Stunde mit einem hohen Leidensdruck, weil sie seit Wochen nicht im Stande ist, mit einer guten Freundin zu telefonieren.

Th. Denken Sie daran, wie sehr es Ihnen widerstrebt, mit dieser Freundin zu telefonieren. Welches Bild steht für diesen Moment?
Pat. Ich sitze auf meinem Sofa und starre das Telefon an.
Th. Wenn Sie jetzt dieses Bild sehen, wie stark auf einer Skala von null bis zehn möchten Sie nicht telefonieren?
Pat. Nun, das ist eine zehn!
Th. Wo im Körper spüren Sie diesen Widerstand?
Pat. Ich beiße die Zähne zusammen und kriege einen steifen Nacken.
Th. Nehmen Sie das alles wahr und folgen Sie meinen Fingern. – ABW (schnell)
Th. Was ist jetzt da?
Pat. Jetzt wird mir auch ein bisschen übel.
Th. Bleiben Sie dabei. – ABW (schnell)
Pat. Ich möchte meine Zeit nicht hergeben.
Th. Bleiben Sie dabei. – ABW (schnell)
Pat. Ich bin jetzt pensioniert und alle wollen immer etwas von mir. Dabei möchte ich mehr Zeit für mich.
Th. Wenn Sie jetzt wieder dieses Anfangsbild sehen, wie stark auf einer Skala von null bis zehn möchten Sie nicht telefonieren?
Pat. Sieben. Telefonieren heißt ja nicht, bedingungslos mit allem einverstanden zu sein, oder?
Th. Nehmen Sie das wahr. – ABW (schnell)
Pat. Dieser Freundin muss ich sagen, dass ich dieses Wochenende für mich selbst brauche. Sie wird es nicht so toll finden.
Th. Bleiben Sie dabei. – ABW (schnell)
Pat. Meine Mutter hat mir immer meine Zeit gestohlen. Immer hat sie mich im Haushalt eingespannt. Ein Nein kam nicht in Frage.
Th. Wenn Sie jetzt wieder dieses Anfangsbild sehen, wie stark auf einer Skala von null bis zehn möchten Sie nicht telefonieren?
Pat. Drei. Meine Freundin ist nicht meine Mutter.

Die Vermeidungsabwehr ist deutlich schwächer geworden und es ist ein Zugang entstanden zu den darunterliegenden belastenden Erinnerungen an die Mutter, die in der Folge reprozessiert werden können. Die Patientin ist danach imstande, ihre Freundin anzurufen und sich angemessen abzugrenzen.

Ablauf: LOUA-Technik nach Jim Knipe

Fokussiert wird direkt auf die Vermeidung.

1. Fragen Sie nach einem repräsentativen Bild für die Vermeidung:

   „Welches Bild steht für ____________________ (Vermeidungsdrang)?"

2. Die Intensität des Vermeidungsdrangs (LOUA = Level of Urge to Avoid) skalieren auf einer Skala von null bis zehn, wobei zehn der stärkste Drang ist.

   „Wenn Sie dieses Bild sehen, wie stark auf einer Skala von null bis zehn (wobei zehn der stärkste Drang zu vermeiden ist) möchten Sie NICHT ____________________ (vermiedenes Objekt, vermiedenes Verhalten oder vermiedener Affekt)?"

3. Lokalisieren Sie den Drang im Körper und bestimmen Sie die körperliche Wahrnehmung.

   „Wo im Körper spüren Sie das?"

4. Beginnen Sie mit schnellen ABW … „Bleiben Sie dabei" oder „Nehmen Sie es wahr" und machen Sie mehrere Sets.

5. Kehren Sie zurück zum Ausgangsereignis und skalieren Sie den LOUA aufs Neue von null bis zehn.

   „Gehen Sie zurück zum Ausgangsereignis. Wenn Sie dieses Bild sehen ____________________, jetzt, auf einer Skala von null bis zehn, wie stark WOLLEN SIE NICHT ____________________ jetzt gerade?"

6. Fahren Sie mit weiteren Sets ABW (schnell) fort.

7. Kehren Sie zurück zum Ausgangsereignis und skalieren Sie den aktuellen LOUA. Das machen Sie so oft wie nötig, um den Vermeidungsdrang zu reduzieren und die Motivation zu erhöhen.

   „Und jetzt denken Sie bitte erneut an das Ausgangsereignis ______________. Wie stark ist der Drang jetzt, dies NICHT ZU ______________________?"

8. Wenn der Drang einmal bei null ist: „Gibt es eine positive Überzeugung, einen positiven Satz, der jetzt passt?" Skalieren Sie die PK (positive Kognition), von eins bis sieben, um zu prüfen, wie stimmig sie sich jetzt anfühlt.

   „Wie stimmig auf einer Skala von eins bis sieben, wobei eins komplett falsch und sieben komplett stimmig ist, fühlt sich der Satz „______________________" (setzen Sie hier die PK ein) jetzt für Sie an?"

Eventuell kann die positive Kognition noch verstärkt werden bei Bedarf (mit wenigen schnellen ABW). Das ist aber nicht zwingend notwendig, Hauptsache die Vermeidung ist weniger geworden.

Wozu-ist-es-gut-Technik

Auch mit der „Wozu-ist-es-gut-Technik" kann die Vermeidungsabwehr fokussiert, reproduziert und somit reduziert werden. Wie bereits bei der LOUA-Technik handelt es sich auch hier um eine einfach anwendbare und äußerst schonende Vorintervention, um später einmal besser das belastende Erinnerungsmaterial fokussieren und reprozessieren zu können, wenn dieses noch nicht zugänglich ist.

Ein 33-jähriger Mann, der aufgrund multipler Traumatisierungen in die Therapie kommt, vermeidet es, Verlustgefühle und Trauer zuzulassen in Bezug auf die dringend erforderliche Distanz zu den Eltern, die beide den Patienten in seiner Kindheit und Jugend schwer missbraucht haben. Der Patient hat zwei kleine Töchter im Alter von vier und sechs Jahren, die diesen Eltern ab und zu in Aufsicht gegeben werden. Das Thema der Distanzierung ist nicht ansprechbar, ohne dass der Patient in starke Übererregung gerät. Seiner Rolle als „Fürsorger für die ganze Familie" inklusive einer ebenfalls schwer belasteten älteren Schwester, die immer wieder dekompensiert und stationär aufgenommen werden muss, entlehnt er seinen Daseins-Sinn sowie die Regulierung seines Selbstwertes. Er hat also gute Gründe, Verlust-, Trauer- und Wuterleben aufgrund des Realisierens der Taten der eigenen Eltern nicht zuzulassen.

TH. Wozu ist es gut, sich immer noch nicht besser vor den Eltern zu schützen respektive sich nicht von ihnen zu distanzieren?

PAT. Wenn ich mich schützen oder etwas distanzieren würde, dann würde mein Vater sehr ärgerlich und meine Mutter würde sich stark beunruhigen.

TH. Bleiben Sie dabei. – ABW (schnell)

TH. Was ist jetzt da?

PAT. Ich würde riesige Angst bekommen, dass die Beziehung zu ihnen gefährdet wäre.

TH. Gehen Sie nochmals zurück zur Frage: Wozu ist es gut, sich vor den Eltern nicht besser zu schützen respektive sich nicht von ihnen zu distanzieren?

PAT. Ich bin wichtig für die Familie. Ja, ich bin eigentlich sogar der Wichtigste und stehe deshalb im Zentrum der Familie. Alles dreht sich immer um mich. Wenn jemand ein Problem hat, dann holt man mich dazu. Das hat etwas.

TH. Bleiben Sie dabei. – ABW (schnell)

TH. Was ist jetzt da?

PAT. Diese Rolle hat durchaus ihre Vorteile! Ich habe dadurch auch diverse Privilegien genießen können.

TH. Gehen Sie nochmals zurück zur Frage: Wozu ist es gut, sich vor den Eltern nicht besser zu schützen respektive sich nicht von ihnen zu distanzieren?

PAT. Nun, ich kann mir irgendwie einreden, dass meine Eltern auch o.k. sind.

TH. Bleiben Sie dabei. – ABW (schnell)

TH. Was ist jetzt da?

PAT. Wenn ich das jetzt so alles realisiere, dann sehe ich aber auch die andere Seite: Ich bezahle einen ganz schön hohen Preis für diese Nähe zu den Eltern und zur Schwester.

TH. Bleiben Sie dabei. – ABW (schnell)

TH. Was ist jetzt da?

PAT. Eigentlich trage ich viel zu schwer. Es ist mir alles schon lange viel zu viel.

TH. Gehen Sie nochmals zurück zur Frage: Wozu ist es gut, sich nicht besser zu schützen vor den Eltern?

PAT. So gut ist es gar nicht, wie ich immer dachte. Ich denke jetzt auch an meine kleinen Töchter. Was, wenn sie auch missbraucht werden? Sind sie womöglich in Gefahr? Das beunruhigt mich jetzt aber zutiefst!

TH. Bleiben Sie dabei. – ABW (schnell)

TH. Was ist jetzt da?

PAT. Ich muss mehr Distanz zu den Eltern haben, weil ich meine Töchter schützen muss … Warum habe ich das nicht vorher bemerkt? Ich bin verantwortlich für meine Kinder!

TH. Gehen Sie nochmals zurück zur Frage: Wozu ist es gut, sich nicht besser zu schützen vor den Eltern?

PAT. Es ist überhaupt nicht gut, mich und vor allem meine kleinen Töchter nicht besser zu schützen vor meinen Eltern! Das macht mich zwar sehr traurig, aber die Sache ist vollkommen klar.

Bei diesem Patienten hat sich der positive Affekt im Zusammenhang mit viel Nähe zu seinen Eltern deutlich reduziert und macht einem großen Unbehagen Platz, weil er neu die mögliche Gefährdung seiner Kinder realisiert. Gleichzeitig kann er nachvollziehen, warum ihm die Nähe zu seinen Eltern so wichtig ist, aber auch welch hohen Preis er dafür bezahlt. Die Erinnerung an den Missbrauch wird durch diese Vorintervention deutlich zugänglicher und kann in den folgenden Sitzungen reprozessiert werden.

Ablauf: Die Wozu-ist-es-gut-Technik nach Jim Knipe

Diese Technik verwendet man meist bei einer dissoziierten Erinnerung mit überflutendem negativem Affekt. Wenn die Erinnerung dysfunktional gespeichert ist (u. a. fragmentierte Speicherung), kann eine Person Trauma-States erleben, ohne sich bewusst an ein traumatisches Ereignis erinnern zu können.

1. Fragen Sie: „Wozu ist es gut, NICHT zu ____________________ (erinnern, Bilder sehen, Affekt spüren, auf Distanz zu den Eltern gehen etc.)?“
2. Beginnen Sie mit ABW, wenn die Patient*in geantwortet hat: „Bleiben Sie dabei.“
3. Wenn die Intensität des Affektes nachlässt oder sich die Kognitionen verändern, dann kehren Sie zurück zum Beginn.

   „Gehen Sie zurück zur Frage: Wozu ist es gut, JETZT NICHT zu ____________________?“
4. Set mit schnellen ABW
5. Rückkehr zur Anfangsfrage, so lange wie es notwendig ist, also bis eine Veränderung in den Kognitionen geschieht oder die Intensität des Affektes nachlässt. Bei genügend Motivation kann danach gemäß Ablaufschema weiter reprozessiert werden.
6. Falls es noch zu wenig Entlastung gegeben hat, sodass noch nicht reprozessiert werden konnte, dann kann die Stunde mit folgender Frage beendet werden:

   „Was haben Sie für sich heute herausgefunden, was für Sie hilfreich ist?“

Für die Verarbeitung von belastenden Erinnerungen braucht es bekanntlich die duale Aufmerksamkeit, welche die gleichzeitige Orientierung in der Gegenwart und das Erinnern an die Vergangenheit voraussetzt. Geht die Orientierung in der sicheren Gegenwart verloren, findet keine Verarbeitung mehr statt und besteht Überflutungsgefahr. Mit Vorinterventionen bei Vermeidungsabwehr wie der „Wozu-ist-es-gut-Technik“ und der „LOUA-Technik“ erhöhen wir die Fähigkeit der Patient*innen zur dualen Aufmerksamkeit und die Gefahr der Überflutung durch belastende Erinnerungen wird reduziert.

Literatur:

Gonzalez, A. & Mosquera, M. (2012). *EMDR and Dissociation: The Progressive Approach.* A. I. Spanische Ausgabe: EMDR y Disociación: El Abordaje Progresivo. Madrid: Ed. Pléyades.

Knipe, J. (2019). *EMDR Toolbox: Theory and Treatment of Complex PTSD and Dissociation.* New York: Springer, 2. Auflage.

Knipe, J. (2009). The Method of Constant Installation of Present Orientation and Safety (CIPOS). In: Luber, M. (Hrsg.): *EMDR. Scripted Protocols, Special Populations.* New York: Springer.

Knipe, J. & Sniker, E. (2000). *The Method of Constant Installation of Present Orientation and Safety.* Presentation at the EMDRIA Annual Conference, Montreal, Canada.

3.5 Die Loving-Eyes-Technik

Dorothee Lansch & Christine Rost

Die Loving-Eyes-Technik wurde 2019 von Jim Knipe entwickelt. Sie hilft in der Behandlung komplex traumatisierter Klient*innen dabei, die Kommunikation zwischen dem erwachsenen Anteil und den traumatisierten kindlichen Anteilen zu fördern. Dies ist oft schwierig, da die Spaltung in verschiedene Anteile die wichtige Aufgabe hatte, den Kern der Persönlichkeit vor den überwältigenden emotionalen Reaktionen auf traumatische Ereignisse zu schützen. Der erwachsene Anteil entwickelt in der Folge eine „Phobie" vor den Gefühlen der kindlichen Anteile, versucht also den Kontakt mit diesen Anteilen zu vermeiden. Sie werden als hinderlich für die Gestaltungsmöglichkeiten in der Gegenwart erlebt und der erwachsene Anteil reagiert ärgerlich und / oder ablehnend auf diese kindlichen Anteile (van der Hart et al. 2008). Auch die kindlichen Anteile selbst sind in Bezug auf den erwachsenen Anteil meist ängstlich und zurückhaltend bis misstrauisch, oder auch vorwurfsvoll, da sie sich z. B. alleingelassen fühl(t)en. Durch die Loving-Eyes-Technik soll das Verständnis zwischen den verschiedenen Persönlichkeitsanteilen verbessert und Empathie für die eigene Lebensgeschichte mit all ihren Belastungen entwickelt bzw. gestärkt werden.

Die Technik bietet eine grobe Struktur, wie der Kontakt aufgebaut und gestaltet werden kann. Da es dadurch aber zur Auflösung von dissoziativen Barrieren zwischen den verschiedenen Anteilen kommen kann, besteht die Möglichkeit, dass auch die Belastung im erwachsenen Anteil der Klient*innen kurzfristig zunimmt. Es ist dann von therapeutischer Seite wichtig, entsprechend gegenzuregulieren. Dies kann durch eine Orientierung in die Gegenwart, durch Distanzierung von Gefühlen, z. B. mit CIPOS (Constant Installation of Positive Orientation and Safety), oder durch die Vermittlung von Ressourcen und kurzen Informationen durch Einweben geschehen. Die Schritte in der Loving-Eyes-Technik passen sich den Antworten bzw. Reaktionen der Klient*innen an, die auf die Fragen der Therapeut*innen und das Prozessieren mit EMDR entstanden sind.

Im ersten Teil dieses Kapitels stellen wir den Ablauf der Loving-Eyes-Technik nach Jim Knipe vor. Im zweiten Teil beschreiben wir die von uns vorgenommene Modifikation und ergänzen diese durch ein Fallbeispiel.

Ablauf der Loving-Eyes-Technik nach Jim Knipe

1. Schritt: Am Beginn dieser Arbeit wird der Kontakt der Klient*innen mit ihrem erwachsenen Anteil gefördert, indem die Wahrnehmung des Praxisraumes und des erwachsenen eigenen Körpers im Hier und Jetzt verstärkt wird. (Verortung in der Gegenwart)

2. Schritt: Jetzt sollen die erwachsenen Klient*innen bewusst in Kontakt gehen mit der Vorstellung, wie sie als Kind waren in der Zeit, als die traumatischen Ereignisse stattfanden.

   Therapeut*in: „*Was sehen Sie, wenn Sie als Erwachsene von heute an das Kind von damals denken? Sie wissen ja, wie Kinder in diesem Alter aussehen. Können Sie dieses Kind von damals jetzt sehen?*“

   Wenn die Klient*innen mit Ja antworten, dann bearbeitet Knipe diese Antwort mit schnellen bilateralen Stimulationen.

   Therapeut*in: „*Schauen Sie einfach auf dieses Kind.*“ (schnelle Stimulation)

   Durch das Prozessieren kommt es häufig vor, dass die Klient*innen in Kontakt mit den kindlichen Gefühlen kommen. Falls diese zu stark sind bzw. drohen, die Affekttoleranz der Klient*innen zu überfordern, unterbricht Knipe den Prozess und unterstützt die Reorientierung, z. B. mit der Wahrnehmung des Raumes oder über den Körper mit Aufstehen und Strecken.

   Wenn dies nicht ausreicht, dann setzt er CIPOS ein (Knipe 2019b, Rost 2014). Mit dieser Technik wird der Kontakt zur Belastung kurz gehalten (zwischen 1 und 10 Sekunden) und der Abstand zur Belastung geübt, auch mit dem Einsatz von Stopptechniken. Dies wird dreimal wiederholt und reduziert die Belastung normalerweise deutlich.

3. Schritt: Es ist normal, dass anfangs häufig ablehnende Reaktionen den kindlichen Anteilen gegenüber auftreten. Diese dienen der Abwehr und unterhalten die dissoziative Barriere. Besonders häufig treten Vermeidung (keine Bereitschaft zum Kontakt) und auch Beschämung auf. Knipe fragt dann, was das Gute an der Abwehr sei.

   Therapeut*in: „*Was ist gut daran zu wissen, dass Sie heute nicht mehr dieses Kind sind? Was ist gut daran zu wissen, dass Sie nicht dumm, schwach oder naiv sind?*“

   Die Antwort der Klient*innen wird wieder schnell stimuliert. Diese Phase kann über mehrere BLS-Sets gehen. Sie kann zu einer Verminderung der Ablehnung des kindlichen Anteils führen und zu einer Zunahme des Verständnisses für das Kind von damals.

4. Schritt: Jetzt werden die Klient*innen direkt aufgefordert, sich mit den Gefühlen des Kindes auseinanderzusetzen.

   Frage: „*Wenn Sie das Kind jetzt anschauen, können Sie seine Gefühle wahrnehmen?*"

   (Entweder wird die Antwort schnell stimuliert oder, wenn die Klient*innen anfangen zu überlegen, lässt man die Frage als Einweben von den Klient*innen mit nach Innen nehmen, stimuliert schnell und lässt erst dann antworten.)

   In diesem Schritt sollen die Klient*innen mit den kindlichen Gefühlen in Kontakt kommen. Durch die bereits geleistete Arbeit ist es nun meist leichter diese Gefühle zuzulassen und zu tolerieren. Es kann aber nötig sein, beim Stimulieren durch mehr verbale Präsenz („so ist es gut", „einfach nur wahrnehmen und vorbeigehen lassen" etc.) zu unterstützen.

5. Schritt: Wenn die Antworten der Klient*innen beim Prozessieren eine Zunahme der Empathie für die kindlichen Anteile deutlich machen, dann wird direkt danach gefragt.

   Therapeut*in: „*Wenn Sie das Kind jetzt ansehen, was fühlen Sie jetzt in Bezug auf das Kind?*"

   Wenn hier Zuneigung, Liebe und Respekt genannt wird, dann wird dies wieder mit einigen BLS-Sets unterstützt. Die Klient*innen können dabei aufgefordert werden, diese Empfindungen dem kindlichen Anteil gegenüber auch auszusprechen.

6. Schritt: Auch wenn die oder der Erwachsene sich jetzt dem kindlichen Anteil besser zuwenden kann, ist nicht automatisch die Abwehr auf der Seite der kindlichen Anteile aufgehoben. Dies kann wieder mit einer Frage überprüft werden.

   THERAPEUT*IN: „*Kann das Kind Sie hören?*"

   Die Antwort stimulieren und den Prozess der Annäherung weiter verstärken.

7. Schritt: Zur weiteren Verstärkung der Verbindung kann die nächste Frage beitragen.

   THERAPEUT*IN: „*Gibt es etwas, das Sie als Erwachsene wissen, was für das Kind hilfreich wäre? Etwas, was das Kind noch nicht wissen konnte?*"

   Die Antworten wieder stimulieren und dem Prozess folgen.

8. Schritt: Dieser Schritt wird nur nötig, wenn keine gute Verbindung zwischen der oder dem Erwachsenen und dem Kind entsteht. Wenn durch die Antworten der Klient*innen z. B. deutlich wird, dass das Kind kein Vertrauen zum erwachsenen Anteil, sondern Angst vor Ablehnung hat, dann ist es wichtig, dieser Information nachzugehen.

   THERAPEUT*IN: *„Lehnen Sie das Kind tatsächlich ab oder haben Sie kritische Gedanken in Bezug auf das Kind?"*

   Wenn dies bestätigt wird, dann zum Schritt 3 zurückgehen und erneut auf die Abwehr fokussieren und einweben.

Zum Abschluss wird gemeinsam über den Prozess gesprochen und auf den Fortschritt im Kontakt fokussiert. Außerdem werden die Klient*innen aufgefordert, auch zwischen den Stunden den Kontakt zum kindlichen Anteil zu pflegen.

Modifikation der Loving-Eyes-Technik

Es gibt einen Unterschied zwischen dem amerikanischen und dem deutschen Gesundheitswesen, was zur Folge hat, dass wir häufiger mit weniger stabilen Klient*innen arbeiten als unsere amerikanischen Kolleg*innen.

Das macht eine Modifikation der Loving-Eyes-Technik notwendig, die im Folgenden dargestellt wird (A-Variante).

Zunächst hat es sich bewährt, statt schneller langsame Stimulation einzusetzen. Wir haben dabei sowohl mit langsamen Augenbewegungen als auch mit langsamen Taps (butterfly hug) gearbeitet, beides ist möglich. Dadurch wird weniger belastendes Material aktiviert, das die Klient*innen überfordern könnte und wir arbeiten eher mit der Verstärkung positiven Materials.

Außerdem werden die Klient*innen, wie beim EMDR üblich, auf das Stoppsignal hingewiesen, mit dem sie jederzeit den Bearbeitungsprozess unterbrechen können.

Ergeben sich weitere Schwierigkeiten im Kontakt, dann ist eine erneute Modifikation (B-Variante) notwendig.

A-Variante

A 1.

Die Technik wird eingeführt, indem die Therapeut*innen den Klient*innen eine Frage stellen.

THERAPEUT*IN: *„Was halten Sie davon, wenn wir daran arbeiten die Empathie für Ihre eigene Lebensgeschichte zu verstärken?“*

Dies wird in der Regel von den Klient*innen positiv aufgenommen.

Jetzt folgt eine bewusste Orientierung im Hier und Jetzt, damit die Klient*innen in eine erwachsene Position hineinkommen können. Gelingt dies, so kann das erwachsene Gefühl mit langsamer Stimulation verstärkt werden.

THERAPEUT*IN: *„Wenn Sie jetzt aus der Erwachsenenposition von heute auf das Kind von damals schauen, welches Bild taucht dann vor Ihrem geistigen Auge auf?“*

Als Nächstes lässt man sich dieses Bild kurz beschreiben und fragt nach dem Alter des Kindes.

Anschließend fragt die THERAPEUT*IN: *„Können Sie dieses Kind anschauen und annehmen, ohne es negativ zu bewerten?“*

A 2.

Wenn die Klient*innen das bejahen können, dann bleiben wir dabei.

THERAPEUT*IN: *„Bleiben Sie dabei.“* (Verstärkung mit langsamer Stimulation, 6 bis 10 AB oder Taps)

THERAPEUT*IN: *„Was ist jetzt da?“*

Bleiben die Antworten positiv oder verstärkt sich die positive Reaktion noch, wird der Prozess so lange fortgesetzt, bis keine Verbesserung mehr erfolgt.

A 3.

Als Nächstes widmet man sich den Reaktionen des inneren Kindes.

THERAPEUT*IN: *„Kann das Kind auch die erwachsene Person wahrnehmen?“*

Falls ja, folgt eine weitere Frage.

THERAPEUT*IN: *„Und kann ein guter Kontakt zwischen beiden hergestellt werden, oder besteht er bereits?“*

Sollte dies der Fall sein, verstärkt man wieder mit langsamer Stimulation, wobei die Anzahl erhöht werden kann (auf die nonverbalen Reaktionen achten).

A 4.

Nun kann die Versorgung des inneren Kindes angesprochen werden.

Therapeut*in: *„Gibt es etwas, das die erwachsene Person dem Kind noch sagen möchte?“*

Positive Antworten werden wieder mit langsamer Stimulation verstärkt. Dabei wird immer auch nach der Reaktion des kindlichen Anteils auf das Angebot des Erwachsenen gefragt.

Therapeut*in: *„Wie geht es dem Kind, wenn es Ihre Aussage hört? Kann das Kind das Positive annehmen?“*

Bei Bestätigung, erneute Verstärkung mit langsamer Stimulation.

A 5.

Fortsetzung

Therapeut*in: *„Gibt es noch etwas, was die erwachsene Person für das Kind tun kann oder möchte?“*

Hilfreiche Antworten werden erneut mit langsamer Stimulation verstärkt. Auch hier wird nach der Reaktion des Kindes gefragt.

Therapeut*in: *„Kann das Kind das Angebot positiv aufnehmen?“*

Bei Bestätigung, Verstärkung mit langsamer Stimulation.

A 6.

Gefühle spiegeln sich auch immer im Körper wider. Deshalb fragen wir weiter.

Therapeut*in: *„Wo im Körper können Sie das Kind und das gute Gefühl, das Sie jetzt mit ihm verbinden, wahrnehmen?“*

Kann eine Stelle benannt werden, dann können die Klient*innen, wenn sie möchten, die Hände auf diese Stelle legen und wir setzen die langsame Stimulation fort.

A 7.

Am Ende erfolgt eine Nachbesprechung, in der auf die Fortschritte fokussiert wird, und die Klient*innen werden ermuntert, den guten Kontakt mit dem Kind weiterhin zu pflegen.

B-Variante

Die zweite Version geht entweder auf ablehnende Reaktionen oder belastende Gefühle der Klient*innen auf den Kontakt zum inneren Kind ein.

B 1 wie A 1.

Der Beginn ist der Gleiche: Die Technik wird eingeführt, indem die Therapeut*innen den Klient*innen eine Frage stellen.

THERAPEUT*IN: „*Was halten Sie davon, wenn wir daran arbeiten die Empathie für Ihre eigene Lebensgeschichte zu verstärken?*"

Auch jetzt folgt eine bewusste Orientierung im Hier und Jetzt, damit die Klient*innen in eine erwachsene Position hineinkommen können. Gelingt dies, so kann das erwachsene Gefühl mit langsamer Stimulation verstärkt werden.

THERAPEUT*IN: „*Wenn Sie jetzt aus der Erwachsenenposition von heute auf das Kind von damals schauen, welches Bild taucht dann vor Ihrem geistigen Auge auf?*"

Als Nächstes lässt man sich dieses Bild kurz beschreiben und fragt nach dem Alter des Kindes.

THERAPEUT*IN: „*Können Sie dieses Kind anschauen und es annehmen, ohne es negativ zu bewerten?*"

B 2.

Wird die Akzeptanz des Kindes verneint, dann wird zunächst darauf eingegangen.

THERAPEUT*IN: „*Was ist der gute und unbedingt wichtige Grund das Kind abzulehnen?*"

Als Antwort erhält man z. B., dass die Erwachsene eine negative Einstellung dem Kind gegenüber hat, weil sie das Kind wegen seiner Eigenschaften oder seinen Ängsten und Gefühlen ablehnt.

Oder die Klient*innen können schon wahrnehmen und aussprechen, dass sie sich vor den Gefühlen des Kindes fürchten. Oder es bestehen Ängste, das Kind nicht aushalten und / oder trösten zu können.

Es ist auch möglich, dass die Klient*innen direkt ein konkretes Gefühl benennen, das ihnen Schwierigkeiten macht, und eine entsprechende emotionale Reaktion zeigen (z. B. Trauer, Weinen).

B 3.

Wenn die Therapeut*innen den Eindruck haben, dass die Klient*innen sich diesen Gefühlen stellen können, dann können sie an dieser Stelle die Klient*innen fragen, ob sie bereit sind, sich dieses Gefühl unter schneller Stimulation (z. B. Augenbewegungen) direkt anzuschauen.

THERAPEUT*IN: *„Sind Sie einverstanden in Kontakt mit diesem Gefühl (der Einstellung) zu gehen und es sich unter schneller Stimulation anzuschauen?"*

Voraussetzung ist eine ausreichende Stabilität und Affekttoleranz der Klient*innen und ebenso ausreichende Erfahrung der Therapeut*innen.

Es kann zu einem guten Verarbeitungsprozess der belastenden Gefühle bzw. der irrationalen Einstellungen kommen, dem man dann weiter nachgeht bis zu einer ausreichenden Entlastung. Von diesem guten Punkt aus wird nun noch einmal Kontakt zum Kind hergestellt.

THERAPEUT*IN: *„Wenn Sie sich nun das Kind von damals noch einmal vorstellen, wie schauen Sie es jetzt an?*

Bei einer positiven und empathischen Reaktion der Erwachsenen dem Kind gegenüber kann nun bei A 2 fortgefahren werden.

Wenn aber der Eindruck besteht, dass die Klient*innen von diesen Gefühlen überlastet sein würden, dann wird hier nicht stimuliert, sondern es wird die Verbindung zu Ressourcen hergestellt. Dann geht es weiter mit B 4.

B 4.

Beim Eindruck einer starken emotionalen Belastung und drohenden Überflutung wird Abstand dazu hergestellt, indem wir versuchen spezifische Ressourcen zu aktivieren. Wir tun das in der positiven Formulierung, was gut daran ist, erwachsen zu sein, und nicht in der negativen Formulierung von Knipe, was gut daran ist, nicht das Kind zu sein, nicht schwach, naiv etc.

THERAPEUT*IN: *„Was ist gut daran, heute erwachsen zu sein? Welche Eigenschaften und Fähigkeiten haben Sie in der Zwischenzeit erworben, die Sie damals als Kind noch nicht haben konnten?"*

Diese Eigenschaften und Fähigkeiten sammelt man gemeinsam, z. B. Entscheidungsfähigkeit, Selbstbestimmung, Übersicht, Lebenserfahrung, Wissen, Unabhängigkeit etc.

Möglichst drei dieser Fähigkeiten bearbeitet man dann nach dem Vorgehen ähnlich der Absorptionstechnik (Hofmann 2014). Man fragt also nach dem schönsten

Moment, dem besten Bild und dem guten Gefühl im Körper. Dies verstärkt man möglichst zweimal mit langsamer Stimulation. Sollte man aus Zeitgründen nur eine oder zwei Fähigkeiten bearbeiten können, so kann man diese Arbeit in der darauffolgenden Sitzung fortsetzen.

Therapeut*in: *„Wenn Sie sich Ihre Fähigkeit (Fähigkeit benennen) … anschauen, in welcher Situation haben Sie diese ganz real erlebt? Was war daran der schönste Moment? Sehen Sie das Bild dazu? Und wie fühlt sich das jetzt noch im Körper an?“*

Dies, wenn möglich, mit zwei Sets langsamer Stimulation verankern und dieses Vorgehen für die beiden anderen Fähigkeiten wiederholen.

Nach Abschluss dieser Ressourcenarbeit gehen wir zum Kind zurück.

B 5.

Therapeut*in: *„Wenn Sie sich jetzt verbinden mit Ihren drei Fähigkeiten und den guten Situationen (alle drei kurz wiederholen) und aus dieser Position das Kind anschauen, wie nehmen Sie das Kind jetzt wahr?“*

Meistens gelingt es den Klient*innen jetzt das Kind, das sie waren, zu akzeptieren und liebevoll zu betrachten. Dies kann dann mit langsamer Stimulation verstärkt werden.

In der Regel ist eine Sitzung damit gut ausgefüllt. Sollte aber noch Zeit sein, kann man den Kontakt mit dem Kind weiter stärken, indem man nach seiner Reaktion und seinen Bedürfnissen, wie im ersten Teil beschrieben (A 4 bis A 6), fragt und positive Reaktionen verstärkt. Oder man führt dies in der nächsten Stunde weiter.

Bei negativen Reaktionen des Kindes, die ebenfalls möglich sind, empfiehlt es sich, dies weiter zu untersuchen und den Verarbeitungsprozess in den nächsten Stunden fortzusetzen.

Es ist überhaupt sinnvoll, anschließend nach anderen kindlichen Anteilen oder unterschiedlich alten Anteilen zu fragen, um auch diese in einen guten Kontakt mit dem erwachsenen Anteil zu bringen.

Ein Beispiel:

Eine Frau Mitte 20, die in ihrer Kindheit langjährigem sexuellen Missbrauch ausgesetzt war, hat immer wieder Schwierigkeiten, sich gefühlsmäßig mit dem Kind zu verbinden, das sie damals war.

A 1:

Nachdem ich die Loving-Eyes-Technik wie oben beschrieben vorgestellt habe und die Klientin einverstanden ist, verstärken wir zunächst die aktuelle Situation und die Wahrnehmung ihres erwachsenen Körpers im Hier und Jetzt.

THERAPEUTIN: „*Wenn Sie im Moment, wo wir beide hier zusammensitzen, auf das Kind schauen, das Sie damals waren, welches Bild taucht dann jetzt in Ihnen auf?*"
KLIENTIN: „*Dann sehe ich ein Kind, das in einer Embryohaltung ist.*"
THERAPEUTIN: „*Wie alt ist dieses Kind?*"
KLIENTIN: „*So sieben.*"
THERAPEUTIN: „*Können Sie dieses Kind anschauen und es annehmen, ohne es zu bewerten?*"
KLIENTIN: „*Nein. Ich werfe ihm seine Unfähigkeit bzw. Bewegungsunfähigkeit vor.*"
THERAPEUTIN: „*Sind Sie damit einverstanden, dass wir jetzt ein Set mit schnellen Augenbewegungen machen?*"
KLIENTIN: „*Ja, können wir versuchen.*"

Es folgt ein Set mit 28 schnellen AB.

KLIENTIN: „*Sie befindet sich in einem Kasten. Da ist Abtrennung und Nüchternheit statt Wut.*"
THERAPEUTIN: „*Was ist der gute und unbedingt wichtige Grund dafür?*"
KLIENTIN: „*Die Gefühle sollen nicht übergreifen können. Sie könnten übermächtig werden.*"
THERAPEUTIN: „*Sollen wir die Arbeit mit schnellen AB noch fortsetzen?*"

Da die Klientin dies bestätigt, folgt ein weiteres Set schneller AB.

KLIENTIN: „*Jetzt spüre ich eine Enge in der Brust.*"

Die Klientin ist mit einer weiteren Fortsetzung einverstanden und ich setze die schnelle Stimulation mit einem weiteren Set fort.

KLIENTIN: „*Die Enge ist weg, aber jetzt bin ich erschöpft.*"

Um die Klientin nicht zu überfordern, wechsle ich an der Stelle zu B 4.

B 4:

THERAPEUTIN: „*Was ist gut daran, heute erwachsen zu sein, welche Fähigkeiten und Eigenschaften haben Sie in der Zwischenzeit erworben?*“

Wir sammeln die Fähigkeiten: Menschenkenntnis, Abgrenzung, Eigenständigkeit, Selbstreflexion, Wissen und Entscheidungsfähigkeit.

Wissen, Eigenständigkeit und Selbstreflexion können mit dem Vorgehen, wie bei der Absorptionstechnik beschrieben, gut bearbeitet werden.

B 5:

THERAPEUTIN: „*Wenn Sie sich jetzt verbinden mit Ihren Fähigkeiten und den guten Situationen und sich noch einmal das Mädchen von damals vorstellen, wie können Sie es nun anschauen?*“
KLIENTIN: „*Wohlwollender.*“

Nach dieser positiven Rückmeldung folgen sechs langsame AB.

KLIENTIN: „*Ich erkenne gerade, dass man gute Körperkapazitäten haben muss, um ihm etwas geben zu können.*“
THERAPEUTIN: „*Gibt es etwas, was Sie diesem Mädchen sagen möchten?*“
KLIENTIN: „*Es war sehr stark und hat das gut gemacht.*“

Jetzt erfolgt eine Verstärkung mit acht langsamen AB.

KLIENTIN: „*Ich spüre, wie ich mich entspanne.*“
THERAPEUTIN: „*Möchten Sie noch etwas für die Kleine tun?*“
KLIENTIN: „*Sie anhören und nicht deckeln.*“

Nachbesprechung:
Mit einer positiven Betrachtung des Stundenverlaufs und der Ermunterung, sich auch weiter liebevoll um die Kleine zu kümmern, wird die Sitzung beendet.

Mein (D. Lansch) herzlicher Dank geht an die Klientin, die Korrektur gelesen und die Veröffentlichung des Protokolls genehmigt hat.

Fazit: Loving Eyes ist eine spannende Technik, die hilft, den Kontakt zum inneren Kind zu verbessern sowie die Empathie für die eigene Lebensgeschichte zu stärken. Sie setzt aber ein flexibles Eingehen auf die entstehenden Reaktionen voraus. Und natürlich wird in der nächsten Stunde nachbesprochen, was die Übung ausgelöst hat, im Sinne der Phase 8.

Literatur

Hofmann, A. (2014). Absorptionstechnik. In: Rost, C. (Hrsg.): *Ressourcenarbeit mit EMDR.* Paderborn: Junfermann, S. 55–61.

Knipe, J. (2019a). *Loving Eyes, in: EMDR Toolbox: Theory and Treatment of Complex PTSD and Dissociation.* New York: Springer Company, 2. Aufl.

Knipe, J. (2019b). *The CIPOS Procedure, in: EMDR Toolbox: Theory and Treatment of Complex PTSD and Dissociation.* New York: Springer Company, 2. Aufl.

Rost, C. (2014). CIPOS – Constant Installation of Present Orientation and Safety. In: Rost, C. (Hrsg.): *Ressourcenaktivierung mit EMDR.* Paderborn: Junfermann, S. 93–112.

van der Hart, O., Nijenhuis, E. & Steele, K. (2008). *Das verfolgte Selbst: Strukturelle Dissoziation. Die Behandlung chronischer Traumatisierungen.* Paderborn: Junfermann.

3.6 Instant Resource Installation und Extensive Resource Installation: zwei neue Techniken in der EMDR-Therapie. Theorie, Beschreibung und Fallbericht

Michael Hase

Der Kern der EMDR-Therapie, der Königsweg zur Veränderung, ist und bleibt das Reprozessieren maladaptiv enkodierter Erinnerung. Dies legt uns das Modell der adaptiven Informationsverarbeitung (AIP) nahe. Auch die EMDR-Ausbildung in ihrer gegenwärtigen Form stellt diese Technik in den Mittelpunkt. Dabei stoßen jedoch Ausbildungskandidat*innen immer wieder an Grenzen, wenn sie nach Absolvierung des ersten Teils der Grundausbildung an komplexere Patient*innen geraten. Es stellt sich die Frage, ob das AIP-Modell nur das Modell des Unverarbeiteten, der Knoten, ist.

Francine Shapiro (2001) betonte immer wieder, dass erreichbare Netzwerke adaptiver Erinnerung, oft als Ressourcen benannt, vorhanden sein müssen, bevor der Therapeut das Reprozessieren von Erinnerungsmaterial initiiert. In der zweiten Ausgabe ihres Lehrbuchs der EMDR-Therapie äußert sich Shapiro (Shapiro 2001) wie folgt:

> „Für viele unserer Klienten reicht das Reprozessieren offensichtlich aus, um die notwendigen kognitiven und emotionalen Verbindungen zu schaffen, sodass adaptives Verhalten mit den notwendigen Einsichten und Veränderungen des Selbstkonzeptes entstehen kann. Für Klienten, die in der Kindheit schwere Vernachlässigung oder Misshandlung erfahren haben, ist es zudem wichtig zu bestimmen, welche Entwicklungsfenster versperrt wurden, bevor wichtige Erfahrungen ihren Niederschlag finden konnten. Hat das traumatisierte Kind Objektkonstanz ausbilden können oder muss dies in der Therapie geschehen? Wo wird der Therapeut für den Klienten Modell sein müssen? Welche Erfahrungen müssen erzeugt werden, damit notwendige Introjekte und Muster aufkommen können? Sobald derartige positive Erfahrungen in der therapeutischen Beziehung geformt wurden, können auch diese in der Erinnerung gespeichert und in der EMDR-Therapie gestärkt werden."

In der dritten Ausgabe nimmt sich Shapiro (2018) erneut dieser Themen an, wenn sie auch den Fokus etwas anders setzt. In der Fallbeschreibung eines Vergewaltigungsopfers schreibt sie: „Nachdem der Therapeut effektiv mit Prozeduren der EMDR-Therapie fokussiert an ihren spezifischen inneren Ressourcen gearbeitet hat, wird das Vergewaltigungsopfer in der Lage sein, ohne Angst oder Scham an die Vergewaltigung zu denken." Shapiro fährt dann fort: „Therapeuten müssen in der Lage sein, ihre Klienten angemessen vorzubereiten und deren Bedürfnisse im Blick zu behalten, während das Informationsverarbeitungssystem aktiviert ist, damit Lernen stattfinden kann. Therapeuten müssen eine umfassende Anamnese erheben, um angemessene Zielerinnerungen für das Reprozessieren auszuwählen und um Entwicklungsdefizite angehen zu können." In der aktuellen Ausgabe des Manuals für die EMDR-Ausbildung des EMDR Institute Inc. für das erste Wochenende (Shapiro & Laliotis 2017) wird dies folgendermaßen formuliert:

> „Netzwerke adaptiver Erinnerung enthalten Erinnerungen, die prozessiert und integriert sind. Dies beinhaltet auch negative Erfahrungen, die verarbeitet wurden, sodass die Information nun kongruent mit der emotionalen Antwort ist und nicht länger belastend. Ebenso enthalten diese Netzwerke positive Lebenserfahrungen (Bilder, Gedanken, Gefühle, Körperempfindungen, Glaubenssätze), die durch bilaterale Stimulation gestärkt und angereichert werden können. Adaptive Netzwerke adaptiver Erinnerung müssen vorhanden und erreichbar sein, damit Reprozessierung möglich ist. Die therapeutische Beziehung ist Teil eines Netzwerks adaptiver Erinnerung."[12]

Reprozessieren wird im Manual folgendermaßen beschrieben: „Wenn der Zugang zu maladaptiv / dysfunktional gespeicherten Erinnerungsnetzwerken gelingt und diese reprozessiert werden können, dann verbinden sie sich mit bestehenden positiven adaptiven Erinnerungsnetzwerken." Shapiro und Laliotis sind hier auch sehr klar in der Anweisung an die Therapeuten: „Schätzen Sie die Verfügbarkeit der Netzwerke positiver adaptiver Erinnerung ein, um in das Prozessieren zu gehen. Entwickeln und stärken Sie Netzwerke positiver Erinnerung, wie es benötigt wird.".

Nun ist die Antwort gegeben: Nach Shapiro ist das AIP-Modell nicht nur das Modell des Unverarbeiteten, sondern gleichermaßen das Modell der positiven adaptiven Erinnerungen, die zum erfolgreichen Reprozessieren benötigt werden.

In der EMDR-Therapie werden diese Erinnerungen an positive Erfahrungen üblicherweise Ressourcen genannt. In den zitierten Passagen spricht sich Shapiro eindeutig für die Ressourcenstärkung als notwendige Vorbedingung für die folgende Verarbeitung aus.

---

12 Übersetzung aus dem englischen Original durch den Verfasser

Resource Installation

Gegenwärtig sind mehrere Prozeduren oder Techniken zur Ressourcenstärkung beschrieben und werden in der Ausbildung des EMDR Institute Inc. unterrichtet sowie von Therapeut*innen weltweit und indikationsübergreifend angewandt. Andrew Leeds beschrieb die Technik ‚Resource Development and Installation' (Korn & Leeds 2002), abgekürzt RDI, in der Stabilisierung komplex traumatisierter Patient*innen und gab einen Überblick über die zu dem Zeitpunkt der Veröffentlichung gebräuchlichen Ressourcentechniken. Er führte zu Ressourcen in der EMDR-Therapie Folgendes aus: „Der allgemeine Begriff ‚Ressourcen' wurde in der EMDR-Literatur in Bezug auf die Identifizierung und Stärkung von (a) primär bewusst zugänglichen *‚Ego-Ressourcen'*, die konstruktive Möglichkeiten sowohl für die Beziehung zu anderen als auch für die Bewältigung von Aufgaben bereitstellen und (b) für allgemein nicht bewusst zugängliche *‚Ich-Funktionen'*, die der Aufrechterhaltung eines kohäsiven Selbst, der Identität und der Selbstregulation dienen, verwendet" (Leeds 2009). Leeds schlug den Begriff Resource Installation respektive Verankerung vor. Mir scheint es angemessener, von Ressourcenstärkung zu sprechen. Mit der Konzeption des RDI schuf Leeds gleichermaßen eine Blaupause für andere Techniken, die alle das Fokussieren einer Ressource und die Nutzung der bilateralen Stimulation (BLS) beinhalten. Um diese Techniken der EMDR-Therapie zuzuordnen, ist jedoch das Grundverständnis des AIP Bedingung: Anwendung einer Technik zur Ressourcenstärkung hat das spontane Prozessieren oder therapeutische Reprozessieren zu ermöglichen.

In dem Übersichtsartikel nimmt Leeds (2009) auch zur Frage der Dosierung bilateraler Stimulation Stellung. In ihrer Beschreibung des RDI empfehlen Korn und Leeds (2002) –sechs bis zwölf Augenbewegungen (ABW) pro Serie, bleiben aber vage bezüglich der Geschwindigkeit oder Anzahl von Stimulationsserien. Im einführenden Training Manual des EMDR Institute (Shapiro 1992) werden für die Verstärkung des ‚Sicheren Ortes' –sechs bis acht ABW pro Serie empfohlen. In dem von Christine Rost (2014) herausgegebenen Buch ‚Ressourcenarbeit mit EMDR' werden eine Reihe unterschiedlicher Ressourcentechniken beschrieben. Ebner und Rost weisen im Einführungskapitel darauf hin, dass die Dosierung der BLS von großer Bedeutung und die Geschwindigkeit im Allgemeinen langsam ist, sie äußern sich aber nicht zu weiteren Details wie zur Frage eventueller Wiederholungen von Serien der BLS. In der Beschreibung des ‚Kraftortes' auf Popky zurückgehend, empfiehlt Rost (2014) Serien langsamer BLS-Stimuli, bis keine weitere Veränderung mehr berichtet wird, was nach zwei oder drei Serien zu erwarten wäre.

Mittlerweile besteht Konsens darüber, dass im Bereich der Ressourcenstärkung eine langsame Stimulationsgeschwindigkeit zu nutzen ist. Dies findet sich auch im gegenwärtigen Manual des EMDR Institute Inc. wieder (Shapiro & Laliotis 2017). Hier wird die Stimulation bei Ressourcenstärkung als langsam benannt, wobei nähere Angaben fehlen. Die Anzahl der Stimuli wird mit vier bis acht pro Serie angegeben. Es sind jedoch nicht nur Erfahrungen aus der Praxis wegweisend. Eine bildgebende Studie zeigte, dass moderat langsame BLS (eine ABW / Sek.) im RDI ein anderes Aktivitätsmuster im Gehirn induziert, als in den Phase 4 bis 6 zu erwarten wäre (Amano & Toichi 2016). Im Gegensatz zu Leeds, der für das RDI –acht bis zwölf ABW pro Serie empfiehlt, wurde hier mit 25 ABW pro Serie stimuliert. Die Ergebnisse zeigten dennoch, dass durch die bilaterale Stimulation der Zugang zu positiven Emotionen erleichtert wird. Der Unterschied gegenüber dem Paradigma ohne BLS war signifikant.

Üblicherweise leiten die Techniken zur Ressourcenstärkung die Patient*innen an, auf eine positiv empfundene Erinnerung zu fokussieren. Diese mag in der Vergangenheit liegen oder eher kürzlich erlebt worden sein. Die Bandbreite fokussierbarer Ressourcen ist sehr groß. Korn und Leeds (2002) haben auch hierzu Anregungen gegeben. Sie unterscheiden ‚Mastery Experiences and Images', also Erfahrungen, die mit erfolgreicher Bewältigung von Herausforderungen verbunden sind, von ‚Relational Resources', also stützenden Erfahrungen im Beziehungsbereich und von Metaphern und symbolisierten Ressourcen.

Allerdings fokussiert keine der veröffentlichten Ressourcentechniken, soweit dem Autor bekannt, auf das unmittelbare Erleben der Patient*innen. In der CIPOS-Technik (Knipe 2010) wird die Erfahrung der Gegenwartsorientierung als Ressource durch BLS verstärkt, bevor die Exposition in sensu am Material eingeleitet wird. Allerdings zielt diese Technik auf eine Veränderung am unverarbeiteten, belastenden Erinnerungsmaterial und unterscheidet sich somit von den reinen Ressourcentechniken. Ich möchte diese Technik als ‚Brückentechnik' bezeichnen, da hier eine Ressourcenstärkung mit BLS nur durch die Ressource und eine Exposition in sensu verbunden ist, also gleichsam die Brücke zwischen reiner Ressourcenstärkung und der Arbeit am Material schlägt.

Es bleibt zu fragen, ob es zum jetzigen Zeitpunkt sinnvoll ist neue Techniken vorzuschlagen oder ob es angemessener wäre die Vielzahl vorliegender Techniken zu beforschen. Der Mangel an Forschung im Bereich der EMDR-Ressourcenstärkung wurde zu Recht kritisiert (Leeds 2009). Auch wenn mittlerweile beeindruckende Ergebnisse zur Behandlung kriegstraumatisierter Jugendlicher und Erwachsener durch Ressourcenstärkung unter schwierigen äußeren Bedingungen vorgelegt wurden (Hofmann & Hase 2019, Steinert et al. 2017), ist der Mangel an Forschung zu bedauern. Dennoch scheint es sinnvoll, neue Techniken zu beschreiben, da die vorliegenden Techniken besonders in der Behandlung komplex traumatisierter Patient*innen und bei deutlichen Bindungsbeeinträchtigungen noch Spielraum für Innovationen lassen. Zudem scheinen chronisch depressive Patient*innen von Ressourcenstärkung zu Beginn der Behandlung zu profitieren, besonders wenn es sich um mittelgradige bis schwere Depressionen handelt (Hofmann & Hase 2012). Auch scheint die therapeutische Beziehung bislang nicht im Fokus zu sein, was wünschenswert wäre und einen anderen Ansatz rechtfertigt. Die Forderung nach systematischer Anreicherung von Ressourcennetzwerken vor Beginn des Reprozessierens durch Shapiro und Laliotis (Shapiro & Laliotis 2017) rechtfertigt ebenfalls die Entwicklung neuer Techniken in der EMDR-Therapie. Daher möchte ich die Instant Resource Installation (IRI) und die Extensive Resource Installation (xtRI) als neue Techniken beschreiben und anhand zweier Falldarstellungen erläutern. Zum Zeitpunkt der Entwicklung und der Erstveröffentlichung (Hase 2021) war noch der Begriff der ‚Installation' gebräuchlich, sodass dieser genutzt wurde. Mittlerweile spreche ich lieber von Ressourcenstärkung, kann jedoch die Namensgebung nicht mehr ändern.

Instant und Extensive Resource Installation

Bevor ich IRI und xtRI detailliert beschreibe, möchte ich noch einiges Grundsätzliches darlegen. Beide Techniken sind in der EMDR-Therapie zu verorten. Daher gelten alle Grundlagen und Leitsätze der EMDR-Therapie. Ich spreche mich grundsätzlich für den Einsatz geleiteter Augenfolgebewegungen als primäre Stimulationsform aus, da nur hier die empirische Evidenz vorliegt. Zudem zeigen die Augenbewegungen einige praktische Vorteile: Patient*innen halten ihre Augen geöffnet, was den Therapeut*innen das Monitoring des Prozessierens erheblich erleichtert; nur mit Augenbewegungen gibt es die elegante und effektive Intervention des Richtungswechsels; es ist möglich, die Dosierung der Stimulation sehr flexibel anzupassen und das Reprozessieren optimal zu begleiten. Bei vorliegenden Kontraindikationen gegenüber Augenbewegungen stehen die alternativen Modi der Stimulation zur Verfügung. Bevor IRI oder xtRI eingesetzt werden, bedarf es der üblichen Vorbereitung. Das Stopp-Signal muss vereinbart werden, die EMDR-Therapie muss in Grundzügen ausreichend erklärt und die bilaterale Stimulation muss mit den Patient*innen ausreichend getestet werden.

Zur Beurteilung der Ressourcenstärkung empfiehlt es sich, ein wenig zu messen. Hier möchte ich den ‚Level of Positive Emotion', abgekürzt LOPE einführen. Der LOPE wird einfach mit folgender Frage erhoben: „Wie intensiv ist das positive Gefühl jetzt auf einer Skala, auf der null neutral bedeutet und zehn das schönste Gefühl, das Sie sich vorstellen können?" Ich habe mich hier bewusst für die Skala von null bis zehn entschieden, um den LOPE von der ‚Validity of Cognition' (VoC) zu unterscheiden, da es sich hier eben auch um Unterschiedliches handelt. Wie bei allen Ressourcentechniken ist die Stimulationsgeschwindigkeit, wie vordem ausgeführt, grundsätzlich langsam.

Instant Resource Installation

Die Instant Resource Installation (IRI) fokussiert auf eine gegenwärtig erreichbare Mikroressource, die sich innerhalb der therapeutischen Beziehung zeigt oder die therapeutische Beziehung selbst repräsentiert. Dies scheint auch die Entwicklung der therapeutischen Beziehung zu fördern. Bei der IRI-Technik sind zwei unterschiedliche Strategien zur Fokussierung der Ressource möglich. Strategie A fokussiert auf eine sich im Verlauf der Sitzung spontan zeigende Mikroressource, wohingegen Strategie B aktiver nach einer Ressource nahe am Sitzungsende sucht.

Strategie A. Die Therapeut*innen beobachten die Patient*innen aufmerksam und suchen nach dem Ausdruck einer Ressource in dem, was die Patient*innen berichten oder im Verhalten zeigen. Dies kann in Phase 1, Phase 2, Phase 7 oder Phase 8 der EMDR-Therapie sein. Der ‚Indikator' zeigt dabei eine gegenwärtig erreichbare Mikroressource an. Er kann eine Aussage sein, ein Gesichtsausdruck wie der Anflug eines Lächelns, eine Geste oder eine Veränderung im Körper, z. B. eine Beruhigung der Atmung. Diese Indikatoren zeigen sich im Verlauf des Gesprächs. Wenn die Therapeut*innen einen Indikator wahrnehmen, werden sie versuchen die Aufmerksamkeit der Patient*innen möglichst unmittelbar darauf zu lenken, indem sie z. B. fragen: „Bemerken Sie, dass Sie gerade berichtet haben, sich ein wenig besser zu fühlen?" oder „Bemerken Sie ein leichtes Lächeln im Gesicht?" oder „Ihr Atem hat sich etwas beruhigt, können Sie das wahrnehmen?". Wenn die Patient*innen dies bejahen, können die Therapeut*innen fragen, ob die Patient*innen dies als angenehm, positiv oder zumindest neutral wahrnehmen und ob dies im Körper anklingt (z. B. „Können Sie dies im Körper wahrnehmen?"). Antworten die Patient*innen positiv, können die Therapeut*innen den LOPE erfragen: „Wie intensiv ist diese Empfindung im Moment auf einer Skala, auf der null neutral bedeutet und zehn das schönste Gefühl, das Sie sich vorstellen können?" Die Therapeut*innen bieten dann bilaterale Stimulation vorzugsweise durch Augenbewegungen an. Die Geschwindigkeit ist langsam (z. B. eine Augenbewegung über zwei bis drei Sekunden) und die Serie ist zu Beginn kurz, etwa drei bis vier Stimuli pro Serie. Nach der Stimulationsserie werden die Patient*innen gebeten, tief durchzuatmen und nach einer kurzen Pause eine Rückmeldung zu geben („Was ist jetzt da?" oder „Wie ist es jetzt?"). Wenn die Rückmeldung bestätigt, dass die Patient*innen weiterhin Kontakt zur Ressource haben, wird eine weitere Serie BLS angeboten. Dabei kann die Anzahl der Stimuli pro Serie vorsichtig gesteigert werden. Der Wechsel von Rückmeldung und Stimulation wird wiederholt, solange der Kontakt zur Ressource bestehen bleibt. Dabei sollte die Anzahl der Stimuli pro Serie nicht höher als acht gewählt werden. Im Anschluss kann erneut der LOPE gemessen werden. Danach wird die therapeutische Konversation wie üblich fortgesetzt. Die Ressourcenstärkung mit IRI kann mehrere Male in einer Sitzung angewandt werden.

Sollte das Feedback einen Verlust des Kontakts zur Ressource, das Auftauchen von Belastung oder eine anderweitige Verschlechterung andeuten, sollten die Therapeut*innen zuerst versuchen die Patient*innen erneut auf die Mikroressource zu orientieren. Wenn dies gelingt, sollte die Stimulationsdosis bei der nächsten Serie reduziert werden (z.B. weniger Stimuli pro Serie, langsamere Stimulation). Bei erneuter negativer Reaktion sollte von weiterer Stimulation abgesehen werden.

Strategie B. Wenn die Therapeut*innen kein Anzeichen einer Mikroressource bemerken oder den Einsatz verpassen, kann etwa zehn bis fünfzehn Minuten vor Sitzungsende nach einer neutralen oder positiven Erfahrung in der Sitzung gefragt werden. Wenn die Patient*innen dies bejahen, versuchen die Therapeut*innen die Patient*innen auf diese Erfahrung zu orientieren. Häufig beziehen sich die Patient*innen auf eine Interaktion mit den Therapeut*innen, die als eine positive Erfahrung innerhalb der (sich entwickelnden) therapeutischen Beziehung verstanden werden kann. Die Therapeut*innen fragen dann, ob die Patient*innen dies als angenehm, positiv oder zumindest neutral wahrnehmen und ob dies im Körper anklingt (z.B. „Können Sie dies im Körper wahrnehmen?“). Antworten die Patient*innen positiv, können die Therapeut*innen den LOPE erfragen: „Wie intensiv ist diese Empfindung im Moment, auf einer Skala, auf der null neutral ist und zehn schönste Gefühl, das Sie sich vorstellen können?“ Die Therapeut*innen bieten dann bilaterale Stimulation vorzugsweise durch Augenbewegungen an. Die Geschwindigkeit ist langsam (z.B. eine Augenbewegung über zwei bis drei Sekunden) und die Serie ist zu Beginn kurz, etwa drei bis vier Stimuli pro Serie. Nach der Stimulationsserie werden die Patient*innen gebeten tief durchzuatmen und nach einer kurzen Pause eine Rückmeldung zu geben („Was ist jetzt da?“ oder „Wie ist es jetzt?“). Wenn die Rückmeldung bestätigt, dass die Patient*innen weiterhin Kontakt zur Ressource haben, wird eine weitere Serie BLS angeboten. Dabei kann die Anzahl der Stimuli pro Serie vorsichtig gesteigert werden. Der Wechsel von Rückmeldung und Stimulation wird wiederholt, solange der Kontakt zur Ressource hält. Dabei sollte die Anzahl der Stimuli pro Serie nicht höher als acht gewählt werden. Im Anschluss kann erneut der LOPE gemessen werden. Bei Problemen wird wie bei Strategie A beschrieben vorgegangen.

IRI am Sitzungsende wird sehr wahrscheinlich in die Phase 7, Abschluss einer Sitzung, übergehen.

Ein Flowchart des IRI-Ablaufs und ein Fallbericht sollen das Vorgehen illustrieren.

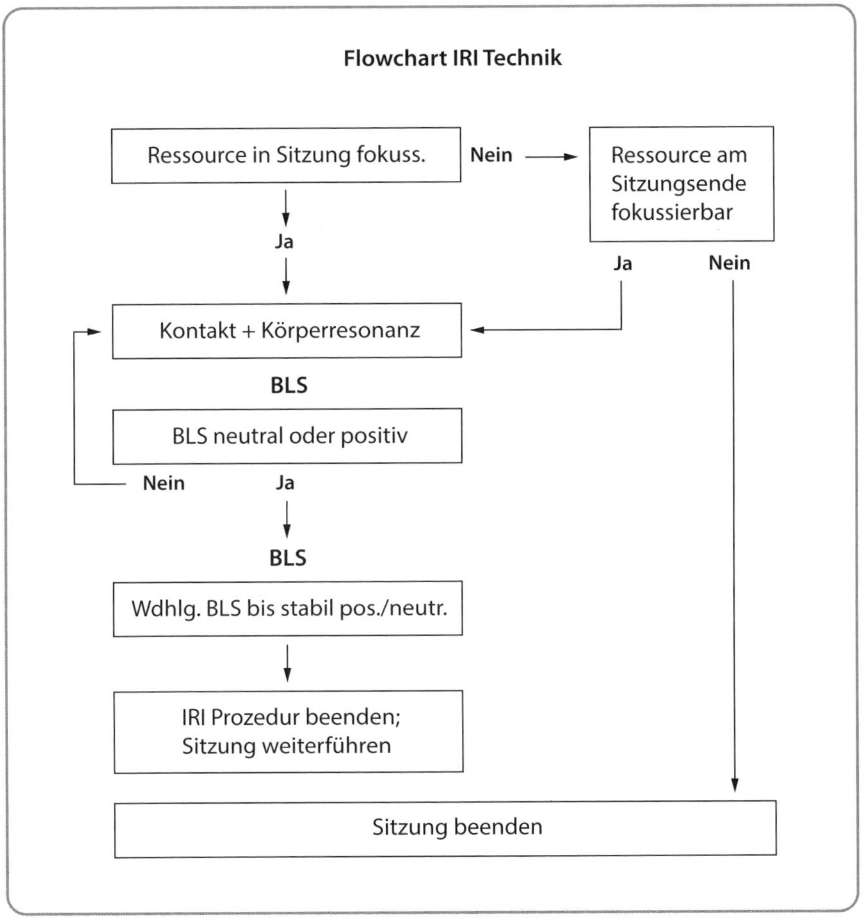

Abbildung 1: IRI Flussdiagramm

Fallbeispiel 1: IRI. Eine Patientin, 57 Jahre alt, fragt nach ambulanter EMDR-Behandlung, weil sie in der Versorgung ihrer 84-jährigen, blinden Mutter immer mehr an ihre Grenzen stößt. Sie fühlt sich verpflichtet immer täglich nach ihrer Mutter zu sehen, erlebt dies wie einen inneren Zwang. Dabei ist die verheiratete Frau, Mutter einer erwachsenen Tochter, in Vollzeit berufstätig. Sie fühlt sich oft sehr erschöpft und kann sich keine Zeit für sich selbst nehmen. Selbstfürsorge fällt ihr schwer. Im Kontakt mit ihrer Mutter fühlt sie sich oft verwirrt, schuldig, aber auch immens wütend. Gerade der Ärger führt zu Selbstbestrafung durch selbstverletzendes Verhalten.

Phase 1: Sie ist das erste Kind ihrer Eltern. Der jüngere Bruder wurde von ihren Eltern bevorzugt, lässt die Patientin jedoch jetzt mit der Versorgung der Mutter allein. Ihre Mutter war schon immer sehbehindert, allerdings wird die Beeinträchtigung zunehmend gravierender. Die Patientin erinnert sich, dass sie schon immer von der Mutter genötigt wurde, diese zu unterstützen, wobei die Mutter immer distanziert, ja kalt war und die Tochter wegen ihrer ‚Gesundheit' bestrafte. Körperliche Gewalt durch die Mutter trug sadistische Züge. Der Vater arbeitete, zog sich aber zu Hause zurück und trank Alkohol in missbräuchlicher Weise. Obwohl er sich der Patientin gegenüber freundlich verhielt, unternahm er nichts, um sie vor dem Verhalten der Mutter zu schützen.

Nachdem die Patientin das Elternhaus im Rahmen ihrer Ausbildung verlassen hatte, heiratete sie und bekam mit ihrem Mann eine Tochter. Der Ehemann zeigt narzisstische Züge, aber die Ehe ist stabil. Er würde gerne umziehen, was von der Patientin verhindert wird, da sie meint sich um die Mutter kümmern zu müssen. Sie hatte sich nach der Berufsausbildung Hunderte Kilometer von Elternhaus entfernt, aber nach dem Tod des Vaters die Mutter in ihre Nähe geholt. Obwohl sie sich des erheblichen Betreuungsbedarfs der Mutter bewusst war, versuchte sie keine Pflege zu organisieren, da die Mutter dies ablehnte und sich nur von ihr pflegen ließ. Die Patientin hatte bereits einmal eine Psychotherapie versucht. Da die Therapeutin verlangte, dass sie entweder der Mutter vergeben oder den Kontakt zur Mutter abbrechen sollte, hatte sie die Therapie beendet. Sie fühlt sich nicht in der Lage, auf die eine oder andere Art zu handeln.

Die Erhebung der Anamnese in der ersten Phase-1-Sitzung führt zu einem recht umfassenden, wenn auch vorläufigen Verständnis im AIP-Modell. Neben dem oben dargestellten Hintergrund erwähnt sie, dass eine verbale Auseinandersetzung mit ihrer Mutter vor wenigen Tagen ein intrusives Bild aus ihrer Kindheit aktiviert hatte, das sie sehr belastet. Das Bild repräsentiert eine Erinnerung aus dem achten Lebensjahr an Schläge mit einem Besenstiel. Sie erhofft sich durch eine Bearbeitung der Erinnerung in der EMDR-Therapie Entlastung, da ihr Ehemann sehr positive Erfahrungen mit einer EMDR-Therapie gemacht habe. Die Erfahrungen ihres Ehemannes stärkt die sich entwickelnde therapeutische Beziehung. Eine strukturelle dissoziative Störung kann rasch ausgeschlossen werden. Aufgrund der Komplexität der Thematik entscheide ich mich für einen Symptomentlastungs-Behandlungsplan (Shapiro & Laliotis 2017). Auch ist der Bedarf an Ressourcenstärkung vor der Reprozessierung des Erinnerungsmaterials deutlich.

Die Phase 8 am Anfang der zweiten Sitzung ergibt kein neues Material. Die Patientin ist stabil und die therapeutische Beziehung scheint sich zu entwickeln. Nach Abklärung von Kontraindikationen gegen Augenbewegungen (ABW) wird die Patientin mit bilateraler Stimulation vertraut gemacht. Da sie eine angenehme Erfahrung bei einem Spaziergang, einem Akt der Selbstfürsorge, erwähnt, nutze ich IRI, Variante A, um das Erleben von innerer Ruhe zur verstärken. Mit vier Serien von –drei bis sechs langsamen ABW pro Serie steigt der LOPE von 6 auf 8. Im Anschluss kann die intrusive Kindheitserinnerung mit deutlicher Entlastung reprozessiert werden.

Die Phase 8 am Anfang der dritten Sitzung ergibt weitere Entlastung. Die Patientin erlebt sich ihrer Mutter gegenüber emotional distanzierter. Sie erlebt ihre Mutter weniger aggressiv, wenngleich sie weiterhin belastende Gefühle in ihr auslöst. Der inkomplett abgeschlossene Prozess der Erinnerung aus der Vorstunde kann wieder aufgenommen werden. In dieser Sitzung kann die Erinnerung komplett reprozessiert werden (SUD 0; PK „Ich kann mich heutzutage schützen", VoC 7). In der Phase 7 taucht weiteres Material auf. Die Patientin berichtet Erinnerungen an grenzüberschreitendes sexualisiertes Verhalten ihres Vaters.

Die Phase 8 am Anfang der folgenden Sitzung zeigt, dass die reprozessierte Erinnerung stabil bleibt und die Zeit zwischen den Sitzungen ruhig. Die positive Kognition (PK) ist weiterhin stimmig, allerdings berichtet die Patientin über ein Schuldgefühl und Grübeln mit dem intrusiven Gedanken „Ich muss dankbar sein, weil ich gesund bin." Durch direktes Fragen wird eine zugrunde liegende Kindheitserinnerung identifiziert, die komplett reprozessiert werden kann. In Phase 7 berichtet die Patientin von einem andauernden Schuldgefühl. IRI, Variante B, wird initiiert. Die Antwort der Patientin auf die Frage nach einer positiven Erfahrung innerhalb der Sitzung führt zu einer validierenden Äußerung des Therapeuten, die er als kognitives Einweben im Prozess anbietet. Die Erinnerung daran ist mit einem positiven Körpergefühl verbunden und kann mit vier Serien von –fünf bis acht ABW verstärkt werden. Der LOPE steigt von 2 auf 7. In Phase 7 berichtet die Patientin, dass sie sich ruhig und gut fühlt mit dem Gedanken, „ein Recht auf ein eigenes Leben zu haben".

In der Phase 8 am Anfang der nächsten Sitzung berichtet die Patientin, dass sie sich ihrer Mutter gegenüber besser habe abgrenzen können. Sie ist motiviert, sich tiefer mit ihrer Vergangenheit auseinanderzusetzen.

Dieses Fallbeispiel zeigt, wie sich die IRI-Technik flexibel in den Ablauf der EMDR-Therapie eingliedert und besonders bei komplexen Störungsbildern hilfreich ist. IRI mit ihrem expliziten Fokus auf positive Erfahrungen innerhalb der Sitzung, bezieht positive Erfahrungen in der therapeutischen Beziehung mit ein, verstärkt diese und stützt damit die Entwicklung der therapeutischen Beziehung, besonders in der Frühphase der Therapie. Nach meiner Erfahrung ist dies besonders in der Behandlung von bindungsdefizitären Patient*innen von Wert.

Extensive Resource Installation (xtRI)

Die xtRI-Technik nutzt eine Ressource, die in typischer Weise fokussierbar ist, indem nach einer Erinnerung an eine positive Erfahrung gefragt wird, die gegenwärtig mit einer positiven Empfindung erinnert werden kann. Leeds hat verschiedene Kategorien von Ressourcen beschrieben, darunter auch symbolisierte Ressourcen (Leeds 2009). Die xtRI-Technik zielt auf die Entwicklung und Anreicherung von Netzwerken adaptiver Erinnerungen. Die folgende Beschreibung des Ablaufs der xtRI-Technik soll dies illustrieren.

Die Therapeut*innen fragen nach einer Erinnerung an eine frühere oder gegenwärtige Erfahrung von Bewältigung, Erfolg, erfahrener Unterstützung, erfahrener Wertschätzung oder anderweitiger positiver Erfahrung in interpersonellen Beziehungen. Falls eine bestimmte Qualität gesucht wird, aber keine Erfahrung verfügbar ist, ist auch eine symbolisierte Ressource möglich.

Wenn die Patient*innen eine Erinnerung oder ein Symbol benennen können, fragen die Therapeut*innen nach einem zugänglichen Bild oder einer anderen sensorischen Komponente der Ressourcenerinnerung. Die Erinnerung, ein kleines Netzwerk in sich selbst (Shapiro 2018) wird durch Fragen nach meist sensorischen Komponenten maximal aktiviert. Die Therapeut*innen fragen dann nach der Körperresonanz der Ressourcenerinnerung. Danach kann der LOPE erfragt werden: „Wie intensiv ist das positive Gefühl jetzt auf einer Skala, auf der null neutral bedeutet und zehn das schönste Gefühl, dass sie sich vorstellen können?“

Die Therapeut*innen werden die Patient*innen dann bitten, mit der Erinnerung in Kontakt zu gehen. Es empfiehlt sich, die vordem erfragten Komponenten erneut zu benennen. Die Aktivierung wird mit der Frage nach der Körperresonanz, „Wo spüren Sie das positive Gefühl jetzt im Körper?“, abgeschlossen. Danach wird sie mit langsamer BLS (drei bis 15 Stimuli pro Serie), vorzugsweise durch Augenbewegungen, aktiviert. Die Stimulation sollte mit wenigen Stimuli pro Serie begonnen werden, um diese langsam zu steigern, solange der Kontakt zur Ressourcenerinnerung hält oder anderes Ressourcenmaterial auftaucht.

Nach der Stimulationsserie werden die Patient*innen gebeten tief durchzuatmen und nach einer kurzen Pause von etwa drei Sekunden eine Rückmeldung zu geben („Was ist jetzt da?“ oder „Wie ist es jetzt?“). Wenn die Rückmeldung bestätigt, dass die Patient*innen weiterhin Kontakt zur Ressource haben oder anderes, positives Material auftaucht, wird eine weitere Serie BLS angeboten. Dabei kann die Anzahl der Stimuli pro Serie gesteigert werden. Der Wechsel von Rückmeldung und Stimulation wird wiederholt, solange der Kontakt zur Ressource hält bzw. anderes Ressourcenmaterial auftaucht. Dabei folgen wir assoziativen Verbindungen innerhalb der

Ressourcennetzwerke, bis sich das Material nach zwei konsekutiven Serien von BLS nicht mehr verändert. Danach werden die Therapeut*innen die Patient*innen bitten zur Ausgangserinnerung (‚Ressourcenknoten‘) zurückzugehen und fragen: „Was ist jetzt da?“ Falls ein neuer positiver Aspekt berichtet wird, wird erneut BLS angeboten, bis sich wiederum ein ‚Kanalende‘ zeigt. Danach werden die Therapeut*innen die Patient*innen wiederum bitten zur Ausgangserinnerung (‚Ressourcenknoten’) zurückzugehen und fragen, was jetzt da ist. Falls ein neuer positiver Aspekt berichtet wird, wird erneut BLS angeboten usw. Sollte das Feedback einen Verlust des Kontakts zur Ressource, das Auftauchen von Belastung oder eine anderweitige Verschlechterung andeuten, sollten die Therapeut*innen zuerst versuchen, die Patient*innen erneut auf die Mikroressource zu orientieren. Wenn dies gelingt, sollte die Stimulationsdosis bei der nächsten Serie reduziert werden (z. B. weniger Stimuli pro Serie, langsamere Stimulation). Bei erneuter negativer Reaktion sollte von weiterer Stimulation abgesehen werden.

Sollte sich am Ressourcenknoten kein neuer Aspekt zeigen und eine weitere Stimulationsserie nichts Neues bringen, kann man davon ausgehen, dass der assoziative Prozess im Ressourcennetzwerk beendet ist, und der LOPE kann erneut erhoben werden. Wenn der LOPE moderat ansteigt, kann eine positive Kognition (PK), bezogen auf die Ressourcenstärkung, erarbeitet und verstärkt werden. Die positive Kognition wird anhand der Instruktionen des Lehrbuchs von Shapiro (2018) erarbeitet, mit der Ausnahme, dass sich diese PK nicht auf eine negative Kognition (NK) bezieht, da in der xtRI-Technik keine NK erarbeitet wird. Die PK reflektiert hier mehr den durchgeführten Prozess der Ressourcenstärkung.

Die Therapeut*innen fragen: „Wie würden Sie gerne über sich denken, bezogen auf das, was sich hier gerade entwickelt hat?“ Die PK kann diese Entwicklung, das Erreichte oder eine gewünschte Veränderung abbilden und wird in gewohnter Weise verankert, wobei der VoC mehrfach erhoben wird.

Die xtRI-Technik wird meist einmal in einer Sitzung angewandt werden, da sie etwas mehr Zeit benötigt. Eine Wiederholung ist aber durchaus möglich. Ein Flussdiagramm soll den Ablauf verdeutlichen.

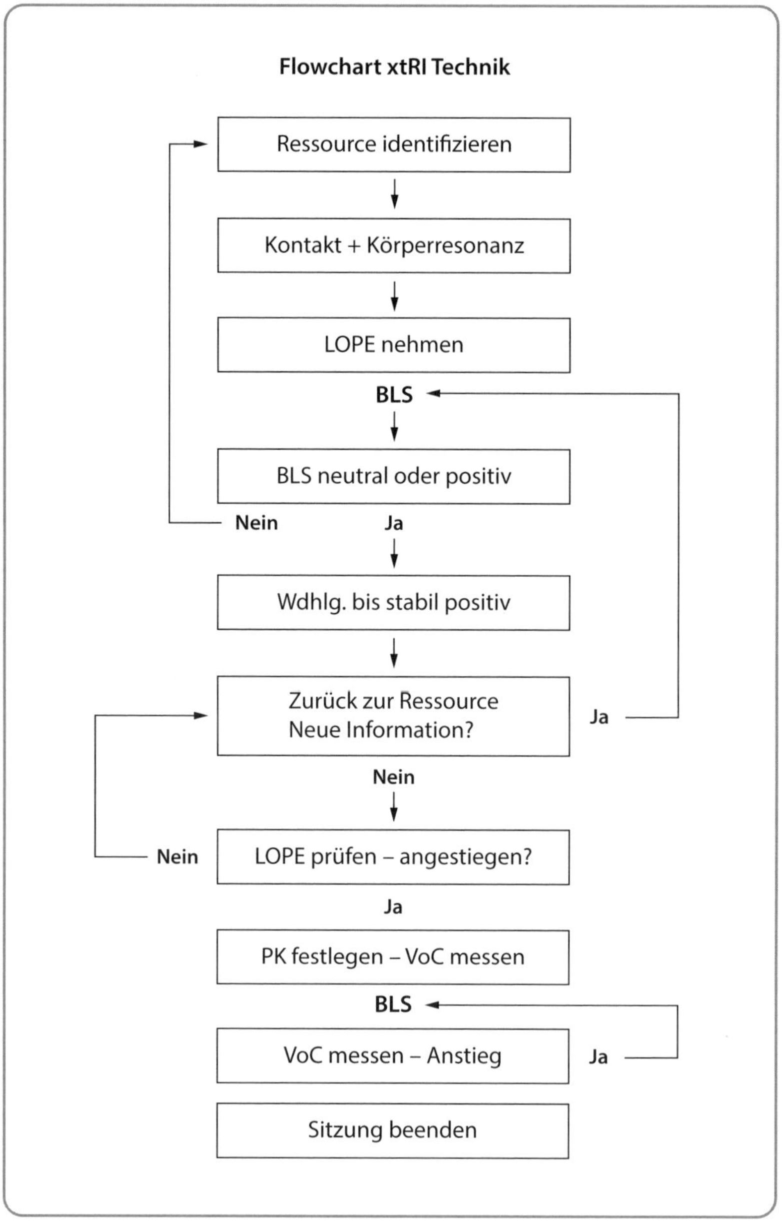

Abbildung 2: xtRI Flussdiagramm

Fallbeispiel 2: xtRI: Eine 54-jährige Krankenschwester ist in der EMDR-Behandlung, deren Kosten von der Berufsgenossenschaft getragen werden. Innerhalb ihrer Ausbildung wurde sie mit 21 Jahren auf dem Arbeitsweg von einem Auto angefahren. Für den Unfall besteht Amnesie. Die komplizierte Fraktur des rechten Beines führte zu einer dauernden Beeinträchtigung des Gehvermögens und einer Arthrose der Knie, die einen Kniegelenksersatz notwendig macht. Sie ist dadurch in der Arbeit und im Alltagsleben eingeschränkt. Der auf sie zukommenden endoprothetischen Operation blickt sie mit großer Sorge entgegen, zumal dadurch unverarbeitete belastende Erinnerungen der früheren Krankenhausaufenthalte wachgerufen werden. Sie berichtet typische Symptome einer PTBS bezogen auf den alten Unfall, die sich danach entwickelten und bis heute bestehen. Bis zwei Jahre vor Behandlungsbeginn erlebte sie posttraumatische Albträume. Allerdings wurde die Diagnose der PTBS erst viele Jahre nach dem Unfall gestellt (IES-R X = 0.39).

Sie ist seit vielen Jahren verheiratet, macht sich aber zunehmend Sorgen um die Gesundheit ihres Mannes, der am Herzen operiert werden musste. Der 21-jährige Sohn leidet von Geburt an unter einer Augenerkrankung, die viele Operationen nötig machte und ihn bis heute stark einschränkt. Kürzlich entwickelte sie eine depressive Episode (BDI = 20). In der Phase 1 zeigen sich keine Hinweise auf frühe Traumatisierung, allerdings auf Bindungsdefizite. Die Patientin befindet sich seit zwei Jahren in Psychotherapie, die jedoch kurz vor dem Ende steht, da die genehmigten Stunden aufgebraucht sind.

Die Patientin stellt sich erstmals 2018 zur Psychotherapie vor. Sie verlangt aktiv eine Behandlung mit der EMDR-Therapie, äußert jedoch gleichzeitig große Ängste vor dem Auftauchen amnestischen Materials. Es werden mit ihr Möglichkeiten und Grenzen der Kostenübernahme der Behandlung durch die Berufsgenossenschaft diskutiert, da hiermit auch eine Begrenzung des therapeutischen Fokus verbunden ist. Die Patientin versteht, dass diese Kostenträgerschaft nicht eine Verlängerung der von ihr vordem geführten Psychotherapie sein kann und entscheidet sich dafür, die Behandlung nach fünf probatorischen Sitzungen zu beenden, um eine stationäre psychosomatische Maßnahme anzustreben. Es gelingt jedoch in den ersten fünf Sitzungen (Phase 1 und 2), eine schwere dissoziative oder weitere somatische Komorbidität auszuschließen und auf die spätere Arbeit mit Ressourcen oder dysfunktional gespeicherten Erinnerungen unter bilateraler Stimulation vorzubereiten.

Die Patientin meldet sich etwa ein Jahr später nach einer für sie enttäuschenden stationären psychosomatischen Rehabilitationsmaßnahme. Sie ist nun bereits seit geraumer Zeit arbeitsunfähig. Darüber hinaus hatte Sie einen Wegeunfall als Autofahrerin erlitten, der zu PTBS-Symptomatik führte (IES-R x = 1.55). Unter dem Eindruck der aktuellen PTBS-Symptomatik ist die Patientin nun für eine EMDR

Therapie motiviert. Nach zwei weiteren vorbereitenden Sitzungen (Phase 2) kann der aktuelle Unfall in drei Sitzungen von 50 Minuten Dauer komplett reprozessiert werden (PK am Ende „Heute bin ich sicher", VoC 7). In der Folgesitzung bleibt die Remission stabil. Die Patientin berichtet jedoch von massiver Angst bezüglich der geplanten stufenweisen Wiedereingliederung. Der Rest der Sitzung wird genutzt, um das Netzwerk hinter der Angst zu explorieren. Die Sitzung wird mit Anwendung der IRI-Technik („Ich fühle mich ernst genommen") beendet.

In Phase 8 am Anfang der nächsten Sitzung (siebte Sitzung) berichtet die Patientin Gefühle von Dankbarkeit und eine angemessene Traurigkeit. Sie öffnet sich bezüglich ihrer eigenen Geschichte und ergänzt diese um wichtige Informationen. Ihr Vater war alkoholabhängig und die damit verbundene Gewalt, wie auch das coabhängige Verhalten der Mutter, waren für sie eine große Belastung in der Kindheit gewesen. Zum Ende der Sitzung wird die xtRI-Technik genutzt. Es wird die Ressource „schwierige Situationen ruhig und besonnen anzugehen" benannt. Die Patientin kann eine Erinnerung aus dem Berufsleben aktivieren. Sie spürt ein positives Gefühl in der Brust und im Bauch. Initial ist der LOPE 6. Nach acht Serien langsamer Augenbewegungen (vier bis zehn pro Serie) verändert sich der positive Fokus nicht mehr. Die Patientin wird dann gebeten, zu der initialen Ressourcenerinnerung zurückzugehen und es wird neu stimuliert. Nach sechs weiteren Serien von Augenbewegungen ist sie in einem stabilen und guten Kontakt mit ihrer Fähigkeit, ruhig und besonnen zu handeln. Am Ressourcenknoten findet sich ein LOPE von 8. Die PK „Ich kann ruhig und besonnen handeln und will diese Fähigkeit weiter stärken" wird bis zu einer VoC von fünf verankert. Die Sitzung muss dann aus Zeitgründen beendet werden. In der Phase 7 berichtet die Patientin, dass sie überrascht ist, wie viele positive Erinnerungen aus ihrem Arbeitsleben im Prozess aufgetaucht sind. Sie berichtet erneut über ein Gefühl von Dankbarkeit und gewachsener Akzeptanz bezüglich ihrer körperlichen Einschränkungen.

In Phase 8 am Anfang der folgenden Sitzung berichtet die Patientin, dass sich weitere positive Erinnerungen gezeigt haben, überwiegend bezogen auf das Arbeitsleben, aber auch auf ihr privates Leben. Die verankerte PK sei ihr auch häufig ins Bewusstsein gekommen. Sie kann die stufenweise Wiedereingliederung mit mehr Zuversicht beginnen. Nun wird es möglich, einen Behandlungsplan für das eigentliche Netzwerk von traumatisierenden Erfahrungen in früheren medizinischen Behandlungen zu entwickeln und Erinnerungsmaterial zu prozessieren.

Die IRI-Technik stützte die Entwicklung der therapeutischen Beziehung. Die Anwendung der xtRI-Technik konnte bei der Patientin ein vorher unzugängliches Netzwerk von Ressourcen aktivieren. Dieser Effekt hielt auch zwischen den Sitzungen an und trug zum Erfolg der Therapie bei. Das Fallbeispiel zeigt, wie ein assoziatives

Prozessieren in Ressourcennetzwerken möglich ist. Dies wurde in der xtRI-Technik durch eine höhere Anzahl von Stimuli in den Serien und eine Rückkehr zum Ressourcenknoten erreicht. Die verankerte PK war für die Patientin auch später hilfreich. Der Anstieg von LOPE und VoC zeigte den Kontakt zum Netzwerk positiver Erinnerungen.

Diskussion

Der Einsatz von Techniken zur Ressourcenstärkung ist eben nicht auf die Phase 2 der Therapie beschränkt. Sie können flexibel über den gesamten Verlauf einer EMDR-Therapie eingesetzt werden. Dies trifft auch für die beiden beschriebenen Techniken zu. Wenngleich beide Techniken sehr flexibel im gesamten Verlauf einer EMDR-Therapie angewandt werden können, bedarf es einer gewissen Vorbereitung. Die allgemeine Psychoedukation und Vorbereitung, besonders das Erklären und Einführen der bilateralen Stimulation in der EMDR-Therapie, ist notwendig. Die Hinweise für bestimmte Gruppen von Patient*innen, z.B. mit einer schweren dissoziativen Störung, sind natürlich ebenfalls zu beachten. Nach meiner eigenen Erfahrung und laut Rückmeldung von Kolleg*innen sind die beiden Techniken unkompliziert einzusetzen und hilfreich. Dies trifft besonders für Patient*innen mit komplexen Störungsbildern zu. Aber natürlich braucht es eine therapeutische Beziehung. Die IRI-Technik ist jedoch geeignet, die Entwicklung der therapeutischen Beziehung zu fördern. Im Allgemeinen empfiehlt sich der Beginn mit der IRI-Technik, bevor zu xtRI übergegangen werden kann. Mit der xtRI-Technik lassen sich Ressourcennetzwerke aktivieren und anreichern. Der oft zu beobachtende Anstieg des LOPE und der VoC ist mit den Beobachtungen von Amano und Toichi (2016) gut zu vereinbaren. Weitere Forschung zur Anwendung der beiden Techniken, wie auch zur Ressourcenstärkung in der EMDR-Therapie im Allgemeinen, ist wünschenswert.

Literatur

Amano, T. & Toichi, M. (2016). The Role of Alternating Bilateral Stimulation in Establishing Positive Cognition in EMDR Therapy: A Multi-Channel Near-Infrared Spectroscopy Study. *PLoS One, 11*(10), e0162735. doi:10.1371/journal.pone.0162735.

Baek, J., Lee, S., Cho, T., Kim, S-W., Kim, M., Yoon, Y., Kim, K. K., Byun, J., Kim, S. J., Jeong, J. & Shin, H-S. (2019). Neural circuits underlying a psychotherapeutic regimen for fear disorders. *Nature, 566*.

Beere, D. (2010). An EMDR protocol for dissociative identity disorder. In M. Luber (Ed.), Eye movement desensitisation and reprocessing (EMDR) scripted protocols: Special populations, 387–425. New York: Springer Publishing.

Civilotti, C., Cussino, M., Callerame, C., Fernandez, I. & Zaccagnino, M. (2019). Changing the Adult State of Mind With Respect to Attachment: An Exploratory Study of the Role of EMDR Psychotherapy. *Journal of EMDR, 13*(3), 176–186.

Hase, M. (2005). *EMDR – Reprocessing of the Addiction Memory.* Paper presented at the 6th EMDR European Conference, Brussels.

Hase, M., Balmaceda, U. M., Ostacoli, L., Liebermann, P., & Hofmann, A. (2017). The AIP Model of EMDR Therapy and Pathogenic Memories. *Frontiers in Psychology, 8*, 1578. doi:10.3389/fpsyg.2017.01578.

Hofmann, A. & Hase, M. (2012). *EMDR in the treatment of depressive disorders.* Paper presented at the Annual conference for EMDR, Madrid, Spain.

Hofmann, F. & Hase, M. (2019). Trauma Psycjo Social Support Plus (TPSS+). A First Step in Conceptualizing a Referral System. Retrieved from University of Erbil.

International Society for Study of Trauma and Dissociation (2011). Guidelines for treating dissociative identity disorder in adults, third revision. Journal of Trauma & Dissociation, 12, 115–187. doe:10.1080/15299732.2011.537247.

Knipe, J. (2010). The method of constant installation of present orientation and safety (CIPOS). In M. Luber (Ed.), *Eye movement desensitization and reprocessing (EMDR) scripted protocols: Special populations,* 235–241. New York: Springer Publishing.

Korn, D. L. & Leeds, A. M. (2002). Preliminary evidence of efficacy for EMDR resource development and installation in the stabilization phase of treatment of complex posttraumatic stress disorder. *Journal of Clinical Psychology, 58*(12), 1465–1487. doi:10.1002/jclp.10099.

Landin-Romero, R., Moreno-Alcazar, A., Pagani, M. & Amann, B. L. (2018). How Does Eye Movement Desensitization and Reprocessing Therapy Work? A Systematic Review on Suggested Mechanisms of Action. *Frontiers in Psychology, 9*.

Leeds, A. M. (2009). Resources in EMDR and Other Trauma-Focused Psychotherapy: A Review. *Journal of EMDR Practice and Research, 3*(3), 152–160. doi:10.1891/1933-3196.3.3.152.

Pagani, M., Amann, B. L., Landin-Romero, R. & Carletto, S. (2017). Eye Movement Desensitization and Reprocessing and Slow Wave Sleep: A Putative Mechanism of Action. *Frontiers in Psychology, 8*, 1935. doi:10.3389/fpsyg.2017.01935

Rost, C. (2014a). Position of Power. In C. Rost (Ed.) *Ressourcenarbeit mit EMDR.* Paderborn: Junfermann, 3. Aufl.

Rost, C. (2014b). Ressourcenaktivierung mit EMDR. In C. Rost (Ed.), *Ressourcenarbeit mit EMDR.* Paderborn: Junfermann, 3. Aufl.

Shapiro, F. (1991). Eye movement desensitization and reprocessing procedure: From EMD to EMDR: A new treatment model for anxiety and related trauma. *The Behavior Therapist, 14*, 133–135.

SHAPIRO, F. (1992). Manual for the training in EMDR – Level 1. Pacific Grove: EMDR-Institute.
SHAPIRO, F. (1995). Eye Movement Desensitization and Reprocessing: Basic Principles, Protocols, and Procedures. New York: Guilford.
SHAPIRO, F. (2001). Eye movement desensitization and reprocessing (EMDR). Basic Principles, Protocols, and Procedures. New York: Guilford, 2. Aufl.
SHAPIRO, F. (2018). Eye Movement Desensitization and Reprocessing (EMDR) Therapy. Basic Principles, Protocols and Procedures. New York: Guilford, 3. Aufl.
SHAPIRO, F. (Ed.). (2002). EMDR as an integrative approach: experts of diverse orientations explore the paradigm prism. Washington, D.C.: American Psychological Association.
SHAPIRO, F. & LALIOTIS, D. (2011). EMDR and the adaptive information processing model: Integrative treatment and case conceptualization. *Clinical Social Work Journal, 39*(2), 191–200. doi:10.1007/s10615-010-0300-7.
SHAPIRO, F. & LALIOTIS, D. (2017a). Weekend 1 Training of the two-part EMDR Therapy Basic Training. Watsonville, CA.
SHAPIRO, F. & LALIOTIS, D. (2017b). Weekend 2 Training of the two-part EMDR Therapy Basic Training. Watsonville, CA.
STEINERT, C., BUMKE, P.J., HOLLEKAMP, R.L., LARISCH, A., LEICHSENRING, F., MATTHESS, H. & KRUSE, J. (2017). Resource activation for treating post-traumatic stress disorder, co-morbid symptoms and impaired functioning: a randomized controlled trial in Cambodia. *Psychological Medicine, 47*(3), 553-564. doi:10.1017/S0033291716002592.
STICKGOLD, R. (2002). EMDR: A putative neurobiological mechanism of action. *Journal of Clinical Psychology, 58*(1), 65–72.
VAN DER HART, O., GROENENDIJK, M., GONZALEZ, A., MOSQUERA, D. & SOLOMON, R. (2013). Dissociation of the personality and EMDR therapy in complex trauma-related disorders: Applications in the stabilisation phase. *Journal of EMDR Practice and Research, 7*(2), 81-94. doe:10.1891/1933-3196.7.2.81.
VALIENTE-GOMEZ, A., MORENO-ALCAZAR, A., TREEN, D., CEDRON, C., COLOM, F., PEREZ, V. & AMANN, B.L. (2017). EMDR beyond PTSD: A Systematic Literature Review. *Frontiers in Psychology, 8*, 1668. doi:10.3389/fpsyg.2017.01668.

4. THEMEN IN DER RESSOURCENARBEIT

4.1 EMDR Online oder E-EMDR

Gisela Roth

Mein erster Kontakt mit elektronischem (E-)EMDR war auf Bali 2010. Während der 1. EMDR Asien Konferenz ging ich am Strand spazieren und sah staunend, wie eine Kollegin auf ihrem Computerbildschirm ihre Patientin aufforderte, bilaterale Stimulationen (BLS) durchzuführen. Wir kamen nach der Sitzung ins Gespräch. Sie erzählte mir, dass es sich um eine komplex traumatisierte Patientin handle, für die die lange Unterbrechung durch die Abwesenheit der Therapeutin zu schwierig gewesen sei. Deswegen machten sie zwischendrin EMDR-Sitzungen online. Ich war fasziniert, zumal ich schon lange mit Patient*innen online arbeitete. Ich lebte und arbeitete in Kenia, behandelte aber Menschen in vielen Ländern Afrikas, wo die Menschen oft keinen Zugang zu traumatherapeutischer Behandlung hatten.

Danach wurde EMDR Online auch Teil meiner Behandlungen. Ich konnte so schon vor Corona die Vorteile von E-EMDR entdecken, die sich in den verschiedenen Lockdown-Situationen für EMDR-Therapeut*innen und vor allem ihre Klient*innen als überlebensnotwendig herausstellten. Ein Beispiel: Ein achtjähriger Junge in einem afrikanischen Land, den ich bereits zweimal zur Behandlung einer Angststörung in Präsenz gesehen hatte, hatte ein akut traumatisierendes Verlusterlebnis, seine Gedanken kreisten darum, er schlief schlecht, nässte ein und konnte sich im Homeschooling nicht konzentrieren. Die Eltern wandten sich trotz der Entfernung an mich, weil ich den Jungen schon kannte. Ich hatte einmal mit der Mutter ein Akutprotokoll für EMDR in Präsenz gemacht. Ich bat die Mutter, in den Sitzungen präsent zu sein und den Jungen für die bilaterale Stimulation auf die Schultern zu tappen. Unsere Internetverbindung war sehr schlecht, aber durch die Präsenz der Mutter im Raum, die mit dem Rhythmus der Phase 4 EMDR vertraut war, konnten wir eine EMDR-Akutprotokoll-Sitzung durchführen. Danach ging es dem Jungen besser, er schlief wieder, nässte nicht mehr ein und war bei der nächsten Sitzung online entspannt und fröhlich.

Was zeichnet EMDR Online aus?

Es ist wirksam, sicher, machbar und kosteneffizient. Erst durch die besondere Covid-Situation entstanden allerdings Studien, die dies belegen:

Studie 1: vorgestellt bei der EMDR Europe Online Conference, 11.–13. Juni 2021: „Internet-based EMDR and CBT as therapeutic aids for the pandemic-related ongoing trauma" (Perri et al.)

Studiendesign: Vergleich der Wirksamkeit von zwei frühen psychotherapeutischen Online-Interventionen für:

1. Mitarbeitende im italienischen Gesundheitswesen,
2. Individuen, die kürzlich wegen der Pandemie einen traumatischen Trauerfall erlebt hatten,
3. vor Kurzem wegen Covid Hospitalisierte.

Die Gruppen wurden zu EMDR vs. TF-CBT randomisiert zugeteilt und mit jeweils sieben Sitzungen behandelt.

Studienresultate: Dies war die erste Untersuchung, in der TF-CBT und EMDR als fortlaufende Online-Traumatherapien randomisiert verglichen wurden.
Beide waren wirksam.
EMDR kann leicht in eine Online-Modalität konvertiert werden.
(Übersetzung aus dem Englischen durch die Autorin)

Studie 2: Karaman, S. et al.: „A Turkish Response to Dealing with a Catastrophic Event: The COVID-19 Pandemic" (Luber 2020)

Studiendesign: Fünf Sitzungen von Online R-TEP (einem EMDR Akutprotokoll – Anmerkung der Autorin),
Studiengröße 426 Teilnehmer*innen, die direkt von Covid betroffen waren, vor allem aus den Bereichen Gesundheitswesen, Behörden, Polizei, Roter Halbmond usw., aber auch Covid-Infizierte und deren Angehörige.
IES-R-Skalen (Impact of Event) wurden vor und einen Monat nach Behandlung erhoben und hatten sich im Durchschnitt von 46,22 auf 26,28 verringert.

Studienresultat: „Vorläufig kann gesagt werden, dass EMDR Online Therapie wirksam ist für die Reduktion von PTBS Symptomen." (Übersetzung aus dem Englischen durch die Autorin)

Studie 3: Mischler et al. (2021): Therapists' Experiences with the Effectiveness and Feasibility of Videoconference-Based Eye Movement Desensitization and Reprocessing.

Dort werden drei andere, vorhergehende Studien erwähnt.

Studiendesign: Auswertung von 102 EMDR-Sitzungsprotokollen von 76 Patient*innen, durchgeführt von 23 Therapeut*innen. Verglichen wurde die SUD-Entwicklung im Verlauf abgeschlossener Sitzungen.

Einige Studienresultate:
Die mittlere Reduktion des SUD-Wertes in allen kompletten Sitzungen war 73,1 %, was vergleichbar mit anderen klinischen Studien (für Präsenz-EMDR – Anmerkung der Autorin) ist.
In fast 14 % der Sitzungen wurde die Internetverbindung unterbrochen, auch bei diesen wurde eine SUD-Verminderung von 68,3 % erreicht und die Hälfte dieser Sitzungen konnte als komplette EMDR-Sitzungen abgeschlossen werden. Selbst bei Dissoziation (11,8 %) konnte eine SUD-Verminderung von 53 % erreicht werden und 1 / 3 dieser Sitzungen konnte als komplette EMDR-Sitzungen abgeschlossen werden.
Vonseiten der Therapeut*innen war die Zufriedenheit hoch, ebenso wie die Bereitschaft, auch nach Covid weiter EMDR online zu verwenden.
Augenbewegungen waren Tappen als alternativer Form bilateraler Stimulation in der Reduktion des SUD signifikant überlegen.

Empfehlungen: M. Luber (2020), Kapitel 5: Mit den ersten Studien kamen erste Empfehlungen, z. B. des EMDR Europe Standards Committees für EMDR Online (und später für EMDR-Training Online) heraus.
„Während der aktuellen Coronavirus-Krise, wird EMDR Therapie Online – die dem Standard-EMDR-Therapieprotokoll folgt – für alle angemessen ausgewählten Klient*innen empfohlen" (Übersetzung aus dem Englischen durch die Autorin).
Ebenfalls empfiehlt das Standards Committee EMD, EMDr, Akutprotokolle, Stabilisierung, Erdung, Psychoedukation, Sicheren Ort sowie Ressourceninstallation und -verstärkung.

Soweit zu den Studien.

Eingangserwägungen zum praktischen Gebrauch von E-EMDR

Viel mehr als in EMDR-Präsenzsitzungen spielt die Technik eine große Rolle, ebenso wie die Datensicherheit. Auf den Aufbau einer tragfähigen Beziehung zwischen Klient*innen und Therapeut*innen muss besonders geachtet werden, weil sie unter erschwerten Bedingungen geschieht.

Bevor wir uns diesen Bereichen zuwenden, ist grundsätzlich zu sagen, dass sich EMDR wegen seiner klaren manualisierten Abläufe, die durch die Online-Arbeit kaum beeinträchtigt werden, besonders gut für die virtuelle Anwendung eignet.

Besondere Vorzüge der EMDR-Online-Anwendung:

- Keine Anfahrtszeiten für Klient*innen und eventuell für Therapeut*innen.
- Keine Ansteckungsgefahr.
- Erlaubt Therapie z. B. bei ausgeprägter Agoraphobie, Bettlägerigkeit, Behinderungen etc. auf beiden Seiten.
- Die Hemmschwelle zur Inanspruchnahme von Therapie überhaupt bzw. von Trauma-Reprozessierung ist eventuell kleiner.
- Wichtige Information bleibt erhalten: Mimik, Prosodie, Sprache und eventuell Körpersprache (je nach Qualität der Verbindung).
- Weltweit möglich (Achtung: nationale Gesetze und Versicherungsfragen beachten).

Nachteile der EMDR- Online-Anwendung

- Die Abrechnung ist unter Umständen schwieriger, z. B. das Einlesen der Krankenkassenkarte.
- Die Identität der Klient*innen festzustellen kann ohne jeglichen Präsenzkontakt schwierig sein.
- Es gilt, nationale Gesetze zu beachten, die zurzeit gerade sehr im Fluss sind, ebenso die Bestimmungen nationaler EMDR-Fachverbände.
- Notfälle brauchen sorgfältige Vorplanung und gezielte Reaktionen auf ungewohntem Terrain.
- Es gibt technische Herausforderungen.

Ein Wort zu den Kosten

Bei ausschließlicher Online-Arbeit wird kein Büro benötigt, Anfahrtszeiten fallen weg, dafür fallen Kosten für die technologische Ausstattung an, insbesondere eine stabile Internetverbindung sowie Computer, Monitor, Tablet, Drucker etc. Zudem braucht es eine räumliche Ausstattung, in der Sie ungestört und vertraulich arbeiten können.

Zur Technik

Wichtig für Therapeut*innen: Eine stabile Internetverbindung und ein von der jeweiligen Therapeuten- oder Ärztekammer genehmigtes Praxisprogramm. Holen Sie die Informationen darüber bei Ihrer Kammer ein. Kosten spielen natürlich auch eine Rolle, sind aber abrechenbar bzw. steuerlich absetzbar. Zentral wichtig ist die Sicherheit des Videokonferenz-Programms. So wie Sie in der Präsenzpraxis keine Lauscher an der Wand wollen, so wenig wollen Sie diese online. Zertifizierte Programme achten darauf, dass niemand außer den von Ihnen Eingeladenen Zugang zu Ihrer Sitzung hat. Gut ist ein Warteraum, der das Einwählen in eine laufende Sitzung verhindert. Was Sie aber nicht verhindern können, sind Zuhörer im Umkreis Ihrer Klient*innen. Danach zu fragen, wie ungestört diese sind, lohnt sich, und oft kommt Überraschendes dabei heraus, z. B. Ehepartner*innen, Freund*innen oder Kinder als unerkannte Teilnehmer*innen. Und natürlich ist es die Bedienerfreundlichkeit, die Ihren Alltag erleichtert oder erschwert.

Wenn für Sie mehrere Programme in Betracht kommen, üben Sie den Umgang mit ihnen, wenn möglich, mit Kolleg*innen ein, einschließlich der gewählten bilateralen Stimulationsverfahren. Entscheiden Sie sich für ein Programm und eventuell eine Alternative, falls das erste ausfällt. Üben Sie, bis Sie sich einigermaßen sicher fühlen, und simulieren Sie dabei auch plötzliche Verbindungsausfälle.

Eine reine **E-Mail Behandlung** eignet sich nicht für EMDR, man kann aber zur Not Stabilisierungsübungen damit erklären. Der gravierendste Nachteil ist, dass kein zeitsynchroner Kontakt möglich ist. Hier ist das **Telefon** mit dem direkten Kontakt meistens vorzuziehen.

*Vorbereitung mit den Klient*innen*

Klären Sie sorgfältig über das Online-Format, seine Vorzüge, Nachteile und Gefahren auf und holen Sie eine Einverständniserklärung der Klien*tinnen für die Online-Arbeit ein. Durch meine besondere Situation habe ich mir angewöhnt, telemedizinische Anwendungen in meine allgemeine Einverständniserklärung mit aufzunehmen. Das vereinfacht den Wechsel zwischen Präsenz- und Online-Arbeit.

Teilen Sie mit, welches Online-Videoprogramm Sie nutzen werden, und üben Sie die Benutzung mit den Klient*innen ein. Erkundigen Sie sich genau nach den technischen Voraussetzungen bei Ihren Klient*innen. Es empfiehlt sich, einen größeren Bildschirm zu benutzen, um möglichst viele visuelle Informationen zu bekommen. Klient*innen sollten zumindest ein Tablet benutzen. Einen Handybildschirm sollten sowohl Sie als auch Ihre Klient*innen nur im Notfall benutzen, weil das Kleinformat einfach zu wenig Informationen gibt und Augenbewegungen schwer nachzuvollziehen sind, ebenso wie die Körpersprache.

Seien Sie gewahr, dass Ihre Klient*innen Ihre Sitzung filmen können. Sie sollten auch dies besprechen. Heimliche Tonaufnahmen können ja auch in Präsenzsitzungen passieren.

Sprechen Sie vorher, z. B. als Teil der Einverständniserklärung, alternative Kontaktdaten ab. Diese brauchen Sie, falls die Technik zusammenbricht, am besten nutzen Sie mehrere: Festnetz, Mobilnummer, E-Mail, Messenger-Dienste wie Signal, WhatsApp usw. Besprechen Sie genau, wie Sie im Fall einer technischen Störung vorgehen werden, z. B. „Als Erstes werde ich Ihre Festnetznummer anrufen, dann das Handy, dann Signal probieren …" Auch für diese Kontaktmöglichkeiten sollte Ihnen die Sicherheit jedes Dienstes bekannt sein und Ihnen sollte klar sein, welche Informationen sicher darüber ausgetauscht werden können. Z. B. sollte WhatsApp nur zur Kontaktaufnahme oder für ähnliche Vorentscheidungen, aber nicht für Inhalte genutzt werden. Auch sollten Sie absprechen, was bei fehlender Kontaktmöglichkeit passiert: Die Klient*innen wenden sich in Notsituationen an Psychiater*innen, den sozialpsychiatrischen Dienst, das Krankenhaus, rufen Freund*innen an, die vorinformiert sind, wenden sich an ihre Partner*innen, Selbsthilfegruppekontakte etc.

Klären Sie auch im Voraus, insbesondere bei instabilen Patient*innen, welche Kontaktmöglichkeiten sie haben, bzw. ob es einen Kontakt gibt, der unterstützend tätig werden kann und im selben Raum, in der Wohnung oder in unmittelbarer Erreichbarkeit ist. Die Patient*innen können z. B. eine Liste mit Kontaktdaten neben dem Onlinemedium liegen haben und Sie können jedes Mal nachfragen, ob die Liste greifbar ist und wer von den Kontakten erreichbar ist. Bei sehr instabilen Klient*innen ist eine Online-Behandlung entweder nicht zu empfehlen oder nur im sicheren Rahmen, z. B. im Beisein einer kompetenten Hilfsperson. Rechnen Sie aber auch bei an sich stabilen Klient*innen mit starken Affekten, die eventuell auch nach der Sitzung noch Unterstützung brauchen und vernachlässigen Sie darum die oben genannten Absprachen nicht. Nichts ist schlimmer als gerade zu hören „Ich denke ernsthaft an Suizid" oder „Mir geht es so schlecht, ich schaffe das nicht mehr", und dann die Verbindung zu verlieren. Auch Sie als Therapeut*in sollten Ihre Kontaktliste für die betroffenen Klient*innen griffbereit neben Ihrem Bildschirm liegen haben, damit Sie im Notfall nicht noch lange in einer Akte suchen müssen. Ein Beispiel: Die an sich stabile erwachsene Klientin prozessiert online stark emotional, Augenbewegungen sind ihr nicht mehr möglich, Tappen mit der Schmetterlingsumarmung war zuvor ausprobiert worden und kommt jetzt zum Einsatz. Mit sehr viel verbaler Unterstützung und langen Sets legt sich das Weinen und die Sitzung kann komplett abgeschlossen werden.

Es lohnt sich, erste Erfahrungen mit Online-EMDR mit stabileren Klient*innen zu sammeln, bevor Sie es mit instabileren versuchen. Denken Sie daran, dass Stabilisierung auch gute Traumatherapie ist und sich viele Stabilisierungsübungen hervorragend online durchführen lassen. Ein Beginn mit Ressourcenprotokollen, CIPOS oder EMD kann für beide Seiten ein hervorragender Einstieg in die Online-Behandlung mit EMDR sein.

In der Arbeit mit **Kindern** sollte eine Bezugsperson entweder im selben Raum (Entscheidung nach denselben Kriterien wie bei Präsenz-EMDR) oder im direkten Umfeld greifbar sein, die weitere Kontaktschritte bei Bedarf einleiten kann.

Kommen wir noch einmal zur Technik. Neben dem Videokonferenzprogramm können Sie ein EMDR-Online-Programm benutzen, wie z. B. EMDR-remote 2.0 (kostenlos) oder remotEMDR, aber dies ist nicht zwingend notwendig. Vorteile sind, wie bei der Arbeit mit dem Lichtbalken, dass Augenbewegungen angestoßen werden, aber sie können diese auch in bewährter Weise mit (kleineren) Handbewegungen initiieren oder die Klient*innen bitten, von einer Ecke das Raumes in die andere zu schauen. Auch auditive bilaterale Stimulation ist durch spezielle Programme möglich, aber auch kostenlos auf das Handy der Klient*innen herunterladbar. Versichern Sie sich, dass die Klient*innen wirklich abwechselnd einen Ton auf jedem Ohr hören. Ganz besonders geeignet ist meiner (und anderer) Erfahrung nach das Tappen. Hier bietet sich die Schmetterlingsumarmung an. Diese sowie Alternativen können im folgenden englischsprachigen YouTube-Video angesehen werden: ↗ https://www.youtube.com/watch?v=iGGJrqscvtU.

Beliebt bei Jugendlichen und Jungen ist der Gorilla Tapp (das wechselnde sich auf die Brust Schlagen), siehe: ↗ https://www.youtube.com/watch?v=cOIjCf7CBBc. Die Klient*innen können ihre Bildschirme so einstellen, dass ihre bilaterale Stimulation ganz zu sehen und eventuell zu hören ist. Auch können Sie über Ihren Bildschirm optisch und akustisch (falls Klient*innen ihre Augen geschlossen haben) den Rhythmus gut vorgeben. Auch dafür ist ein Handybildschirm einfach zu klein, um verlässlich Gesichtsausdruck und die taktile BLS sehen zu können. Für Kinder ist das Tappen auf die Schultern von einer hinter ihnen stehenden Bezugsperson eine sehr gute Möglichkeit bei EMDR Online. Die bevorzugte und alternative BLS sollten wie immer bei EMDR im Vorfeld ausprobiert werden. Mehrere Alternativen sind hilfreich, falls die Modalität der BLS gewechselt werden muss.

Alle von Ihnen gesteuerten BLS sind durch die leichte Asynchronizität zwischen Ihnen und Ihren Klient*innen beeinträchtigt (versuchen Sie mal gemeinsam in einer Videokonferenz Happy Birthday zu singen, dann wissen Sie, wovon ich hier rede). Dies umso mehr, wenn die Asynchronizität erheblich wird. Augenkontakt ist ja ohnehin nicht möglich. Wenn Sie in die Kamera schauen, was Sie öfter tun sollten, können Sie nicht gleichzeitig auf die Augen des Gegenübers achten.

Notizen: Falls Sie sich während der Sitzung Notizen machen wollen, kündigen Sie dies vorher an, damit Ihre Klient*innen wissen, was Sie tun. Die Notizen sollten kurz sein, um möglichst viel Gesichtskontakt halten zu können.

Vorbereitung auf eine Sitzung

Vor einer Sitzung sollten Sie noch mal kurz klären, ob Sie alle Kontaktdaten sowie die Hierarchie bei Ausfall des Internets und im Notfall direkt vor sich haben und der Anrufbeantworter an sowie das Handy auf leise gestellt ist. Achtung, stellen Sie sie wieder an, wenn Telefon oder Handy im Notfall die Kontaktmöglichkeiten sind!

Die erste Sitzung sollte möglichst in Präsenz stattfinden, weil es dem Kennenlernen, aber auch dem Einschätzen der Klient*innen dient. Aber auch vollständig virtuelle Behandlungen sind möglich.

Die acht Phasen des EMDR-Standardprotokolls

Phase 1: Anamnese wie sonst erheben. Zur Stabilisierung eignen sich CIPOS (sich vorher über für das Internet geeignete Aktivitäten Gedanken machen, da z. B. Ballspiel nicht geht), Tresorübung und / oder Wohlfühlort (= sicherer Ort) gut. Bei (längeren) Körperübungen sollte entsprechender Abstand zur Kamera bestehen, um den gesamten Körper zu sehen.

Phase 2: Geeignete BLS; Stoppsignal muss sichtbar sein.

Phase 3: Keine Änderung, eventuell Sitz des Körpergefühls zeigen lassen.

Phase 4: Änderung der BLS, wo nötig. Verbale Unterstützung ist noch wichtiger – checken, ob man gehört wird. Während des Reprozessierens sollte der Bildausschnitt mindestens so sein, dass BLS gesehen werden kann, sowie nahe genug, um Mimik zu sehen.

Emotionales Prozessieren: viel verbale Unterstützung, ansonsten unverändert.

Phase 5: Keine Veränderung.

Phase 6: Eventuell Sitz des Körpergefühls zeigen lassen.

Phase 7: Unverändert, klare Absprachen für Krisensituationen, s.o.

Phase 8: Am Beginn jeder Sitzung: Kontakte, Ausfallhierarchie und Notfallkontakte prüfen sowie Stoppsignal und BLS-Optionen, dann normale Phase 8 und Einstieg.

Ablenkbarkeit: Wenn Sie bei bestimmten Klient*innen anfangen mit Gegenständen zu spielen, zu kritzeln oder E-Mails zu lesen, analysieren Sie, wie sonst auch, was anliegt: Dissoziation beim Klienten, Langeweile, Übertragungsphänomene etc. Nehmen Sie gerne die Hilfe von Supervisor*innen in Anspruch. Wenn Sie hohe Ablenkbarkeit aber bei allen Klient*innen erleben, kann es sein, dass die Online-Arbeit für Sie nicht geeignet ist, z. B. weil Sie zu wenig Präsenz des Gegenübers erleben. Wie auch für Klient*innen kann für unsicher gebundene Therapeut*innen die Online-Arbeit erschwert oder unmöglich sein. Ein Beispiel: Eine Klientin lebt mehrere Tausend Kilometer von der Therapeutin entfernt. Sie kommt regelmäßig zu Intensivbehandlungswochen ihrer komplexen Posttraumatischen Belastungsstörung. Zwischendurch hat sie gelegentlich eine Krise. Mehrfach wird der Versuch einer stabilisierenden Videokonferenz-Intervention gemacht, die sie jeweils abbricht und nach der es ihr schlechter geht. Beide verabreden, dass künftig nur noch unterstützende Messenger-Nachrichten eingesetzt werden, aber keine weiteren Videokonferenzen. Damit stabilisiert sich die Klientin jeweils ausreichend bis zur nächsten geplanten Intensivbehandlung. Deany Laliotis (2020) diskutiert den Einfluss einer unsicheren Bindung von Klient*in oder Therapeut*in auf die Online-Arbeit. Unsicher ängstlich Gebundene haben Angst ihre therapeutische Bindung zu verlieren, unsicher vermeidend Gebundene können mit Online-Arbeit viel anfangen, wenn aber auch die Therapeut*innen unsicher vermeidend gebunden sind, kann es schwierig werden. Bei desorganisiert Gebundenen kann es in der Online-Arbeit besonders schwierig sein, sie präsent zu halten. Sie brauchen oft mehr Zeit zwischendurch für Erdung und Reorientierung.

Naomi Fisher (2021) sagte bei der EMDR Europe Conference 2021, dass Beziehungen online sehr viel intensiver ausfallen können, da das Format nicht zu oberflächlichen Gesprächsthemen einlädt. Auch kann das intensive Einstimmen auf die Klient*innen sehr anstrengend werden. Sie betonte zudem, dass es Vor- und Nachtteile hat, dass das Zuhause der Klient*innen ein notwendiger Bestandteil der Online-Therapie wird. Man erlebt die Familie, Haustiere, Raumgestaltung und vieles andere mehr mit, aber dadurch sind auch Störungen häufiger. Ein Beispiel: Eine Auslandstätige musste wegen Covid ihr Einsatzland verlassen und konnte für ihre Quarantänezeit nur ein winziges Apartment finden. Ihre Familienangehörigen liefen unvermeidbar häufiger durch das Bild, wurden aber mit begrüßt und sie zu kennen wurde im Verlauf einiger EMDR-Sitzungen hilfreich, wenn sich die Klientin auf sie bezog.

*Spezielle Klient*innen*

Die Frage, ob man mit **neuen Klient*innen** arbeiten sollte, wird auch von D. Laliotis (2020) angesprochen. Sie empfiehlt für neue Klienten zunächst die Dringlichkeit einer Behandlung einzuschätzen und eventuell nur Dringendes zu therapieren, Brücken in die Vergangenheit jedoch für spätere Präsenzarbeit aufzuschieben. EMD, EMDr und Akutprotokolle sowie Zukunftsprojektionen bieten sich hier an. Die Entscheidung, was therapeutisch Vorrang hat, sollte immer mit den Klient*innen gemeinsam getroffen werden. Wenn Therapeut*innen sich jedoch unwohl bei der Online-Arbeit mit ihnen unbekannten Klient*innen fühlen, sollten sie dies berücksichtigen, eventuell in einer Supervision bearbeiten oder keine neuen Klient*innen annehmen, bis wieder Präsenz-Therapien möglich sind. Wichtig ist auch zu klären, wie man die Identität der Klient*innen online etabliert. Die Vorlage eines Personalausweises, einer Krankenkassenkarte oder eines anderen Bilddokuments wäre ein Weg. Sie sollten sich von der Krankenkasse eine Bestätigung der Versicherung schicken lassen.

Komplex Traumatisierte: Hier sind Vorerfahrungen mit dieser Patientengruppe entscheidend, insbesondere, wenn Sie sie nur online behandeln. Häufige Verbindungssignale helfen diesen Klient*innen auch online. Kurze Nachfragen nach dem Befinden, eine nicht zu empathische Stimme, die Sicherheit transportiert, kurze verbale Interventionen, eventuell kürzere Sets und mehr Rückmeldung können helfen, ebenso wie mehr über den Körper zu arbeiten. Stabile Klient*innen kann man die Länge der Sets auch selbst bestimmen lassen. Komplex Traumatisierte werden jede Veränderung im Behandlungssetting nach ihren Vorerfahrungen als bedrohlich einschätzen, so auch einen Wechsel zur Online-Arbeit. Darum ist eine sorgfältige Vorbereitung bzw. das Sprechen über die Veränderung und die ausgelösten Reaktionen nötig (siehe auch Laliotis 2020)

Andere Anwendungen: Ich mache seit Jahren EMDR-Einzel- und Gruppensupervisionen online, was sehr gut möglich ist und weit entfernte Supervisanden zusammenbringt.

Stabilisierung und Psychological First AID nach starker Belastung sind ein anderer Einsatzbereich. Grundsätzlich ist gerade in Katastrophen die menschliche Nähe besonders wichtig und Präsenz vorzuziehen, aber oft ist dies nicht machbar. Dann kann Online-Arbeit hilfreich sein.

EMDR-Training kann ebenfalls online in beiden Teilen, den Vorträgen und den Praktika, erfolgreich ablaufen. Für das Praktikum werden dann jeweils kleine Gruppen in sogenannten Breakout-Räumen online gebildet. Gut ist, wenn für die Trainer*innen / Facilitator*innen ein Wechsel der Gruppen möglich ist. Für die Vorlesungsteile muss der Bildschirm der Vortragenden sichtbar sein. Ich empfehle dringend, technische Unterstützung während des gesamten Trainings parat zu haben. Wichtig für Training und Supervisionen sind auch wieder Absprachen, was bei Verbindungsabbruch getan wird, und alternative Kontaktdaten sollten direkt zur Hand sein.

Ein Wort zur **Psychohygiene** bei der Online-Arbeit kommt bewusst zum Schluss, damit sie nicht vergessen wird. D. Laliotis (2020) erwähnt, dass E-EMDR für beide Seiten herausfordernder ist, ermüdend ist und mehr verlangt. Einige Anwender*innen finden die EMDR-Online-Arbeit leichter, aber die meisten würden D. Laliotis zustimmen. Psychohygiene wird umso wichtiger, je mehr Sie online arbeiten bzw. wenn Sie dies ausschließlich tun. Nach Ende einer Sitzung dürfen Sie unbedingt aufstehen, sich recken, gähnen, auf die Schaukel setzen, mit einem Ball spielen und Grimassen schneiden, also in körperliche Aktion gehen. Entspiegeln von übernommenen Körperhaltungen oder Gesichtsausdrücken der Klient*innen vor dem Spiegel hilft ebenfalls. Mit den Notizen können Sie vorhandene Lasten in den Aktenschrank ablegen. Pausen zwischen Sitzungen sollten dem Bewegungsbedürfnis Rechnung tragen, darum sollten Sie eventuell eine etwas längere Pause zwischen Sitzungen, definitiv aber nach zwei bis drei Sitzungen einplanen. In diesen Pausen und zu Arbeitsschluss ist körperliche Bewegung einzuplanen, meist ist bilaterale Stimulation dabei schon mit eingebaut, wie beim Gehen, Laufen oder Radfahren. Sollte dies nicht ausreichen, dann ist es sinnvoll emotionale Spitzen noch einmal für sich selbst zu prozessieren (Augen zwischen Zimmerecken bewegen, tappen oder bilaterale Musik). Auch bei Online-Arbeit lohnt es sich auf Intensität zu achten, also anstrengendere Klient*innen mit Energiegebenden abzuwechseln.

Spüren Sie sorgfältig hin, wie viel Online-Arbeit gut für Sie ist und welchen Ausgleich Sie brauchen. Da gerade in Corona-Zeiten, aber vielleicht auch fortdauernd viele Besprechungen, Fortbildungen, Konferenzen und dergleichen sowie Familienkontakte, Feste etc. online stattfinden, ist das Maß der Verträglichkeit besonders zu prüfen. Bei der Arbeit in Krisensituationen (Covid-Lockdown, Erdbeben, Überschwemmungen, Massendesaster) ist es zentral wichtig, sich bewusst zu sein, dass man selbst betroffen ist. Das kann z. B. Covid-Maßnahmen oder eigene kranke Angehörige und auch eigene Ängste betreffen. Das Ausmaß der geschilderten Katastrophen kann Ihre Verarbeitungskapazität übersteigen und zu sekundärer Traumatisierung führen. Noch einmal D. Laliotis (2020): Sie sagt, dass die Erfahrung des gemeinsamen Erlebens bei angemessener Transparenz der Therapeut*innen sehr hilfreich für den therapeutischen Prozess sein kann. Hilflosigkeit, fehlende Antworten und eigene Ängste können im angemessenen Rahmen mitgeteilt werden. Katastrophen geben in den Augen unserer Klient*innen dem, was wir als Therapeut*innen tun oder unterlassen, noch mehr Bedeutung und ihre Reaktionen fallen darum heftiger aus. Supervision ist also noch essenzieller als sonst und die Verbindung mit Kolleg*innen ein wichtiges Mittel gegen die Isolation der Online Arbeit. Gerade für die Psychohygiene gilt: „Es gibt nichts Gutes, außer man tut es."

Ich wünsche Ihnen einen guten Einstieg oder weiter ein gutes Arbeiten mit EMDR Online. Es lohnt sich!

Literatur

Fisher, N. (2021). Using EMDR Online: So much More than the Tech! EMDR Europe Online Conference, June 11–13.2021.

Karaman, S.; Yurtsever, A.; Kaya, S. & Konuk, E. (2020). A Turkish Response to Dealing with a Catastrophic Event: The COVID-19 Pandemic. In: Luber, M. (Hrsg.): *EMDR Resources in the Era of Covid-19. Published Independently.*

Laliotis, D. (2020). Therapy in a Time of Turmoil. Stray Thoughts. In: Luber, M. (Hrsg.): *EMDR Resources in the Era of Covid-19. Published Independently.*

Luber, M. (Hrsg.). *EMDR Resources in the Era of Covid-19. Published Independently.*

Mischler, C.; Hofmann, A.; Behnke, A.; Matits, L.; Lehnung, M.; Varadarajan, S.; Rojas, R.; Kolassa, I. T. & Tumani, V. (2021). Therapists' Experiences with the Effectiveness and Feasibility of Videoconference-Based Eye Movement Desensitization and Reprocessing. *Frontiers in Psychology,* October 5;12:748712. doi: 10.3389/fpsyg.2021.748712.

Perri, R. L.; Castelli, P.; La Rosa, C.; Zucchi, T. & Onofri, A. (2021). Internet-based EMDR and CBT as therapeutic aids for the pandemic-related ongoing trauma. EMDR Europe Online Conference, June 11–13.2021.

The EMDR Europe Standards Committee (2020). Recommendations for the Use of Online EMDR Therapy During the Covid-19 Pandemic. In: Luber, M. (Hrsg.): *EMDR Resources in the Era of Covid-19. Published Independently.*

4.2 Tierische Ressourcen: Hund und Katze in der EMDR-Psychotherapie

Silke Mehler

Kennen Sie auch Geschichten von Kolleg*innen, die über den geplant oder ungeplant hilfreichen Einsatz von (Haus-)Tieren in der psychotherapeutischen Sitzung berichten können? Möglicherweise liegt bei Ihnen selbst im Therapieraum ein Hund auf seiner Decke? Oder gehören Sie gar zu den Auserwählten, deren Praxisraum von einer Katze für ihr Nickerchen oder zur gnädigen therapeutischen Mitarbeit aufgesucht wird? Erlauben Sie vielleicht Ihren Patient*innen, den eigenen Hund zur Psychotherapie mitzubringen?

Falls in Ihrem Therapieraum auch jetzt schon Tiere anwesend sind, lassen Sie sich inspirieren, sie für den Aufbau von Ressourcen bei Ihren Patient*innen miteinzubeziehen.

In den letzten 20 Jahren hat sich bezüglich tiergestützter (Psycho-)Therapie international vieles entwickelt. In unterschiedlichen Studien konnten vielfältige gesundheitsfördernde Einflüsse von Tier-Mensch-Interaktionen auf physischer, psychischer und Verhaltensebene nachgewiesen werden (Julius et al. 2014). Es finden sich Veröffentlichungen zu pferdegestützter Psychotherapie, z. B. von Nina Romanczuk-Seiferth (2021) oder Sarah Jenkins (2013), welche mit „The equiLateral Protocol" das erste tiergestützte EMDR-Protokoll in Zusammenarbeit mit Pferden entwickelt und es seitdem auf mehreren EMDR-Konferenzen vorgestellt hat. Außerdem werden z. B. hundegestützte Psychotherapie (Ganser 2021), tiergestützte Kinderpsychotherapie (Prothmann 2012), Psychotherapie mit verschiedenen Tieren wie Meerschweinchen, Kaninchen, Wellensittichen, Katzen und Hunden (Frick Tanner 2016), der Einbezug von Vögeln, Lamas, Hühnern oder Schafen in die Behandlung von Depressionen und Demenz bei Senior*innen sowie tiergestützte Arbeit in der Behandlung von Menschen mit Traumafolgestörungen (Tedeschi & Jenkins 2019) beschrieben.

In Jugendhilfeeinrichtungen, in Schulen, im Strafvollzug, in Senioreneinrichtungen, in Psychiatrien sowie in Psychotherapeutischen und Psychosomatischen Kliniken wurden inzwischen Konzepte entwickelt, in denen Menschen entweder ihr Begleittier mitbringen oder sich für ein tiergestütztes Behandlungsangebot entscheiden können. Wenn wir lebende Tiere in die Therapie miteinbeziehen wollen, ist es wichtig, damit absichtsvoll und reflektiert umzugehen. Dazu finden sich Diskussionen über sinnvolle Konzepte, Ausbildung der Therapeut*innen und das Wohl des Tieres sowie mögliche Risiken und Nebenwirkungen in diversen Beiträgen (z. B. dgvt Schwerpunkt 1/2021).

Wie kann der Einstieg in die Arbeit mit den tierischen Co-Therapeut*innen gelingen? Vielleicht über „pflegeleichte Tierkontakte" mit Kuscheltieren oder in der Imagination?

Fürsorge für Kuscheltiere oder Tierfiguren

Auch Plüschfellnasen haben ihren Platz als Tröster, freundliche (Lebens-) Begleiter und wichtige Zeugen im Leben und in der Psychotherapie. Sie sind unproblematisch in der Verwendung im Praxisraum, als externalisierte Stellvertreter jederzeit verfügbar und folgen völlig der Regie der Patient*in auf der äußeren Bühne. Die Erinnerung an sie oder der heutige Kontakt mit ihnen kann als Zugang zu Ressourcen genutzt werden, die Schwieriges im Leben aushaltbarer gemacht haben. Mit liebevoller mütterlicher oder väterlicher Energie aufgeladene „Übergangsobjekte" (Winnicott 1969) haben schon manches Heimweh von Kindern gelindert.

Ferner sind Kuscheltiere nicht zu unterschätzen als haptisch „haltendes" Element, und auch als Bindungs-aktivierendes Element (Harlow 1958). „Wenn ich es halte, hält es mich."

Neben all den wunderbaren Möglichkeiten, Kuscheltiere oder kleine Holz- oder Kunststofftierchen als Symbolisierungsmöglichkeiten in der psychotherapeutischen Arbeit auch mit Erwachsenen einzusetzen, möchte ich auf die *Huggy-Puppy*-Intervention von Avi Sadeh und Kolleg*innen hinweisen. Diese Intervention wurde für die Reduktion von kriegsbedingter Stresssymptomatik bei kleinen Kindern (im Alter von zwei bis sieben Jahren) in einem Flüchtlingscamp nach dem Israel-Libanon-Krieg entwickelt und beforscht. Den Kindern wurde ein „bedürftiges" Kuscheltier geschenkt und unter Einbeziehung der Eltern wurden sie angeregt, sich in der nächsten Zeit darum zu kümmern, es zu trösten und zu versorgen. In replizierten Untersuchungen konnte gezeigt werden, dass diese Kinder im Follow-up nach drei Monaten deutlich weniger Stresssymptomatik zeigten als die Vergleichsgruppe (Sadeh et al. 2008). Untersucht wurde diese hilfreiche Intervention auch bei kindlichen Nachtängsten (Kushnir & Sadeh 2012).

Imaginierte tierische Ressourcen

Krafttiere, innere hilfreiche Wesen oder imaginierte Freunde tauchen bei Kindern oft spontan als Unterstützung auf. Sie wünschen sich häufig Tiere als Begleitung, wenn es um Unterstützung für herausfordernde Situationen geht. Wie heilsam und unterstützend und manchmal weise ein imaginierter tierischer Freund sein kann, wissen wir nicht erst seitdem wir Charlie Brown und Snoopy in „Peanuts“ kennen oder Calvins Abenteuer mit Tigerfreund Hobbes in „Calvin & Hobbes“ (Waterson 1988) oder die Tiere in „Der Junge, der Maulwurf, der Fuchs und das Pferd“ (Mackery 2021).

Die grundlegende menschliche Fähigkeit, sich Tieren und deren Qualitäten verbunden zu fühlen, greift Peter Liebermann in seinem Krafttier-Protokoll auf:

Krafttier-Protokoll (nach Peter Liebermann)

Die Entwicklung eines imaginierten Helfers, hier ein Tier, ist insbesondere dann hilfreich, wenn eigene Erfahrungen mit benötigten Eigenschaften oder Fähigkeiten nicht zur Verfügung stehen, ambivalent besetzt sind oder schlecht erinnert werden können.

Auswahl des Helfers:
- „Welche Eigenschaft oder Fähigkeit würden Sie sich wünschen, um das Problem XY zu lösen?“ (vielleicht auch die Kombination von mehreren Eigenschaften)
- „Wenn es ein Tier gäbe, das diese Fähigkeit(-en) vereint, was für ein Tier könnte dies sein?“ (auch Fantasietiere oder andere Naturwesen sind möglich)

In Kontakt mit dem Tier gehen:
- „Was macht das Tier jetzt?“ (kurz beschreiben lassen, was in der Fantasie auftaucht)
- „Wenn Sie über Ihren Körper Kontakt mit dem Tier aufnehmen könnten, wo könnten Sie es bei sich spüren?“
- „Gehen Sie in Ihrer Vorstellung näher in Kontakt zu dem Tier. Was macht es jetzt?“
- Langsame kurze Sets (vier bis acht Mal) bilateraler Stimulation (BLS)
- Bei Bedarf nachfragen: „Was ist jetzt?“
- Nach ca. vier Sets können Sie die körperliche Verankerung überprüfen, um sicherzugehen, dass die Vorstellung des Tieres positiv besetzt bleibt.
- „Was spüren Sie im Körper?“ BLS
- Bei positiver Rückmeldung weitere BLS mit Fokus auf das Körpergefühl mit weiteren Rückmeldungen der Patient*in.
- Falls keine Veränderung mehr auftritt oder aber sogar das positive Empfinden der Patient*in generalisiert:
- „Was ist jetzt?“ Das Körpergefühl so lange weiter mit BLS verankern, bis es nicht mehr positiver wird; wenn möglich bis zur Generalisierung.
- „Beobachten Sie, ob sich das Körpergefühl ausbreiten kann.“

- Danach überprüfen, wie sich mit diesem positiven Körpergefühl der Blick auf das zu lösende Problem verändert hat.
- „Wenn Sie jetzt in Kontakt mit dieser Ressource auf Ihr Problem schauen würden, was wäre anders?“

Meist erleben Patient*innen auf der Basis eines positiv getönten Bezugs zum vorgestellten Tier innere Stärkung oder eine psychische Entlastung. Manchmal treten jedoch auch störende Phänomene im Prozess auf, mit welchen ein guter Umgang gefunden werden will.

Zum einen kann durch eine zu große Distanz zum imaginierten Tier der spürbare Kontakt erschwert sein, zum anderen kann es zu einem Erleben von Verschmelzung damit kommen. In diesen Fällen lassen Sie sich genau beschreiben, was die Patient*innen als angenehmen Abstand empfinden, und helfen dabei, diesen herzustellen. Wenn das Tier nach wenigen Sets von anderen Wesen bedroht wird, ist entscheidend, ob es mit seinen Verfolgern fertig wird. Wenn ja, setzen Sie den Prozess mit weiteren Sets BLS fort. Sollte es seine Verfolger jedoch nicht überwinden, gehen Sie zum Ausgangsbild zurück. Evtl. brechen Sie ab und stabilisieren Sie die Patient*innen mit anderen Mitteln.

Es kann den seltenen Fall geben, dass das ausgewählte Tier stärker erscheint als das Selbstbild der Patient*innen es erlaubt. Wenn z. B. eine Angstpatientin einen Tiger imaginiert und über dessen Stärke in Verbindung mit dem eigenen Erleben erschrickt, kann Sie eingeladen werden, die Auswahl des Tieres zu verändern. Auch ein „Stubentiger“ kann sehr wehrhaft sein, macht aber nicht so viel Angst.

Es kommt durchaus auch vor, dass Patient*innen nach der Erarbeitung der Ressource bei näherer Beschäftigung mit der Natur des Tieres feststellen, dass es vermeintlich „böse“ ist. Eisbären können bei großem Hunger ihre eigenen Jungen töten und auch eine flauschige Katze ist keine Vegetarierin und verspeist schon mal ein Kaninchen. Es empfiehlt sich dann ein pragmatischer Umgang: entweder ein anderes Tier für die Ressource suchen oder mit dem Widerspruch zwischen imaginierter und der in der Natur vorkommenden Tierart leben können! Einen kuscheligen, genüsslich Birnen kauenden Säbelzahntiger wird man in keiner Tierenzyklopädie finden.

Beispiele aus der Praxis

Mit dem Panther zum Zahnarzt

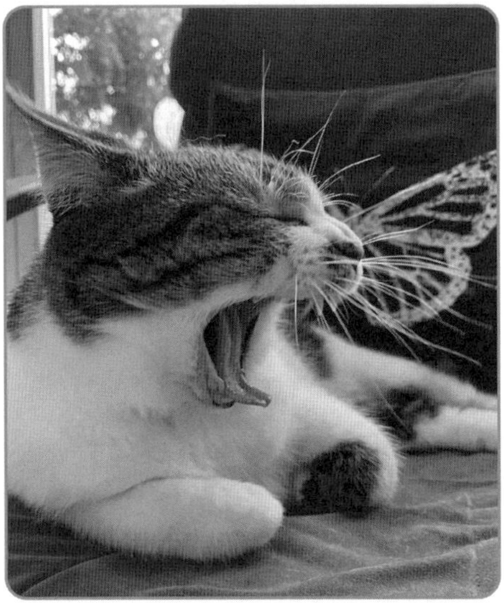

Frau L. schafft es, mithilfe eines „Panthers" an ihrer rechten Seite, endlich die Praxis ihres Zahnarztes zu betreten.

Ihr hatten bisher Mut sowie gefühlte Unterstützung für Schutz und Stärke gefehlt. Sie hat sich ihr Begleittier in der Therapie mit den gewünschten Eigenschaften imaginiert, und dann inneren Kontakt zu ihm aufgenommen. „Bist du ganz auf meiner Seite?" … „Bist du für diese Aufgabe das richtige Tier?" … „Gibt es ein anderes Tier, das noch besser geeignet ist?" … Dann wird mit dem „Panther" der aktuelle Auftrag verhandelt, in diesem Fall Frau L. zu beschützen und zu begleiten, und das soll sie möglichst körperlich als stärkendes Gefühl spüren. „Wo soll er neben Ihnen sein? Links oder rechts? Oder eher hinter oder vor Ihnen? Können Sie es spüren?" Dies wird mit mehreren Sets bilateraler Stimulation so verstärkt, bis es gut spürbar ist. Als nächster Schritt wird die Patientin gebeten, sich das Wartezimmer des Zahnarztes zusammen mit ihrer tierischen Begleitung vorzustellen. Wenn das weiterhin positiv oder wenigstens neutral erlebt wird, erneut BLS.

Auch der Erfolg wird natürlich in der nächsten Sitzung wieder mit bilateraler Stimulation verstärkt. „In welchem Moment konnten Sie Ihren Erfolg am deutlichsten spüren?" … „Vor oder im Wartezimmer, oder als Sie zu Hause realisiert haben, es geschafft zu haben?", „Wo im Körper haben Sie es am deutlichsten gemerkt?", „Wo im Körper spüren sie es jetzt – wenigstens ein bisschen?" – BLS"

Unterstützen Sie Ihre Patient*innen darin, zu überprüfen, ob das gewählte Tier die jetzt benötigten Eigenschaften für die Herausforderung besitzt. Eine Schnecke könnte sicherlich gut den Wunsch unterstützen, sich zurückziehen zu dürfen, ist aber als Modell für „sich wehren können" vielleicht nicht so gut geeignet. Ein um die Schulter gelegter Elefantenrüssel, liebevoll und stärkend, hilft bei schwierigen Gesprächen oder dabei, eine Traumakonfrontation besser durchzustehen. Bleiben Sie offen für das, was innerlich bei Ihren Patient*innen entsteht.

Die Hand auf dem Fell der Katze

Eine Patientin findet zunächst keine Ressourcen, nichts, das für ein paar Sekunden ein Wohlgefühl oder wenigstens ein neutrales Gefühl auslösen würde. Wir suchen einfach weiter und sie findet schließlich den (erinnerten) angenehmen Moment, an dem ihre Hand das Fell einer Katze berührt hatte. Wir können diesen Moment mit bilateraler Stimulation verankern im Sinne der „Position of Power". Wir kommen immer wieder in vielen nachfolgenden Stunden darauf zurück, beim Pendeln zwischen belastenden Gefühlen, Erfahrungen oder Alltagssituationen und dem körperlich erinnerten Gefühl in ihrer Hand, die das Fell der Katze berührt.

Wie wäre es erst gewesen, wenn damals eine reale Katze neben oder auf den Beinen der Patientin gelegen hätte und sie nicht nur das Fell, sondern auch die Wärme, das Vibrieren und ihr Schnurren erlebt hätte? Der heilsame Effekt des Schnurrens und des Körperkontakts mit Katzen auf die physiologischen Reaktionen beim Menschen (Henderson 2017) ist belegt.

Ressourceninstallation mit imaginierten Helfern, Tieren, Wesen aus Märchen, Mythen und Natur sind inzwischen an vielen Stellen auch in der EMDR-Literatur beschrieben worden. Zur Ressourcenaktivierung findet sich in der Psychotraumatologie (Reddemann 2001), in der Hypnotherapie und ursprünglich im Schamanismus die Anregung, in Kontakt zu gehen mit unseren inneren hilfreichen Wesen und Krafttieren, die uns in der Bewältigung von aktuellen und früheren Belastungen unterstützen können. Der Kontakt zu Tieren gehört zu den menschlichen Grunderfahrungen. Durch die Bilder der Höhlenmalerei wissen wir, dass Menschen schon damals versucht haben, sich mit den Eigenschaften und Kräften von Tieren zu verbinden.

*EMDR mithilfe lebendiger tierischer Co-Therapeut*innen*

Häufig sind es Hunde, die zunächst einfach „nur" mit im Therapieraum anwesend sind, um dann sehr bald als „tierische Mitarbeiter*innen" und als Ressource für die Therapeut*innen entdeckt werden, die sie dann nicht mehr missen möchten.

Katzen im Therapieraum sind überzeugende Rollenmodelle für ressourcenorientierte und sehr körperlich wahrnehmbare Selbstfürsorge. Sie liegen entspannt an warmen Lieblingsplätzen, kommen und gehen, wann sie wollen. Sie schaffen es, ihren Menschen mit eindeutiger Körpersprache und nur wenigen Lauten ihre Bedürfnisse mitzuteilen, oder sie mit ihrer Spielfreude anzustecken. Und sie scheinen weder Scham noch Schuldgefühle zu kennen, wenn sie für sich sorgen. Auch lassen sich

Katzen nicht zu Entscheidungen drängen, sie nehmen sich Zeit. Das sind alles Eigenschaften, um die sie von vielen Menschen, die in unseren Therapieräumen sitzen, beneidet werden. Somit kann ein wertvoller Erfahrungsraum entstehen, der therapeutisch genutzt werden kann.

Fehlende Bindungs- und Beziehungsunterstützung gilt als größter Faktor bei der Chronifizierung einer PTBS. Im Hinblick darauf, dass die glückende Beziehungs- und Bindungserfahrung als wesentlicher Faktor im Heilungsprozess betrachtet werden kann, sind die Erfahrungen in der tiergestützten Psychotherapie bedeutsam.

Unterschiedliche Mensch-Tier-Teams entwickeln aufgrund ihrer spezifischen Fähigkeiten eine individuelle Art, miteinander zu interagieren. Ich höre immer wieder berührende und erstaunliche Geschichten, wie Hunde und Katzen im therapeutischen Setting sehr hilfreich sind, sei es für eine zusätzliche diagnostische Einschätzung (unterschiedliche Reaktionen des Tieres auf Patient*innen und umgekehrt), durch das Vermitteln von Trost und Zuwendung über Blick und Körperkontakt und als Rollenmodelle („So selbstverständlich möchte ich mich auch mal entspannen oder abgrenzen können!") oder einfach als freundlicher, nicht bewertender Dritter im Raum, mit dessen Hilfe neue Erfahrungen gemacht werden können.

Zum Beispiel kann sich eine Patientin mit dem anfangs noch sehr ängstlichen jungen Hund gut identifizieren und schöpft aus dessen positiver Entwicklung selbst Hoffnung für ihre eigene Entwicklung.

Neben Spiel- und Explorationsfreude, Neugier und Ressourcenorientierung leben Katzen und Hunde aber vor allem im Hier und Jetzt. Sie sind bereits Meister*innen in Bedürfniswahrnehmung und Selbstfürsorge und, ganz wichtig, sie kommunizieren authentisch überwiegend durch Körpersprache, ohne Erwartung, wie Menschen bzw. andere Lebewesen zu sein haben. Und sie bewerten und urteilen nicht!

Um Neues in sich entwickeln und erarbeiten zu können, braucht es neben ausreichender Motivation und der Bereitschaft, neue Erfahrungen zu wagen, vor allem das Gefühl von (relativer) Sicherheit und Verbundenheit (siehe auch Kapitel 4.6). Bei ängstlichen und bindungsunsicheren Patient*innen (sofern sie vorher keine belastenden oder gar traumatisierenden Erfahrungen mit Hund oder Katze gemacht haben), zeigt ein friedlich schlafendes Tier im Praxisraum an: „Hier ist es nicht gefährlich!" Wie eine Patientin sagte: „Wenn ein Hund und eine Katze hier gemütlich schlafen können, scheint es hier sicher genug zu sein!"

Neugier, Spiel und Explorationsfreude ist bei traumatisierten Menschen häufig entwicklungsbedürftig, da aufgrund der traumatischen Erfahrungen der Wunsch nach Kontrolle und Vorhersehbarkeit verständlicherweise sehr groß ist und Neugier und Spiel oft sanktioniert wurden. „Besser keine (weiteren) Überraschungen!"

Meine tierischen Co-Therapeut*innen Katze „Lienchen“ und Hündin „Coco“ haben (manchmal) selbst Spaß am Entdecken und Spielen, mit ihnen sind kleine Experimente möglich und sie sind für manche Überraschung gut!

Auch für die Entwicklung von Selbstfürsorge, wie die Pflege und Versorgung des eigenen Körpers, Ausruhen und Genießen, konnte sich bei vielen Menschen, die schon früh damit beschäftigt waren auf der Hut zu sein, um zu überleben, wenig Erfahrung aufbauen. Bei ihnen entstand stattdessen die Einstellung: „Das habe ich sowieso nicht verdient!“.

Zusätzlich zur Beobachtung als Rollenmodell laden Tiere ein, direkt mit ihnen in Kontakt zu gehen durch Blicke, direkten Körperkontakt, Streicheln. Durch Fürsorgeverhalten mit Haut- bzw. Fellkontakt zu Tieren wird das menschliche wie das tierische Oxytocin-System aktiviert, das dafür sorgt, dass Stress und Angst reduziert werden, mehr Vertrauen entsteht und damit soziale Interaktionen erleichtert werden.

Julius und Mitarbeiter*innen haben herausgefunden, dass sich die frühkindlich erworbenen Bindungsmuster zu engen Bezugspersonen *nicht* auf die Bindung zum Haustier übertragen, sondern tatsächlich signifikant häufiger sichere Bindungen zu eigenen Tieren bestehen als zu Menschen (Julius et al. 2014).

Die unsicheren oder desorganisierten Bindungsmuster komplex traumatisierter Patient*innen übertragen sich auch auf die therapeutische Beziehung.

Wenn mit einem guten Kontakt zu dem Tier im Therapieraum gleichzeitig ein sicheres Bindungsverhalten aktiviert wird, entsteht zum einen ein Diskrepanzerleben und zum anderen die Chance, dass die positive Beziehung zum Tier als Katalysator für die therapeutische Beziehung wirksam wird.

Auch die Beobachtung der Patient*innen, wie die Therapeut*innen auf die Tiere reagieren, hilft natürlich, sie besser einschätzen zu können. Dadurch kann der Aufbau einer guten therapeutischen Beziehung erleichtert und der dafür benötigte Zeitraum verkürzt werden.

Nicht nur menschliche, auch die tierischen Therapeut*innen reagieren auf spezifische Weise auf die Patient*innen. Wenn sich daraus positiv erlebte Beziehungserfahrungen direkt ergeben, wird dies zu einer Gegenwartsressource (Kapitel 3.6). Wenn z. B. jemand seine Gefühle schlecht zeigen kann, sich der Hund aber schützend vor den Stuhl legt, könnte ich sagen: „Mein Hund denkt, dass es hier vielleicht gerade schwieriger für Sie ist, als ich es wahrnehme. Wie ist das für Sie? Hat mein Hund es richtig wahrgenommen?“

Ein komplex traumatisierter Patient beschrieb sein Erleben im Kontakt zu Hündin Coco und Katze Lienchen einmal so: „Durch reichlich negative Erfahrungen mit

Menschen fällt es mir unendlich schwer, eine zuverlässige Bindung zu Ihnen aufzubauen. Früher habe ich eigentlich nur Tieren vertraut und nur dort eine Beziehung mit gegenseitigem Respekt und Freundlichkeit gefunden. Wenn ein Tier im Raum ist, fühlt es sich leichter an. Coco ist nicht hinterlistig und sie versucht mich aufzuheitern, wenn ich mal in schmerzhaften Erinnerungen feststecke. Jetzt, im Kontakt mit diesem tierischen Team hier, traue ich mich, auch menschliche Beziehungen auszuprobieren."

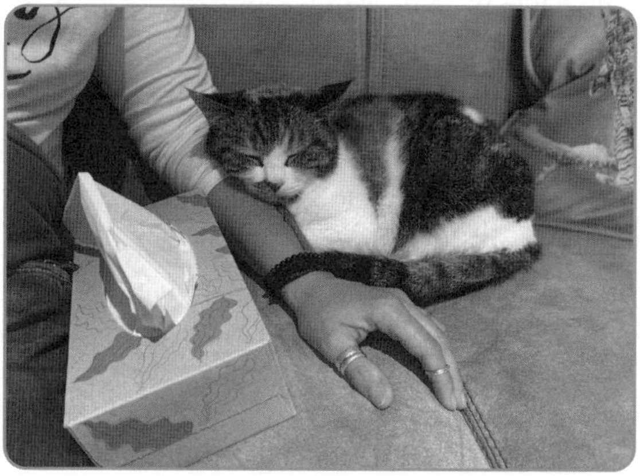

Spezifische tiergestützte Interventionen in der EMDR-Psychotherapie

Die anwesenden Kleintiere, wie der Hund des Patienten oder die Katze der Therapeutin, können den therapeutischen EMDR-Prozess unterstützen. Dies geschieht zum einen durch das Beobachten und „Ausleihen" ihrer Fähigkeiten, und zum anderen durch das Erleben des (Körper-)Kontaktes mit den tierischen Co-Therapeut*innen. Zudem können kleine Aktionen zum Erleben von Ressourcenerfahrungen initiiert werden, die nachfolgend an Beispielen beschrieben werden.

Aktivierung und Verankerung positiver Körper-States

Meine Katze Lienchen entscheidet sich manchmal für eine Streicheleinheit auf dem Schoß der Patient*innen oder neben ihnen, wobei sich schon hierbei die wichtige Frage auftut: „Woran merken Sie, ob es jetzt gerade auch für Sie angenehm ist?" Falls ja: „Wo können Sie es in Ihrem Körper jetzt wahrnehmen?" Wenn es positiv wahrgenommen werden kann, verstärke ich mit langsamen BLS.

Falls es nicht angenehm erlebt wird, frage ich: „Wie können Sie dafür sorgen, dass es für Sie selbst angenehmer wird?" ... „Was würde Lienchen tun, wenn es ihr unbequem wäre?" ... Falls eine gute Idee entsteht: „Woran spüren Sie, dass Sie gerade gut für sich gesorgt haben?" ... „Wo spüren Sie den Erfolg im Körper?" – BLS

Lienchen geht einfach, wenn sie genug hat. „Wie mag sich das für sie anfühlen? Wenn Sie sich in sie hineinversetzten, wo würden Sie es im Körper spüren?" … „Nehmen Sie es ihr übel oder ist es okay, dass Lienchen frei entscheidet?" … „Um welche Fähigkeit beneiden Sie sie?" …

„Ist das Körpererleben bei Berührung des Fells oder die Wärme, die das Tier auf Ihrem Schoß ausstrahlt, angenehm für Sie?", „Können Sie das Schnurren oder Schnarchen hören?", „Was löst es bei Ihnen aus?", „Wo können Sie dieses angenehme Gefühl im Körper gerade spüren?" … „Wie viel Prozent dieses angenehmen Gefühls sind für den Moment gut aushaltbar?" … „Nehmen Sie es wahr und folgen Sie dem Finger."

Erweiterung basaler Kognitionen

Katzen, vor allem Freigänger, sind zwar nicht so terminsicher wie Hunde, aber sie vermitteln sehr deutlich, dass sie aus sehr eigenen Beweggründen im Therapiesetting anwesend sein wollen oder eben nicht. Daher kann man davon ausgehen, dass sie es wirklich mögen, da zu sein, wenn sie es sind.

Ich darf gehen

Eine Patientin beschäftigt sich in den Therapiestunden schon einige Zeit damit, eine schwierige häusliche Situation zu verlassen. Irgendwann beobachtet sie, wie Lienchen einfach aufsteht, sich streckt und durch das offenstehende Fenster den Raum verlässt. In diesem Moment gelingt es der Patientin, selbst einen Entschluss zu fassen: „Auch ich darf gehen, wenn es nicht mehr gut für mich ist!" Mit der Bitte, genau wahrzunehmen, wie sie diesen Satz jetzt körperlich spüren kann, richtet sich die Patientin auf und wir verankern ihren Entschluss und ihr Körperempfinden mit BLS.

Wenn es sich nicht um perfekt trainierte Tiere handelt, sondern solche, die ihren eigenen Bedürfnissen auch im therapeutischen Setting nachgehen können, wird es sicher auch die ein oder andere Situation geben, in der beobachtet und erlebt werden kann: *Ich bin okay, auch wenn ich nicht perfekt bin.*

Einweben von Ressourcen

Beschützen und beschützt werden

Mein Hund macht sich unweigerlich bei einem für ihn spezifischen Trigger am Rand seines Reviers (Straße vor der Praxis) laut bemerkbar. Für eine Patientin ist dies der Anlass, das laut protestierende Bellen zukünftig als hilfreiche Ressource gegen die abwertende innere Stimme ihrer Großmutter einzusetzen. Dies nutzen wir sehr wirksam als „tierisches" Einweben beim Reprozessieren, als der Prozess blockiert. „Und wer oder was kann Ihnen jetzt helfen?" … „Gibt es Helfer*innen, die Sie mit in diese alte Situation nehmen möchten?"

*Helfer*innen*

Bei einer Patientin bleibt der Prozess in Phase 4 beim Reprozessieren mit dem Gefühl von Hoffnungslosigkeit an der Stelle stecken, an der es keine Hilfe für das damalige Kind gibt. Mein kognitives Einweben: „Was braucht das Kind von damals?", „Wer oder was könnte jetzt helfen?" führt zu keiner Veränderung der Blockade.

Dann schleicht sich meine Katze heran. Die Patientin blickt auf und strahlt: „Ja, das ist die Lösung! Eine Katze! Die gab es damals auch! Die hat mich gerettet!" Bleiben Sie dabei! – BLS

Ausgehalten werden

Bei einem anderen Patienten blockiert der Prozess an der Stelle „Mich hält niemand aus!" Einweben der Therapeutin: „Und wie ist das mit dem Wesen auf Ihrem Schoß?" … Bleiben Sie dabei! – BLS

Ressourcenerfahrung für Absorptionstechnik ermöglichen

Erleben von Selbstwirksamkeit und Handlungskompetenz: Rede mit dem Hund nicht wie eine Psychologin

Der 14-jährige Tom steht aufgrund seiner Regelverletzungen kurz vor dem Verweis von seiner Schule, vorherige Therapieversuche brach er sehr schnell ab. Wahrscheinlich wäre es bei mir auch nicht anders verlaufen, wenn nicht in der ersten Sitzung mein noch junger Hund mit in der Praxis gewesen wäre. In der zweiten Stunde erklärt mir Tom: „Bin nur deshalb wiedergekommen, weil Sie einen Hund haben." Er erklärt mir dann durchaus kenntnisreich, wie ich mit meiner Hündin am besten in Kontakt zu gehen hätte und dass ja klar sei, warum mein Hund nicht auf mich höre: „Du, Frau Mehler, du kannst nicht mit deinem Hund so reden wie eine Psychologin! So'n Quatsch. Der braucht klare Regeln und Ansagen!"

Er demonstriert mir eindrucksvoll auf der benachbarten Wiese, wie mein Hund seine Kommandos konzentriert und zuverlässig ausführt. Dabei richtet sich dieser Hunde-kompetente Jugendliche körperlich auf, spricht mit klarer Stimme und sehr fokussiert. Ich bitte ihn, dieses Gefühl jetzt hier auf der Wiese zusammen mit Coco wahrzunehmen. „So, wie du jetzt hier stehst, wo fühlt es sich gut an im Körper?" … „Nimm das wahr." … „Und klopf jetzt abwechselnd mit deinen Fäusten auf deinen Brustkorb, so wie Gorillas das machen." – BLS

Manchmal mögen gerade Jungs diese Stimulationsform lieber als die Schmetterlingsumarmung (Butterfly-Hug), bei der mit überkreuzten Armen auf den Oberarmen geklopft wird. Meine Hündin Coco hat noch viel Freude an der ein oder anderen methodischen Übungsreihe und an den kleinen Experimenten, die sich mein Patient für sie ausdenkt. „Wo im Körper spürst du jetzt dieses Gefühl von Kompetenz am stärksten?" – BLS

Sinnvoll ist auch hier die Verknüpfung der passenden Ressource mit der gewünschten Veränderung beziehungsweise der zu bearbeiteten Belastungssituation oder einem Trigger (Absorptionstechnik).

„In welcher Situation in der Schule brauchst du dieses gute Gefühl von Kompetenz und Klarheit am meisten?" … „Okay, nimm weiter dieses starke Gefühl in den Beinen und deinen klaren Kopf wahr und klopfe rechts und links." – BLS

„Wie ist es jetzt?" … „Hat sich noch etwas verändert?" (So lange weitere Sets mit BLS, bis sich nichts weiter positiv verändert; sofort stoppen, wenn etwas Negatives auftaucht.) „Gut, und jetzt denk gleichzeitig mit diesem guten und starken Gefühl an diese schwierige Situation in der Schule." … „Hast du beides gleichzeitig?" … „Und klopfen." – BLS

Auch bilaterale Augenbewegungen sind natürlich auf einer Wiese stehend möglich und wurden erprobt.

Tierisches „Biofeedback"

Wie wirken sich zum Beispiel Übungen zur Affektregulation auf die anwesenden Tiere aus? Eine Kollegin übt mit einem Therapiekind mit ADHS, das bei innerer Unruhe heftig mit den Armen rudert und andere Kinder in der Schule, aber auch den Therapiehund irritiert: „Wie kannst du dich so beruhigen, dass sich auch Hund Rudi wieder entspannt? Lass uns etwas ausprobieren, und dann beobachten wir, wie Rudi reagiert." Mit Blick auf den Erfolg beim Hund – BLS. „Wie kannst du dich in der Pause an Rudi erinnern und daran, wie du es geschafft hast ihn zu beruhigen?"

Verstärkung der bifokalen Aufmerksamkeit im Hier und Jetzt

Meine Tiere (und bisher auch die anwesenden Hunde meiner Patient*innen) schlafen auch bei emotional intensiven EMDR-Prozessen sehr entspannt, manchmal mit Körperkontakt zu den Patient*innen, manchmal schnarchend, und verstärken zusätzlich zur verbalen Unterstützung der Therapeutin in Phase 4 des Standardprotokolls mit „Hmhm", „okay", „ja", „gut", „alles alte Erinnerungen", die bifokale Aufmerksamkeit in der „friedlichen" Gegenwart des Praxisraums.

Oder wie eine Patientin sagte: „Wenn ich mich z. B. beim EMDR mit furchtbaren Erinnerungen herumschlage und Coco dabei schläft oder mich einfach nur ruhig anguckt, glaube ich, dass ich es auch schaffen kann. Und wenn ich mal ganz traurig bin, kommt sie, stupst mich mit ihrer Nase an, und dann gibt es eine kurze Pause zum Durchatmen." Auch als Dissoziationsstopp oder bei notwendiger Reorientierung in die Gegenwart, z. B. bei Pendeltechniken wie CIPOS, können Hund und Katze oder auch die Eichhörnchen und Vögel vor dem Praxisfenster aktiv miteinbezogen werden, durch Beobachten, Hören und auch Kraulen und Streicheln (Verankern der Gegenwartsressource).

Manchmal bleibt meine Katze auf dem Schoß der Patient*innen während aller EMDR-Phasen liegen. Der Effekt der Wärme, des Schnurrens und Vibrierens in der körperlich deutlich spürbaren Gegenwart während der Bearbeitung einer alten dysfunktional auch auf Körperebene abgespeicherten Erinnerung könnte Gegenstand zukünftiger Forschung werden, falls sich genug Katzen mit Interesse an zuverlässiger Forschungsbeteiligung finden lassen.

So manche EMDR-Therapeut*innen haben auch ihre Haustiere mit bilateraler Stimulation zu behandeln versucht. Dabei weist ein Forschungsartikel darauf hin, dass das EMDR-Standardprotokoll bei Hunden mit traumabedingter Angststörung nicht vollständig anwendbar sei. Es wird die Entwicklung eines nonverbalen EMDR-Protokolls für diese tierische Patient*innengruppe empfohlen (Kapteijn et al. 2021). Das nachfolgende Beispiel zeigt aber, dass in besonderen Ausnahmefällen immerhin das gemeinsame Prozessieren spontan gelingen kann:

Übernahme der körperlichen (Ab-)Reaktion durch Patient*innenhund

Während der gesamten EMDR-Sitzung sitzt der Mops auf dem Schoß der Patientin in ihrem Arm und schaut dabei die Therapeutin an. Bei der bilateralen Stimulation mit Augenbewegung bewegen Patientin und Hund ihre vier Augen synchron mit. Nur in emotional schwierigen Momenten dreht der Mops seinen Kopf kurz zu seiner Besitzerin und ermutigt und begleitet sie so in ihrem Hyperarousal. Auch gelingt es

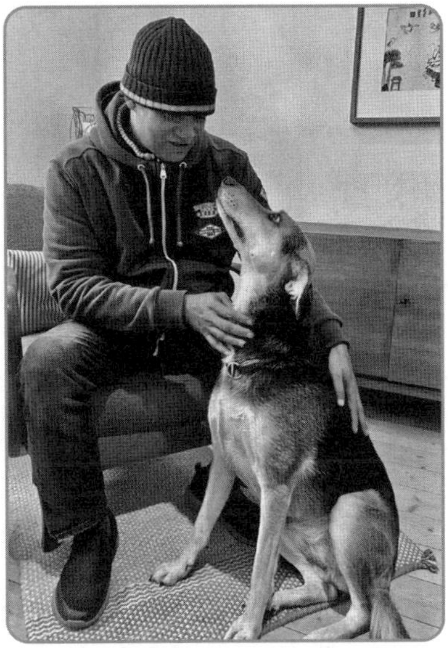

diesem Hund schneller, das Überwinden starker emotionaler Belastung („Gefühle kommen und gehen wie eine Welle“) zu spüren, als Patientin und Therapeutin: Er legt sich dann auf dem Schoß hin, fängt an zu schlafen und zu schnarchen. Dies kann in den nachfolgenden Sitzungen als ermutigender Hinweis genutzt werden, dass der schlimmste Moment vorbei ist und die Bearbeitung sich in Richtung Kanalende bewegt. Die intensive Bindung zwischen Besitzerin und ihrem Hund ermöglicht offensichtlich dem Hund ein frühzeitiges und vollständiges Spüren der Körperreaktion der Bezugsperson (Sensation und Emotion). Einmal springt dieser Mops beim Bearbeiten einer ekelauslösenden Missbrauchsszene an der passendsten Stelle seinem Frauchen vom Schoß, rennt in die nächste Raumecke und kotzt. Danach kommt er direkt zurück auf den Schoß und die Traumakonfrontation kann erfolgreich zu Ende geführt werden (Voigt 2022).

An welcher Stelle der Therapie auch immer Sie tierische Unterstützung hinzuziehen – grundsätzlich ist wichtig, Ihren Patient*innen dabei zu vermitteln, dass sie es selbst sind, die den guten Kontakt zum Tier wahrnehmen können, sich wohl, in Verbindung und angenommen fühlen oder sich im Umgang mit dem Tier als kompetent erleben. Es sind ihre eigenen inneren Fähigkeiten, die diese Erfahrungen jetzt und hier ermöglichen und die sie später in den Alltag übertragen können.

Dass die Interaktion mit Tieren, und auch schon ihre bloße Anwesenheit, einen Einfluss auf die Gestaltung der Arbeitsbeziehung in der Therapie hat, zeigen Äußerungen meiner Patient*innen:

„Wenn ich zur Praxistür reinkomme, unterstelle ich Ihnen als freundlicher Therapeutin natürlich eine gewisse Professionalität. Coco aber freut sich ganz echt über mich, weil ich gekommen bin. Ich fühle mich gemeint und willkommen!“

„Der Hund im Raum stört mich nicht, solange er sich nicht bewegt und Sie nicht auf ihn reagieren.“

„Wenn Coco mich anstupst, ist es so, als öffne sich etwas in mir und wird heller. Die dicke Mauer um mich herum wird etwas durchlässiger.“

„Selbst bei richtig anstrengenden Sitzungen habe ich am Ende des Tages immerhin einen Hund und manchmal auch eine Katze gestreichelt!"

Aber auch für uns Therapeut*innen können Tiere eine wichtige Ressource sein, wie Zitate von Kolleg*innen zeigen:

„Mein Hund und der Spaziergang nach einem schwierigen Praxistag ist für mich Burnout-Prophylaxe!"

„Der gleichzeitige Blick auf meine entspannt schlafende Katze hat bei mir sicherlich schon manches Mal Sekundärtraumatisierung verhindert!"

„Ich habe schon immer gerne in einem therapeutischen Team gearbeitet. Es erweitert den (fachlichen) Horizont."

„EMDR-Behandlung mit Hund ist möglich, extrem unterstützend und sinnvoll!"

„Mein heimliches Ziel war es, mindestens einmal mit meinen Patient*innen in der Sitzung zu lachen, mit einem Tier im Raum oder vor dem Fenster lässt es sich fast nicht vermeiden."

In der Kindheit und Jugend von Menschen, die Leid durch andere Menschen auf unterschiedliche Weise erfahren mussten, finden sich bei der Suche nach Ressourcen, die geholfen haben zu überleben, häufig reale Tiere als Zuflucht oder empathisch erlebtes Gegenüber. Manchmal war dies ein Pferd, eine zahme Ratte, ein Huhn, ein Schaf oder ein Vogel als „das einzige Wesen, das mich verstanden hat." Und vielleicht erweitert heute in der ein oder anderen Psychotherapiepraxis ein Hund, eine Katze oder ein anderes Tier die Erlebnismöglichkeiten für Patient*innen und Therapeut*innen und bringt gleichzeitig Leichtigkeit, Freude und Humor in die Behandlung!

Literatur

Frick Tanner, E. B., Tanner-Frick, R. (2016). *Praxis der tiergestützten Psychotherapie.* Bern: Hogrefe.

Ganser, G. (2021). Hundegestützte Psychotherapie. *Verhaltenstherapie & Psychosoziale Praxis,* 53 (1).

Harlow, H. F. (1958). The Nature of Love. *American Psychologist,* 13, 673-685. University of Winsconsin.

Henderson, J. (2017). *Das Buch vom Summen.* Bielefeld: AJZ Druck & Verlag.

Jenkins, S. (2013, 2014). The ‚EquiLateral Protocol', vorgestellt auf EMDR Konferenzen. Francine Shapiro Library.

Julius, H., Beetz, A., Kotrschal, K., Turner, D. C. & Uvnäs-Moberg, K. (2014). *Bindung zu Tieren.* Göttingen: Hogrefe.

Kapteijn, C.M., van der Borg, J.A.M., Vinke, C.M. & Endenburg, N. (2021). On the applicability of eye movement desensitization and reprocessing (EMDR) as an intervention in dogs with fear and anxiety disorders after a traumatic event. Behaviour, DOI:10.1163/1568539X-bja10123.

Kushnir, J. & Sadeh, A. (2012). Assessment of brief interventions for nighttime fears in preschool children. *European Journal of Pediatrics* 171, S. 67–75.

Mackery, C. (2021). *Der Junge, der Maulwurf, der Fuchs und das Pferd.* Berlin: List.

Prothmann, A. (2012). *Tiergestützte Kinderpsychotherapie.* Frankfurt: Peter Lang.

Reddemann, L. (2001). *Imagination als heilsame Kraft.* Stuttgart: Klett-Cotta.

Romanczuk-Seiferth, N. (2021). Pferdegestützte Psychotherapie als eine Form prozessorientierter psychotherapeutischer Arbeit für Menschen mit psychischen Erkrankungen. In: Schwerpunkt: Tiere helfen heilen, oder? Mensch-Tier-Beziehungen in tiergestützten Interventionen in der psychosozialen Praxis. *Verhaltenstherapie & Psychosoziale Praxis,* 53 (1) 1–3.

Sadeh, A.,Hen-Gal, S.,Tikotzky, L. & Young, M.A. (2008). Children's Reactions to War-Related Stress: A Survey and Assessment of an Innovative Intervention. *Pediatrics* 121 (1).

Tedeschi, P. & Jenkins, M.A. (2019). Transforming Trauma. Resilience and healing through our connections with animals. *Purdue University Press Denver* (Knowledge Unlatched Open Access Edition).

Vitale, K.R.; Behnke, A.C. & Udell, M.A.R. (2019). Attachment bonds between domestic cats and humans. *Current Biology* 29, R859-R865.

Voigt, W. (2022). F*allbeispiel beim EMDRIA Tag.* Köln.

Watterson, B. (1988). *The Essential Calvin and Hobbes. Kansas City: Andrews McMeel Publishing; dt.: Calvin & Hobbes – Von Monstern, Mädchen und besten Freunden.* Hamburg: Carlsen 2009.

Winnicott, D.W. (1969). Übergangsobjekte und Übergangsphänomene. *Psyche,* 23(9), 666–682.

4.3 Wertschätzung als Ressource

Christine Rost

In diesem Kapitel stelle ich drei Übungen vor, die helfen sollen, Wertschätzung sich selbst und anderen gegenüber sowie das Vertrauen in die eigenen Fähigkeiten aufzubauen. Es handelt sich dabei um die *Übung zum Aufbau positiver Affekttoleranz* von Andrew Leeds sowie die *Übung Innere Helfer / Coach* und den *Brief an sich selbst*. Die beiden zuletzt genannten sind von mir ins EMDR integriert worden.

Ich lasse bei diesen Übungen die bilaterale Stimulation immer die Klient*innen selbst ausführen, da dies bereits eine Form der Selbstwirksamkeit ist. Die Klient*innen probieren aus, wie sie sich stimulieren wollen, ob mit der Schmetterlingsumarmung, mit Tappen auf die Oberarme bzw. Oberschenkel oder über die Füße. Ich erinnere daran, dass die Stimulation auf jeden Fall gestoppt werden soll, wenn negative Empfindungen auftauchen. Ansonsten zähle ich innerlich mit und fordere wie üblich auf, auszublenden und durchzuatmen und frage dann, wie es sich jetzt anfühlt. Wenn Augenbewegungen benutzt werden, dann sollte auch ein Stoppsignal eingeführt werden.

Eine der Folgen von frühen Traumatisierungen ist die verminderte Toleranz für stärkere Gefühle. Dies betrifft bei komplex traumatisierten Menschen auch die positiven Affekte. Hier setzt die Übung von Leeds an.

Übung zum Aufbau positiver Affekttoleranz (Andrew Leeds) – oder kurz: die Lobe-Übung

Zu Beginn wird den Klient*innen der Sinn der Übung erklärt. Sie soll dazu dienen, positive Gefühle besser wahrnehmen und aushalten zu können, und stärkt zudem die Beziehung zu sich und anderen wie auch die Selbstannahme.

Dazu soll Lob eingesetzt werden. Dies hilft nur, wenn es ein „echtes" Lob ist, also ernst gemeint und angemessen ist. In der Übung wird aber gleichzeitig auch gezeigt, welche Auswirkungen die Ablehnung von Lob hat, die gerade in unserer deutschen Kultur weitverbreitet ist. Wir verkleinern die lobende Aussage eher oder lehnen sie ganz ab. Hier einige Beispiele: „Das Essen ist heute nicht so gelungen wie sonst" oder „Der Pulli gefällt mir selbst gar nicht so gut" oder „Man hätte es auf jeden Fall noch besser machen können" oder …

Es wird erklärt, dass zu Beginn der Übung sowohl die Therapeut*innen wie auch die Klient*innen sich gegenseitig zweimal loben. Die Klient*innen sollen mit dem Loben beginnen. Das erste Mal lehnen die Therapeut*innen das Lob ab. Erst das zweite Lob wird angenommen. Nach jeder erhaltenen Antwort sollen die Klient*innen nachspüren, was diese Reaktion auf das Loben innerlich auslöst; dies wird auch erfragt. Dann gibt es einen Rollentausch und die Therapeut*innen loben die Klient*innen. Auch hier soll wieder das erste Lob abgelehnt werden und erst das zweite angenommen. Und wieder sollen die Klient*innen nachspüren, wie sie es erleben, wenn sie ein Lob annehmen und was es mit ihnen macht, wenn sie ein Lob ablehnen.

Beginn der Übung:

Am Anfang der Übung wird besprochen, wie ein Lob angenommen werden kann:

- Zuerst soll die Person, die das Lob ausspricht, angesehen werden. Der Blickkontakt soll während der **ganzen** Interaktion gehalten werden.
- Die Person, die Lob bekommt, soll tief durchatmen und Raum schaffen für die positiven Gefühle.
- Folgende oder ähnliche Antworten können benutzt werden: *„Vielen Dank, ich freue mich über Ihre Aussage.“* Oder *„Vielen Dank, das freut mich.“*

Ablauf der Übung (in Kurzform): Die Klient*innen sollen beginnen und nacheinander zweimal die Therapeut*innen loben. Beim ersten Mal sollen die Therapeut*innen das Lob ablehnen. Die Klient*innen sollen wahrnehmen, wie sich das anfühlt. Die Therapeut*innen fragen nach, wie es sich angefühlt hat, dass das Lob abgelehnt wurde.

Dann sollen die Klient*innen erneut loben und die Therapeut*innen nehmen jetzt das zweite Lob an. Die Klient*innen sollen wieder nachspüren, wie es sich anfühlt, wenn ihr Lob angenommen wurde. Die Therapeut*inen fragen, wie es sich jetzt angefühlt hat, als das Lob angenommen wurde.

- Klient*in lobt Therapeut*in
- Therapeut*in lehnt das Lob ab
- Therapeut*in fragt: *„Wie hat es sich angefühlt, dass ich Ihr Lob abgelehnt habe?“*

Das Ablehnen eines Lobes führt meistens dazu, dass sich die Lobenden selbst abgelehnt fühlen. Deswegen ist der zweite Teil der Übung so wichtig.

- Klient*in lobt Therapeut*in zum zweiten Mal. Dies kann das gleiche Lob sein oder ein neues.
- Therapeut*in nimmt das Lob an
- Therapeut*in fragt: *„Wie hat es sich jetzt angefühlt, als ich Ihr Lob angenommen habe?“*

Die Annahme eines Lobes wirkt dagegen beziehungsstärkend und die lobende Person fühlt sich selbst auch wertgeschätzt.

- Wenn von Klient*innen eine positive Rückmeldung kommt, z. B. dass sie eine größere Verbundenheit, Wertschätzung o. Ä. spüren, dann kann diese Wahrnehmung mit einem kurzen Set langsamer bilateraler Stimulation (BLS) verstärkt werden. Dies kann wiederholt werden, bis keine Steigerung mehr auftritt.

Die Therapeut*innen sollten die Stimulation nur dazu nehmen, wenn es bei den Klient*innen bereits möglich ist, Ressourcen mit bilateraler Stimulation zu verstärken. Wenn dabei ein Kippen in belastende Erinnerungen aufkommt, dann sollte die Stimulation beendet werden und es kann ohne weitere Stimulation fortgefahren werden.

Jetzt werden die Rollen getauscht und die Therapeut*innen loben die Klient*innen. Wieder soll das erste Lob abgelehnt werden und erst das zweite Lob wird angenommen:

- Therapeut*in lobt Klient*in
- Klient*in lehnt das Lob ab.
- Therapeut*in fragt: „*Wie fühlt es sich an, wenn Sie mein Lob jetzt abgelehnt haben?*“

Das Ablehnen des Lobes führt wieder zu einer Störung in der Beziehung und macht ungute Gefühle. Deswegen ist es wichtig, auch hier das zweite Lob direkt anzuschließen.

- Therapeut*in lobt zum zweiten Mal
- Klient*in nimmt das Lob an: „*Vielen Dank. Das freut mich.*“
- Therapeut*in: „*Wie fühlt es sich jetzt an, nachdem Sie mein Lob angenommen haben?*“

Durch das Annehmen des Lobes wird die Beziehung normalerweise gestärkt und Wertschätzung wird spürbar. Dies ist allerdings nicht der Fall, wenn die Klient*innen in der Kindheit erlebt haben, dass sie durch positive Aussagen manipuliert werden sollten. Dann taucht eher die Frage auf, was die andere Person jetzt von ihr will. Wenn dies geschieht, dann haben die Therapeut*innen auch eine wichtige Information bekommen, die in der Therapie weiter aufgenommen werden kann.

- Wenn die Antwort positiv ausfällt, dann kann auch hier wieder mit langsamer BLS das Empfinden verankert werden. Dies kann wiederholt werden, bis keine Verstärkung der positiven Gefühle mehr auftritt.
- Zum Abschluss wird besprochen, was es für einen Unterschied im Empfinden und in der Beziehung macht, wenn ein Lob abgelehnt oder angenommen wird.
- Als Hausaufgabe wird der Auftrag gegeben, achtsam mit Lob umzugehen. Angemessenes Lob soll angenommen werden. Und die Klient*innen sollen auch selbst in ihren Beziehungen loben, wo dies angemessen ist.

Diese Übung macht deutlich, wie echtes Loben eine Beziehung stärkt und das Ablehnen von angemessenem Lob die Beziehung stört. Dies kann dazu führen, dass das Lob regelrecht „kaputt“ geht, sodass beim zweiten Mal ein neues Lob gesucht werden muss.

Die Übung kann helfen, bewusster mit Wertschätzung im Alltag und in Beziehungen umzugehen und dies gezielt zu nutzen. Ich empfehle deswegen auch nach der Durchführung der Lobe-Übung diese zu Hause auszuprobieren, besonders in Paarbeziehungen. Dies kann dazu führen, dass dann beide Partner*innen bewusster mit Lob und Anerkennung in ihrer Beziehung umgehen.

Übung Innere Helfer / Coach

Diese Übung ist sinnvoll, wenn sich die Klient*innen durch eine anstehende Situation überfordert fühlen oder wenn es sehr negativ kommentierende Stimmen bzw. innere Anteile gibt, die täteridentifiziert sind und dauernd abwertende oder destruktive Kommentare machen. Mit dem Inneren Helfer bzw. Coach versuchen die Therapeut*innen ein Hilfs-Ich einzuführen. Innere Helfer sind manchmal spontan vorhanden. Wenn die Therapeut*innen diese Vorstellung aktiv etablieren wollen, kann dies in unterschiedlicher Weise geschehen (Watkins & Watkins 2003, Sack 2010). Die von mir gewählte Form ist keine grundsätzliche Einführung eines Inneren Helfers, sondern sie kann gewählt werden, wenn in der Therapie deutlich wird, dass die Klient*innen sich durch eine Situation überfordert fühlen, die Therapeut*innen aber den Eindruck haben, dass sie durchaus in der Lage wären, mit der Situation umzugehen, wenn sie Zugriff auf ihre Ressourcen hätten.

Die Therapeut*innen starten die Übung, indem sie den Klient*innen sagen, dass sie gemeinsam mit ihnen versuchen wollen einen Inneren Helfer bzw. Coach zu aktivieren, der in der anstehenden Situation den Klient*innen helfen soll, sich besser mit den eigenen Fähigkeiten und Möglichkeiten zu verbinden.

Beginn der Übung:

Erklären Sie den Sinn der Übung (Zugang zu den eigenen Fähigkeiten und innere Unterstützung für Handlungen), lassen Sie die Klient*innen verschiedenen Formen der Stimulation ausprobieren und eine davon auswählen. Führen Sie ein Stoppsignal ein bzw. machen Sie darauf aufmerksam, dass bei einer Ressource nur positive Gefühle erwünscht sind und deswegen sofort die Stimulation unterbrochen werden soll, falls unangenehme Gefühle oder Assoziationen auftauchen. Fragen Sie die

Klient*innen auch, welchen Begriff sie besser finden, Innerer Helfer oder Innerer Coach, und benutzen Sie dann den gewählten Begriff.

Jetzt gehen Sie zurück zu der vorher geschilderten Situation, von der sich die Klient*innen überfordert fühlen:

THERAPEUT*IN: *„Schildern Sie noch einmal kurz die Situation, von der Sie sich überfordert fühlen."*

KLIENT*IN: …

THERAPEUT*IN: *„Welche Fähigkeiten oder Eigenschaften bräuchten Sie, um mit der Situation besser umgehen zu können?"*

KLIENT*IN: …

THERAPEUT*IN: *„Welche Fähigkeit sollte deswegen ein Innerer Helfer/Coach haben?"*

KLIENT*IN: …

THERAPEUT*IN: *„Wie würde die Person bzw. das Wesen mit dieser Fähigkeit aussehen?"*

KLIENT*IN: …

THERAPEUT*IN: *„Welches Bild taucht auf, wenn Sie sich vorstellen, so ein Wesen, eine Person innerlich zu haben?"*

KLIENT*IN: …

THERAPEUT*IN: *„Wie fühlt sich das an? Und spüren Sie es im Körper?"*

KLIENT*IN: …

Bis hierher wird rein imaginativ gearbeitet. Achten Sie darauf, ob sich die Schilderung wirklich positiv anhört.

Wenn die Beschreibung eher negativ oder ambivalent klingt bzw. keine helfende Figur auftaucht, dann fragen Sie, was es verhindert, dass es positiv werden kann. Diese Frage fokussiert auf den Widerstand. Mit der Antwort auf diese Frage können die Therapeut*innen entscheiden, ob die Arbeit weitergeführt werden kann oder ob ein direktes Arbeiten an den blockierenden Überzeugungen notwendig ist.

Nur wenn die Rückmeldung unzweideutig positiv ist, wird diese Antwort jetzt langsam stimuliert.

THERAPEUT*IN: *„Nehmen Sie dieses Bild von Ihrem Inneren Helfer/Coach wahr, spüren Sie, wie sich Ihr Körper damit anfühlt und machen Sie dann die langsamen abwechselnden Berührungen."*

Innerlich mitzählen und nach fünf bis acht bilateralen Stimulationen unterbrechen: *„Atmen Sie tief durch. Was ist jetzt?"*

KLIENT*IN: …

Verändert sich die vorgestellte Situation, wenn der Helfer / Coach darin auftaucht?

Was tut der Helfer / Coach dann, wie unterstützt er die Klient*innen?

Wenn keine Veränderung aufgetreten ist (die Zeit der Stimulation war vielleicht zu kurz) oder sich das positive Empfinden verstärkt bzw. die Situation sich positiv verändert hat, dann lassen Sie die Stimulationen noch einmal wiederholen.

THERAPEUT*IN: *„Nehmen Sie das jetzt wahr und machen Sie wieder die langsamen Berührungen.“*

Innerlich mitzählen und nach fünf bis acht Stimulationen ausblenden lassen.

THERAPEUT*IN: *„Atmen Sie tief durch. Was ist jetzt?“*

Wenn sich die Vorstellung weiter positiv entwickelt oder noch mal eine Intensivierung auftritt, dann lassen Sie wieder stimulieren. Dies wird so lange wiederholt, bis keine Steigerung mehr eintritt. Oft sind zwei bis drei Sets möglich.

Im Anschluss fragen Sie die Klient*innen, was sich für sie positiv verändert hat bzw. was ihnen wichtig geworden ist. Und dann besprechen Sie mit den Klient*innen, wie sie den Inneren Helfer / Coach aktiveren können, bevor sie in die Situation gehen, die sie belastet hatte. Dies kann z. B. geschehen, indem die Klient*innen an das Bild mit allen Details denken, das am Ende der Übung entstanden war, und dieses mit einem Set langsamer bilateraler Stimulationen aktivieren.

In der folgenden Stunde fragen Sie nach, ob die Situation stattgefunden hat und wie sie abgelaufen ist. Wenn die Situation erfolgreich gemeistert wurde, dann kann dieser Erfolg mit der Position of Power (Rost 2014) noch einmal gewürdigt werden.

Fragen Sie auch, ob der Innere Helfer / Coach spontan in anderen Situationen aufgetaucht ist.

Ziel der Übung ist, dass die Klient*innen mehr Vertrauen in eigene Fähigkeiten und Ressourcen bekommen. Dies kann auch wieder das Selbstwertgefühl stärken.

Der Brief an sich selbst

In Form eines Briefes Gedanken zu reflektieren, Abschied zu nehmen, Gefühle und Gedanken auszudrücken, die man nicht direkt in einem Gespräch an Betroffene richten kann oder konnte, ist eine verbreitete Technik in der Psychotherapie.

Auch im EMDR gibt es verschiedene Briefprotokolle, unter anderem von Dellucci, die Klient*innen Briefe an Personen schreiben lässt, in denen es um die Klärung der Beziehung geht. Diese Briefe werden in der Therapie laut vorgelesen und mit

BLS begleitet. Dies ist eine sanfte Konfrontationsmethode, um Beziehungswunden zu verarbeiten. In einer anderen Version schreiben die Klient*innen an ihr jüngeres Ich, wobei es darum geht, dieses zu trösten bzw. mit der heutigen, erwachsenen Perspektive auf die Vergangenheit zu schauen.

Die Idee, einen liebevollen Brief an die Erwachsene von heute zu schreiben, habe ich von Sharon Salzberg übernommen, einer amerikanischen, buddhistischen Autorin und Meditationslehrerin, die viel zu Mitgefühl – loving kindness – schreibt. Durch diesen Brief soll die Selbstannahme bzw. das Selbstmitgefühl gestärkt werden. Gerade komplex traumatisierten Menschen fällt es im Allgemeinen viel leichter, Verständnis und Mitgefühl für andere als für sich selbst aufzubringen. Deswegen ist der Auftrag, den Brief so zu schreiben, als würde ihn die beste Freundin oder der beste Freund schreiben. Wie würden sie die Person beurteilen? Wie verständnisvoll, gütig, geduldig und wertschätzend würde die beste Freundin, der beste Freund auf diese Lebensgeschichte schauen, mit den Schwächen und Fehlern, aber auch den Entwicklungen und Erfolgen?

Der Auftrag für den Brief ist, positive Worte für die eigene Person zu finden, die eigenen Stärken wertschätzend zu beschreiben und die Schwächen verständnisvoll wahrzunehmen.

Dieser Brief kann zu Hause geschrieben werden und wird dann in die Therapie mitgebracht. Oder er kann in der Therapie erarbeitet werden. Die Klient*innen lesen dann den Brief laut vor. Anschließend fragen die Therapeut*innen, was der Brief innerlich ausgelöst hat. Wenn eine positive Rückmeldung kommt, dann kann diese mit einem Set langsamer BLS verankert werden.

Der Brief kann auch von den Therapeut*innen vorgelesen werden und die Klient*innen führen dabei selbst bilaterale Stimulationen durch, entweder mit der Schmetterlingsumarmung oder mit Tappen auf die Oberschenkel. Auch hier wird am Ende gefragt werden, was innerlich empfunden wurde.

Ziel der Übung ist, dass es möglich wird, mit mehr Annahme und Wertschätzung auf die eigene Lebensgeschichte zu schauen und zu akzeptieren, dass negative Erfahrungen Teil der menschlichen Existenz sind. Auf diesem Hintergrund kann das eigene „Gewordensein" verstanden werden und es wird möglich, sich selbst und den eigenen Stärken und Schwächen mit mehr Verständnis, Geduld und Güte zu begegnen. Gelingt dies, dann wirkt sich das positiv auf die Stimmung aus, verbessert die Motivation, an Veränderungen zu arbeiten, und hilft, mit Belastungen besser umgehen zu können.

Hier ein **Beispiel eines Briefes** einer Klientin von mir. Sie hat als junge Frau bereits in mehreren Ländern gelebt, musste flüchten, hat Gewalt erlebt und versucht nun in Deutschland heimisch zu werden:

Liebe Sakina Cara,

deine Namen sind unglaublich ausdrucksstark. Sie fassen dich – dein Wesen, deinen Charakter, deine Persönlichkeit – erstaunlich gut zusammen.

Sakina, die Ruhige, Gelassene und Cara, die Liebe, Friedliche.

Sich selbst wertzuschätzen, sich mit all seinen Stärken und Schwächen anzunehmen, dabei seine Stärken herauszustellen und zu loben und seine Schwächen nicht zu ignorieren, sondern konstruktiv zu nutzen: daran ist nichts Verwerfliches. Im Gegenteil, es ist äußerst wichtig und zeugt von der Fähigkeit, sich objektiv betrachten zu können. Selbstannahme und Selbstwertschätzung sind Ausdruck von Stärke. Und es ist nicht nur in Ordnung, sondern auch gesund und wirksam.

Deshalb möchte ich dich heute daran erinnern, wer du bist. Ich möchte dich an deinen Wert erinnern. Denn das bist du zweifellos: wertvoll.

Sakina, du strahlst eine angenehme Ruhe aus. Du kannst dich mit dir selbst beschäftigen, ruhst in gewisser Weise in dir selbst. Du bist still und ruhig, ja, ein Stück weit introvertiert. Doch du bist nicht schüchtern, denn du gehst auch auf andere Menschen zu. Du bist beziehungsorientiert und brauchst soziale Kontakte. Zu lange warst du einsam und auf dich allein gestellt. Heute schätzt du deine tiefen Freundschaften umso mehr und setzt dich für deine Herzensmenschen ein.

Ich wünsche dir, dass du die Waage nie aus dem Blick verlierst, damit zu zwischen deinem Bedürfnis nach anderen Menschen und dem Bedürfnis nach Zeit für dich eine gesunde Balance findest.

Denn in deinem Anspruch, es allen immer recht machen zu wollen, für deine Herzensmenschen da sein zu wollen, verlierst du den Blick für dich. Dann fühlst du dich überfordert und zerrissen. Dann enttäuschst du nicht nur andere, sondern auch dich.

Es ist okay, auch mal „Nein" zu sagen. Hab Mut dazu.

Deine stille Art ist im Übrigen kein Ausdruck von Schwäche oder gar von Feigheit. Vielmehr bist du still und stark; viel stärker, als du denkst. Ja, Sakina, du bist überraschend belastbar, unglaublich resilient und erstaunlich zäh. Was du in deinem Leben bereits erlebt und ausgehalten hast, ist sehr viel. Und bei alldem hast du bewiesen, wie leistungsfähig du bist.

Tatsächlich bist du gebildet: Du weißt viel und lernst auch gerne. Doch wünsche ich dir, dass du deinen Wert nicht an deinen Leistungen misst und von ihnen abhängig machst. Du bist äußerst diszipliniert, gewissenhaft und ehrgeizig. Das ist spitze, damit kannst du viel schaffen. Du hast viel Potenzial: Lass dir nichts anderes einreden. Du bist allerdings weit mehr als das. Lass dich also nicht von deinen Leistungen definieren.

Sakina, du bist begabt, und zwar in ganz vielen Bereichen: Du bist kreativ – du malst, nähst, fotografierst und schreibst … Du hast die Gabe, aus wenig viel zu machen, und aus einer Wohnung oder einem Zimmer ein Zuhause zu schaffen, in dem man sich wohlfühlen kann und zur Ruhe kommt. Dazu passt deine offene und fürsorgliche Art. Du bist eine gute, aufmerksame Gastgeberin. Generell bist du aufmerksam, kannst anderen gut zuhören und hast ein feines Gespür für ihr Wohlergehen und ihre Stimmungen. Außerdem bist du sehr hilfsbereit und gibst gerne, egal ob es materieller oder ideeller Art ist. Das ist großzügig und beeindruckend.

Ich wünsche dir dabei, dass du deine eigenen Grenzen immer besser erkennst und auf sie zu achten lernst. Übernimm dich nicht, Sakina, und lass dich nicht ausnutzen. Du kannst die Welt nicht retten, auch wenn du im Kleinen dazu beitragen magst (im übertragenen Sinn). Es ist völlig in Ordnung, wenn du dich hin und wieder rettest, indem du dich an die erste Stelle stellst und dich um dich kümmerst. Es ist mindestens genauso wichtig. Das ändert nichts daran, dass du treu und loyal bist. Denn das bist du auch.

Sakina, ich weiß, dass du Unsicherheit und Ungewissheit schwer aushalten kannst. Du sehnst dich nach Stabilität, nach Beständigkeit, nach Sicherheit. Das ist vollkommen verständlich, und ich wünsche dir von Herzen, dass du dich immer wieder neu ausrichten kannst und dich an dem Einen festhalten kannst, der unendlichen Halt verspricht – dem dreieinen Gott.

Dein Bedürfnis nach Klarheit, das dich schon so weit gebracht hat auf deinem Weg zu dir selbst, äußert sich manchmal auch in alltäglichen Dingen. Du bist unfassbar ordentlich, eine durchaus bemerkenswerte Eigenschaft, an der zunächst einmal, ganz grundsätzlich, nichts Schlechtes ist.

Ich wünsche dir bloß, dass sich diese Sehnsucht nach Klarheit und Stabilität nicht in einen Kontrollwahn wandelt. Du kannst nicht immer alles in der Hand haben. Das darfst du erkennen und annehmen. Der Versuch, alles kontrollieren zu wollen, würde dir und deinen Mitmenschen schaden. Es reicht vollkommen aus, vorausschauend und strukturiert zu sein, was du ohnehin schon bist. Ich wünsche dir weitere spontane Erfahrungen, bei denen du erlebst, dass du auch mal deinem Herzen folgen kannst und dass etwas Schönes daraus wird.

Nun zu deiner Cara – die Liebe und Treue, die ebenfalls in dir steckt und welche du auch ausstrahlst. Du bist außergewöhnlich authentisch und ehrlich. Das ist erstaunlich, weil du dich lange in erster Linie darum bemüht hast, dich anzupassen, an dein Umfeld und an das Bild, das andere von dir haben. Du kannst dich heute noch gut an dein Umfeld anpassen, aber mittlerweile eher in dem Sinn, dass du ein Gespür dafür hast, was angemessen ist und was nicht. Du versteckst dich nicht mehr.

Ich wünsche dir immer mehr Mut, zu dir zu stehen, auf dich zu achten und für dich einzustehen.

Du bist ganz einfach liebenswert, Sakina Cara.

Du bist eine starke, authentische, freundliche Frau. Außerdem bist du lernbereit, lernfähig und auch kritikfähig. Das sind hervorragende Voraussetzungen, um dich weiterzuentwickeln.

Ich bin gespannt, mit dir zu erleben und zu entdecken, was dein weiterer Lebensweg für dich bereithält.

Deine Freundin

Als **Risiko der Übung** besteht die Möglichkeit, dass gegenteilige Erfahrungen aus der Kindheit getriggert werden, wo Ablehnung und mangelnde Wertschätzung erlebt wurden. Deswegen ist es sinnvoll, den Brief in der Therapie vorzulesen und zu stimulieren, damit auf entsprechende belastende Reaktionen auch eingegangen werden kann.

Dazu ein weiteres Beispiel: Eine andere Klientin berichtet, dass sie mit dem Brief an sich selbst nicht weit gekommen sei. Sie sagt, das würde alles „sehr kopfig“ klingen. Sie leidet seit der Zeit als Jugendliche an einer Essstörung, hat emotionale und sexuelle Gewalt in der Familie erlebt und kann ihren Körper nur schwer annehmen. Sie sagt, die kritischen inneren Stimmen seien viel emotionaler und dieser Weg sei so „ausgetreten“.

Ich fordere sie auf, mir zu erzählen, was sie bisher in dem Brief aufgeschrieben hat. Die Worte selbst sind wertschätzend, aber ihre Stimme klingt dabei sehr sachlich und die Stimme schwingt nicht.

Ich weiß, dass sie eine Ausbildung als Schauspielerin hat, sehr gerne spielt und dabei gelernt hat, die Rollen richtig zu „verkörpern“. Ich frage sie, ob sie sich vorstellen kann, das Thema als Zweipersonen-Stück, mit zwei Frauen auf einer Bühne, vorzusprechen. Sie ist eine der Frauen und die andere ist die Freundin, die ihr positive Rückmeldungen zu ihrem Körper gibt. Im Brief hatte sie mit den Füßen angefangen und war bis zu den Oberschenkeln gekommen.

Auch jetzt beginnt sie mit den Füßen. Diesmal ist ihre Stimme schwingungsfähig und emotional. Die Wertschätzung wird spürbar. Wir sprechen immer wieder darüber, wie die Worte jetzt bei ihr ankommen und was sie Positives zu den einzelnen Körperteilen sagen kann: Füße, Fesseln, Unterschenkel, Knie und Oberschenkel. Als wir bei den Hüften ankommen und die Freundin ihre Weiblichkeit betont, *wie schön ihre Rundungen aussehen, wie leicht sie ihre zwei Kinder gebären konnte und wie schön die Kleider über die Hüften fallen,* berichtet sie plötzlich von Schmerzen in der Blase.

Mir fällt dabei auf, dass bei der positiven Rückmeldung kein Hinweis auf das Recht dabei war, über den eigenen Körper und die Sexualität selbst bestimmen zu können. Ich frage die Klientin, ob das vielleicht fehlt. Sie bejaht es und lässt die Freundin das sagen: *sie dürfe über ihren eigenen Körper selbst bestimmen, Grenzen setzen und ihre Sexualität lustvoll leben.* Danach sind die Blasenschmerzen wieder aufgelöst. Da die Stunde dem Ende entgegengeht, schließen wir die Übung an dieser Stelle ab.

Dieses Beispiel macht deutlich, wie wichtig es ist, dass wir die Übung an die Erfahrungen der Klient*innen anpassen und auch die Form so verändern, dass sie zu den Möglichkeiten und Erfahrungen der Klient*innen passt.

Den *Brief an sich selbst* können wir meist erst nutzen, wenn in der Therapie schon eine realistische Einschätzung zur eigenen Person und zum eigenen Leben entstanden ist.

Literatur

Dellucci, H. (2009). EMDR Letters. Papier présenté à la 10ième Conférence EMDR Europe, Amsterdam.

Dellucci, H. (2010). EMDR Letters. How? Why? When? Papier présenté à la 11ème Congrès EMDR Europe à Hambourg.

Dellucci, H. (2017). Le Protocole des Lettres. Retraiter en douceur des „affaires relationnelles non terminées“. In: Tarquinio, C. Brennstuhl, M. J., Dellucci, H., Iracane, M., Rydberg, J. A., Silvestre, M. & Zimmermann, E.: *Manuel de Psychothérapie EMDR : introduction et approfondissement pratique et psychopathologique.* Paris: Dunod.

Dellucci, H. (2019). Le protocole des lettres. Une méthode douce permettant le traitement des traumatismes relationnels. In: Tarquinio, C., Brennstuhl, M. J., Dellucci, H., Iracane, M., Rydberg, J. A., Silvestre, M., Tarquinio, P. & Zimmermann, E.: *Aide-Mémoire EMDR en 46 fiches.* Paris: Dunod.

Leeds, A. (2009). Workshop Attachment Theory and Case Formulation in the EMDR Approach to Psychotherapy, 10. EMDR Conference in Amsterdam.

Rost, C. (2014). *Ressourcenarbeit mit EMDR.* Paderborn: Junfermann, S. 47–51.

Sack, M. (2010). *Schonende Traumatherapie –Ressourcenorientierte Behandlung von Traumafolgestörungen.* Stuttgart: Schattauer.

Watkins J. G. & Watkins H. (2003). *Ego-States – Theorie und Therapie. Ein Handbuch.* Heidelberg: Carl-Auer-Verlag.

4.4 Weitere Möglichkeiten der Nutzung des Körpers als Ressource

Christine Rost

Bereits in unserem ersten „Ressourcen-Buch" (Ressourcenarbeit mit EMDR) haben Mark Novy und ich die Rolle des Körpers in der Traumatherapie und die Möglichkeiten, ihn als Ressource zu nutzen, thematisiert. In diesem Kapitel beschreibe ich weitere grundsätzliche Einsatzmöglichkeiten und kleine Interventionen, u. a. zur Selbstberuhigung oder als kognitive Intervention in Form eines Briefes an den eigenen Körper.

Häufig ist die Körperwahrnehmung in der Traumatherapie problembehaftet. Klient*innen nehmen den Körper mit seinen Schmerzen, den belastenden Symptomen wie Schwindel, Übelkeit u. Ä., wahr oder lehnen ihn emotional mit Ekel, Hass und / oder Angst ab. Wir können in der Therapie weder diese Ablehnung noch die Beschwerden einfach wie mit einem Zauberstab auflösen oder verändern. Aber wir können innere Zustände und Gefühle durch Einflussnahme auf die spezifische Körperhaltung, Mimik, Bewegungen und Handlungen beeinflussen, indem darüber (andere) neuronale Netzwerke aktiviert und Neurotransmitter ausgeschüttet werden, die dann implizit ihrerseits Gedanken und Gefühle verändern (Hüther 2009). In jeder Körperhaltung sind auch Gefühle inkorporiert, sodass wir über körperliche Veränderungen auch innere Zustände beeinflussen können. Damit weisen wir hin auf Ansätze zur Selbstberuhigung, zur Verstärkung eines Gefühls von Selbstwirksamkeit und zu mehr Selbstannahme.

Diese Möglichkeiten sollten wir nicht nur auf unsere Klient*innen beschränken. Wir können sie auch selbst einsetzen, zum einen, um uns selbst zu stabilisieren (z. B. um Belastungen aufzulösen, die in den Stunden als Gegenübertragung auftreten können), zum anderen, um bewusst hilfreiche Körpersignale auszusenden, die dann über Spiegelneurone (Rizzolatti 1992) von den Klient*innen wahr- bzw. aufgenommen werden können. Es ist wichtig, dass wir als Therapeut*innen in den Therapien, besonders während der Traumakonfrontation, unsere eigenen Gefühle wahrnehmen und regulieren, um ein Gefühl von Sicherheit und Unterstützung vermitteln zu können (Rothschild 2006).

Bei der Anregung zur Durchführung von Körperübungen ist es meist sinnvoll, sie auch selbst mit- oder vorzumachen. Die Aufforderung zu körperlicher Aktivität in der Therapie löst schnell ein Gefühl von Unsicherheit und / oder Scham aus. Wenn wir es gemeinsam machen, bzw. es als Therapeut*in schon mal vorführen, dann stellen wir uns als Therapeut*in auf die gleiche Stufe mit den Klient*innen. Wir machen uns genauso „lächerlich", zeigen, wie es geht, bringen etwas Spielerisches in die Therapie – und tun uns selbst gut. Häufig löst es ein gemeinsames, verbindendes Lachen aus, das dabei hilft, wieder präsent(er) in der Gegenwart zu sein und Dissoziation zu stoppen.

Selbstberuhigung

Ein häufiges Problem bei früh traumatisierten Klient*innen ist die gering ausgeprägte Fähigkeit zur Selbstberuhigung. In der Kindheit lernt man Selbstberuhigung – wie viele Fähigkeiten und Strategien –über Vorbilder, normalerweise von den Eltern und nahen Bezugspersonen, die beruhigen, versorgen, schützen und trösten, wenn es dem Kind schlecht geht, es Hunger oder Schmerzen hat, sich einsam fühlt, traurig oder wütend ist. Wenn diese hilfreichen Erwachsenen in der Entwicklung fehlen, fällt es schwer, selbstständig Unbehagen und heftige Gefühle zu regulieren. Kleine Kinder, aber auch schwer und früh traumatisierte Menschen brauchen hilfreiche Erwachsene (z. B. Therapeut*innen) als Vorbild, um grundsätzlich eigene Möglichkeiten der Selbstberuhigung zu entwickeln. Aber auch akut traumatisierte Menschen können in der Übererregung stecken bleiben und erleben dies als sehr quälend. Bei diesem Lernen helfen die Spiegelneurone: Indem wir bei uns Gefühle und körperliche Reaktionen regulieren, bieten wir den Klient*innen ein Vorbild dafür, wie es gemacht werden kann.

Selbstberuhigung kann überwiegend körperlich erreicht werden, wie die Vier-Elemente-Übung zeigt.

Vier-Elemente-Übung

Elan Shapiro hat 2007 die Vier-Elemente-Übung veröffentlicht. Sie entstand aus der Erfahrung, dass einzelne Beruhigungsübungen oft nur eine kurze Wirkung haben. Shapiro hat deswegen eine Technik entwickelt, bei der vier Übungen nacheinander durchgeführt werden, deren Ansätze sich ergänzen und zu einer tieferen Entspannung führen. Der erreichte Zustand wird dann am Ende mit langsamen bilateralen Stimulationen verankert.

Er empfiehlt zum Erlernen der Übung, diese über zwei Wochen zehnmal pro Tag zu machen, zu Zeiten, in denen es den Übenden recht gut geht. Damit soll eine Konditionierung erreicht werden, um einfacher überhaupt in den Zustand der Entspannung zu kommen und diesen dann auch aktivieren zu können, wenn unter Stress schlechtere Bedingungen bestehen. Um an die Durchführung der Übung zu denken, lässt er Armbänder oder Schlüsselanhänger basteln, die vier verschiedene Farben haben oder auf dem Handy oder PC Symbole auf der Startseite oder dem Bildschirmschoner installieren, die an die Übung erinnern.

Der genaue Ablauf ist folgendermaßen:

Zu Beginn wird das Stresslevel auf der SUD-Skala überprüft, wobei null entspannt, keine Belastung bedeutet und zehn die schlimmste vorstellbare Belastung darstellt.

Nehmen Sie sich einen Moment Zeit anzukommen. Und dann prüfen Sie: Wie hoch ist die Belastung im Moment, zwischen null, neutral, und zehn, die maximale Belastung, die Sie sich vorstellen können?

Das **Element Erde**: Sicherheit im Jetzt

Das Element Erde ist eine Grounding-Übung. Sie kann sowohl im Stehen als auch im Sitzen durchgeführt werden. Die Klient*innen sollen sich eine bis zwei Minuten Zeit nehmen und in Verbindung zum Boden / zur Sitzfläche gehen. Über die Füße soll die Verbindung zum Boden hergestellt werden, mit der Vorstellung, dass der Boden sie trägt. Beim Sitzen können zusätzlich die Kontaktpunkte zur Oberfläche des Sitzes bzw. der Rückenlehne wahrgenommen werden, ebenfalls mit dem Fokus: „Ich werde gehalten, gestützt." Die Klient*innen geben Rückmeldung, wie sie die Übung erleben. Dann werden sie aufgefordert, die Aufmerksamkeit nach außen zu bringen und drei Dinge zu benennen, die sie in der Umgebung wahrnehmen, z. B. was sie sehen oder hören.

Stellen Sie sich hin oder setzen Sie sich gerade hin. Atmen Sie ruhig und nehmen Sie die Verbindung zum Boden wahr … Nehmen Sie Ihre Füße wahr, wie der Boden sie trägt. Und wenn Sie sitzen, dann nehmen Sie wahr, wie die Sitzfläche Sie trägt und die Rückenlehne Sie unterstützt. Spüren Sie dem nach, dass Sie gehalten und gestützt werden … Wie fühlt sich das für Sie an? …

Nun gehen Sie mit Ihrer Wahrnehmung nach außen und nennen Sie mir drei Dinge, die Sie sehen oder hören. …

Die nächste Übung wird erst angeleitet, wenn ein gutes Gefühl entstanden ist.

Das **Element Luft**: Atmung, um sich zu zentrieren und in Balance zu kommen

Die Klient*innen werden aufgefordert, das Gefühl von Sicherheit im Jetzt wahrzunehmen, das mit dem Empfinden, dass die Füße auf dem Boden ruhen, verbunden ist. Dann sollen sie drei bis vier tiefe, langsame Atemzüge machen. Der Atem soll bis in den Bauch fließen, damit Raum für frische Luft in der Lunge entsteht. Damit wird die Vorstellung verbunden, dass mit jedem Atemzug der Stresspegel geringer wird und das Gefühl einer Verbindung zum eigenen Zentrum zunimmt (Zentrierung).

Gehen Sie wieder in Kontakt zu der Wahrnehmung, dass Sie hier sicher und mit dem Boden verbunden sind. Jetzt atmen Sie langsam und ruhig ein und aus und wiederholen Sie das drei- bis viermal. Atmen Sie bis in Ihren Bauch hinein und nehmen Sie wahr, dass Sie sich mit jedem Atemzug mehr entspannen und ruhiger werden. Können Sie wahrnehmen, dass Sie mit sich selbst verbunden sind? … Wie fühlt sich Ihr Körper bei dieser ruhigen und tiefen Atmung an? … Verändern sich Ihre Gefühle? …

Da die Veränderung selbst induziert wurde, wird das Bewusstsein für Selbstwirksamkeit verstärkt. Auch hier sollen die Klient*innen zurückmelden, wie sich die Wahrnehmung ihres Zustandes verändert (Gefühle wie Körperempfinden). Die Therapeut*innen leiten erst zur nächsten Übung über, wenn ein ruhiger Atemrhythmus erreicht und positiv erlebt wurde.

Das **Element Wasser**: Sinnbild für Ruhe und Kontrolle

Die Klient*innen werden aufgefordert, in Verbindung mit dem Gefühl von Sicherheit und der Zentrierung im Hier und Jetzt zu gehen. Dann soll sich die Wahrnehmung auf die Mundhöhle konzentrieren, dabei tief ein- und ausatmen. Dann können die Klient*innen wahrnehmen, wie sich der Mund anfühlt, wie viel Speichel da ist, um hierauf bewusst die Produktion von Speichel anzuregen. Dies kann man erreichen, indem die Zunge so bewegt wird, als ob man mit der Zunge die Zähne putzen wollte, oder indem man imaginiert in eine Zitrone zu beißen.

Gehen Sie wieder in Kontakt zu dem Gefühl von Verbindung zum Boden und von Sicherheit im Hier und Jetzt und konzentrieren Sie sich auf Ihre Mundhöhle. Atmen Sie dabei langsam und tief. Nehmen Sie wahr, wie sich Ihr Mund anfühlt? Ist er trocken oder feucht? Gehen Sie mit Ihrer Zunge an den Zähnen entlang, so als wollten Sie die Zähne putzen und spüren Sie, wie der Mund feuchter wird. Machen Sie das langsam und bewusst. Schluck für Schluck. Wenn Sie wollen, können Sie sich auch vorstellen, dass Sie auf eine Zitrone beißen. Nehmen Sie wieder wahr, wie Ihr Speichel anfängt zu fließen. Wie fühlt es sich an, dass Sie Ihren Körper beeinflussen können? …

Auch diese Übung dient zum einen der Wahrnehmung der Selbstwirksamkeit, Einfluss auf den Körper nehmen zu können. Zum anderen meldet auch hier der Körper auf der physiologischen Ebene dem Gehirn, dass keine Gefahr besteht. Ein feuchter Mund signalisiert Entspannung und Sicherheit. Wieder sollen die Klient*innen berichten, wie sie sich innerlich erleben und was die Übung auslöst. Nur bei positivem Empfinden wird zur nächsten Übung übergegangen.

Das **Element Feuer**: kann unsere Fantasie und Imagination anregen

Die Klient*innen werden aufgefordert, zuerst durch die drei ersten Übungen zu gehen, das Gefühl von Sicherheit im Jetzt, die Zentrierung durch die ruhige, tiefe Atmung und schließlich das Gefühl von Kontrolle und die Ruhe durch die Feuchtigkeit im Mund wahrzunehmen. Erst dann sollen die Klient*innen in die Vorstellung vom „sicheren, ruhigen Ort" oder in eine andere beruhigende Vorstellung eintauchen. Sie geben Rückmeldung, was sich dadurch verändert.

Wenn sich dadurch die Entspannung und das Wohlgefühl verstärken, kann diese Wahrnehmung noch einmal mit einem Set langsamer bilateraler Stimulationen (z. B. Schmetterlingsumarmung) verstärkt werden. Dabei soll die Wahrnehmung besonders auf das gute Gefühl im Körper gerichtet werden. Am Ende wird noch einmal nach dem Stresslevel auf der SUD-Skala gefragt, um die Zunahme der Entspannung festzustellen.

Gehen Sie wieder in Kontakt mit dem Gefühl, vom Boden gehalten zu sein, sich Hier und Jetzt sicher zu fühlen, in Kontrolle und in Balance zu sein und atmen Sie ruhig ein und aus. Dann gehen Sie in Kontakt mit der Vorstellung von dem Ort, an dem Sie sich sicher, wohl und geborgen fühlen. Schauen Sie sich genau um und nehmen Sie wahr, was Sie dort sehen, … was Sie dort hören können, … was Sie dort riechen können, … was Sie dort machen können … und wie sich Ihr Körper dort anfühlt.

Bei einer positiven Rückmeldung:

Nehmen Sie noch einmal Ihren Ort mit all den Eindrücken und das gute Gefühl im Körper wahr und machen Sie die abwechselnden langsamen Berührungen (fünf bis acht langsame BLS). Atmen Sie tief durch. Wie ist es jetzt? …

Am Ende der Übung wird darüber gesprochen, dass die Übung zehnmal am Tag wiederholt werden soll in den nächsten zwei Wochen und auch danach natürlich, wann immer es guttut und sinnvoll ist. Ziel ist die Reduktion des alltäglichen Stresses sowie die Zunahme der Fähigkeit, sich selbst zu beruhigen, damit diese Fähigkeit zur Verfügung steht, wenn es zu einer Zunahme des Stresslevels kommt.

Der Einfluss von Spiegelneuronen in Therapien

Das Verständnis über Spiegelneuronen kann uns das therapeutische Arbeiten erleichtern, indem wir die Entwicklung von Verhaltensweisen und die Entstehung von Gegenübertragung besser verstehen und lernen, diese Phänomene auch wieder aufzulösen. Deswegen möchte ich sie im Folgenden näher beschreiben und ihren Einsatz in der Therapie, besonders für die Psychohygiene vorstellen.

Als Rizzolatti (1992) bei Affen im Gehirn untersuchte, was bei Handlungen passiert, wurde deutlich, dass bei einer Handlung sowohl Neurone für Planung als auch für Handlung aktiviert werden. Er stellte aber auch fest, dass bei der Beobachtung einer Handlung die gleichen Neurone aktiviert werden. Diese bezeichnete er als Spiegelneurone. Sie werden aktiviert, wenn wir beobachten oder auf andere Weise (z. B. durch Geräusche, Geruch u. Ä.) miterleben, wie eine andere Person etwas tut. Wir lernen über Beobachtung, im Guten wie im Schlechten. So werden in der Traumatisierung das Erleben als Opfer, über die Spiegelneurone aber auch die Handlungsmuster des Täters gespeichert. Schon Teile einer Handlung können die Spiegelneurone aktivieren – diese „wissen" den gesamten Handlungsablauf und können beobachtete Teile einer Szene zu einer wahrscheinlich zu erwartenden Gesamtsequenz ergänzen (Bauer 2006). Wenn die eigenen Spiegelneurone anspringen, heißt das nicht, dass es immer auch zu einer Umsetzung des neuronalen Programms kommt. Aber je häufiger etwas beobachtet wird, umso wahrscheinlicher wird auch die Umsetzung.

Eigene Erfahrungen (Gewalt, Beziehungsabbrüche u. Ä.) beeinflussen auch die Interpretation der beobachteten Situationen – es entstehen Interpretationsschemata. Dies kann zu Irrtümern führen. Deswegen ist das kritische Nachfragen in Therapien, aber auch sonst in Gesprächen weiterhin notwendig, um nicht Fehldeutungen zu erliegen.

Selbst unser Schmerzzentrum springt an, wenn wir schmerzhafte Ereignisse miterleben oder von schlimmen Ereignissen hören, besonders wenn dies Menschen betrifft, die uns nahestehen oder es sich um Kinder handelt. Dieses „Einfühlen" durch die Spiegelneurone könnte Intuition und auch Empathie erklären.

Spiegeln in der Therapie

In den Therapiesitzungen „spiegeln" wir unbewusst oft die Körperhaltung und die Mimik unserer Klient*innen. Dies kann allerdings auch in umgedrehter Richtung erfolgen. Am Anfang meiner Berufslaufbahn als Psychotherapeutin staunte ich nicht schlecht, dass ich plötzlich Bauchschmerzen oder andere unangenehme Empfindungen spürte, die sich bei Nachfrage als Empfindung meiner Klientin herausstellte. Wenn wir die dahinterliegende Problematik finden und auflösen konnten, verschwanden auch die Empfindungen. Aber dies gelang natürlich nicht immer. Erst durch das Kennenlernen der Spiegelneurone und ihrer Auswirkungen habe ich dieses Phänomen richtig verstanden und weiß seitdem auch, wie ich es wieder auflösen kann.

Gefühle drücken sich im Körper aus (Damasio 2000)

Jedes Gefühl hat eine spezifische körperliche Manifestation. Gesichtsausdruck und Körperhaltung mit körperlicher An- oder Entspannung sowie Reaktionen des vegetativen Nervensystems mit Veränderungen der Herzfrequenz, Hauttemperatur, Atmung etc. sind spezifisch für die einzelnen Gefühle.

Bei der Übernahme der Mimik und/oder der Haltung werden im Körper die entsprechenden affektiven Reaktionen ausgelöst sowie die dazugehörigen Reaktionen des vegetativen Nervensystems (Rothschild 2006). Dies kann bewusst geschehen, z. B. bei Schauspielern, um Gefühle glaubhaft darzustellen. Auch in Therapien kann man das nutzen, auch wenn man nicht so richtig versteht, was in den Klient*innen vorgeht. Wenn man bewusst die Körperhaltung und Mimik der Klient*innen spiegelt, dann kann man „spüren", wie es den Klient*innen geht.

Das Problem ist allerdings, dass diese Spiegelung meist unbewusst geschieht. Dann hängen einem die Gefühle während der Stunde nach. Gefühle sind ansteckend. Rothschild (2006) hat in ihrem Buch über Spiegelneurone *Help for the Helper* eine Reihe von Techniken aufgelistet, die helfen, Spiegelungen wieder aufzulösen.

Entspiegeln:

- Aufrecht sitzen – Zugang zur eigenen Stärke bekommen, Distanz halten
- Beinhaltung verändern – eine eingefrorene Körperhaltung auflösen
- Atemrhythmus verändern – wieder ruhig und tief atmen
- Etwas Trinken – Mund befeuchten, etwas runterschlucken
- Notizen machen – Distanz zum Gehörte schaffen und es nach außen bringen
- Sich strecken – Spannungen auflösen, sich großmachen
- Auf Toilette gehen – etwas loslassen
- Muskeln anspannen – dem Körper Wehrhaftigkeit signalisieren
- Sich bewegen – dem Gehirn Handlungsfähigkeit signalisieren
- Der Blick in den Spiegel zur Kontrolle der eigenen Mimik – habe ich die Gefühle der Klient*innen aufgenommen? Wenn ja, dann auflösen

Mich hat daran begeistert, dass es kleine Interventionen sind, die wir direkt in den Therapiestunden machen können, wenn wir merken, dass es uns selbst nicht mehr gut geht und wir Beschwerden bekommen. Wir können dies nur für uns tun. Aber da wir ja etwas „spiegeln" von unseren Klient*innen, ist es bei deutlichen Beschwerden viel sinnvoller, eine Übung anzuleiten, die wir gemeinsam machen, z. B. eine Atemübung, aufstehen, sich strecken oder dehnen. Besonders hat mir der Hinweis geholfen, dass Notizen zu machen eine Form des Entspiegelns ist, da die Dokumentation oft so ungeliebt ist. Und es hängt ein kleiner Spiegel an der Wand in der Nähe meines Schreibtischs, seit ich Rothschilds Buch gelesen habe: um die Mimik zu überprüfen, wenn ich mit schwer depressiven Klient*innen gearbeitet habe. Außerdem empfiehlt Rothschild, in jeder Therapiestunde zwei- bis dreimal sich selbst mit den eigenen körperlichen und emotionalen Empfindungen und Reaktionen wahrzunehmen und darauf zu reagieren. Dies ist nach ihrer Meinung der beste Schutz gegen ein Burnout.

Bewusster Einsatz bestimmter Haltungen

Wir können aber auch proaktiv bestimmte Körperhaltungen einsetzen, um bestimmte Gefühle und Programme auszulösen:

Beide Füße auf dem Boden: geben eine bessere Erdung und ein Gefühl von Stabilität.

Aufrechte Haltung des Oberkörpers: Gefühl von Stabilität und Erwachsensein, hilft mehr emotionale Distanz zu halten (Abstinenz).

Gerade Haltung des Kopfes: ebenfalls Gefühl, erwachsen zu sein. Der Blick nach oben erinnert an die Haltung des Kindes, das zum Erwachsenen hochschauen muss. Gesenkter Kopf ist verbunden mit einer gedrückten Stimmung.

Faust machen: aktiviert ein Gefühl von Wehrhaftigkeit. Dies kann verstärkt werden, indem man mit der Faust einen Stoß nach vorne ausführt.

Die Hand nach vorne heben mit der Handfläche nach außen: signalisiert Abgrenzung.

Ein Beispiel:

Eine meiner Klient*innen rutscht nach dem Auftauchen von Erinnerungen an einen sexuellen Missbrauch in der Kindheit wieder in die Depression ab. In der Therapie bespreche ich mit ihr, dass depressive Reaktionen auch eine nach innen gewandte Aggression sein können und wie wichtig es ist, diese Gefühle in einer guten, nicht destruktiven Form nach außen zu bringen. Beim nächsten Mal geht es ihr deutlich besser, allerdings berichtet sie, sie habe jetzt Muskelkater. Auf meine Frage, wie dies zusammenhängen würde, erzählt sie, sie habe über YouTube nach Übungen zu Wut gesucht und zwei Übungen gefunden mit Boxen und Treten, die ihr sehr geholfen hätten. Und sie habe Unkrautjäten für sich entdeckt.

Traumakonfrontation und Körperhaltung

Bei der Durchführung von Traumakonfrontationen ist es sinnvoll, die Klient*innen eine aufrechte und stabile Haltung einnehmen zu lassen. Dies ist auf harten Stühlen einfacher als auf Sofas oder Relaxsesseln. Bei den Letzteren sollte man dann eher auf der Kante sitzen. Das führt auch zu einer aufrechten Haltung.

Kommt es beim Prozessieren zu heftigen Emotionen oder Anzeichen von Dissoziation (Gefühl von Nebel im Kopf, sich nicht spüren, erstarren), dann bitte die Klient*innen auffordern, sich aufzurichten, tief durchzuatmen, eventuell aufstehen lassen, stampfen oder hüpfen, um sich wieder ganz zu spüren und erst dann weiter stimulieren. Weitere hilfreiche kleine Körperübungen kommen von Henderson.

Zapchen somatics

Die kleinen Körperübungen des Zapchen somatics von Henderson (2001) wie Gähnen, Seufzen, Stöhnen, Schnauben, den Ausruf „Pe! u.Ä., haben wir alle in der Kindheit unbewusst genutzt, um Stress zu regulieren. Leider wurde uns dies meist abgewöhnt, aber wir können die Körperübungen bewusst wieder nutzen, um direkt auf Stress und Belastungen zu reagieren und gegenzusteuern. Auch sie lassen sich in die Traumakonfrontation mit EMDR integrieren, wenn körperliche und vegetative Reaktionen belastend werden.

- Gähnen löst Verspannungen im Kiefer bzw. Gesicht, stoppt das Denken, macht wacher.
- Seufzen löst Verspannungen im oberen Bereich des Brustraumes, während Stöhnen bis zum Zwerchfell wirkt.
- Schnauben lockert die Muskulatur um den Mund herum, die unter Stress steif wird, und kann mit Tönen verbunden werden. Hörbar werden und dies spielerisch zu tun, bringt ebenfalls wieder deutlich in die Gegenwart zurück.
- Der Ausruf „Pe!“ kann genutzt werden, wenn die Muskulatur um den Mund herum zu steif ist und kein Schnauben möglich ist. Mehrere Male hintereinander „Pe!“ zu rufen hilft, die Muskeln zu lockern, und geht dann meistens in ein Schnauben über. Aber das „Pe!“ hat auch eine eigene Wirkung. Beim Ausruf „Pe!“ geht normalerweise der Kopf hoch. Dies löst ein Gefühl von Abgrenzung sowie Zu-sich-selbst-Stehen aus und macht unabhängiger von der Meinung anderer.

Der Einsatz dieser kleinen Interventionen hilft, bei der Konfrontation sowohl Affekte als auch vegetative Reaktionen zu regulieren und im „window of tolerance“ (Ogden et al. 2010) zu bleiben. Sie können in den normalen Therapiestunden eingesetzt werden, aber auch direkt im EMDR in der Phase 4, wenn es zu Belastungen kommt, die sich besonders im Körper ausdrücken.

Briefprotokoll an den eigenen Körper

Wenn der Zugang zum Körper besser geworden ist, kann auch ein Briefprotokoll mit EMDR genutzt werden, in dem die Klient*innen sich wertschätzend ihrem Körper zuwenden. Hier kann entweder wieder die Form gewählt werden, dass der Brief wie von einer Freundin oder einem Freund geschrieben wird (wie beim Brief an die eigene Person im Kapitel 4.3), oder man schreibt selbst an den eigenen Körper. Dabei geht es darum, Wertschätzung auszudrücken, was der Körper bisher alles geleistet hat, was über den Körper möglich ist an Erleben und wie sich das Verhältnis zum Körper inzwischen entwickelt hat.

Dazu ein Beispiel: Brief an meinen Körper

Diese Worte sind lange überfällig.

Ich bin einen langen Weg gegangen, um sie überhaupt zu finden, zu formulieren, auszusprechen. Aber ich glaube, ich bin so weit.

Du und ich, wir sind eins.

Du bist nicht nur meine äußerliche Erscheinung, du bist auch meine körperliche Existenz. Du bist meine Stimme, du bist meine Berührung, meine Bewegung, du bist mein Ohr, mein Herzschlag. Ohne dich bin ich bloß ein Geist, eine Seele.

Und doch.

Und doch habe ich mir so oft gewünscht, dich loswerden zu können. Und doch habe ich so oft geschimpft, geflucht, gemeckert über dich. Und doch habe ich dich vernachlässigt. Deine Bedürfnisse ignoriert. Deine Hinweise, Mitteilungen, Zeichen unbeachtet gelassen, oder gar dagegengehandelt.

Und doch habe ich dich verletzt; bewusst und mit Absicht.

Es tut mir leid.

Es tut mir leid, dass ich meinen seelischen Schmerz an dir ausgelassen habe. Dass ich dich für Dinge verantwortlich gemacht habe, für die du nichts kannst. Dass ich dich bestraft habe, statt dich zu trösten. Dass ich dich abgelehnt habe, statt dich als Teil von mir wahrzunehmen, statt dich zu akzeptieren, zu lieben, zu pflegen.

Du und ich, wir sind eins.

Du hast dich mit mir verändert, du bist gewachsen. Du hast mit mir die schönsten und die schlimmsten Momente erlebt, durchgestanden, überlebt. Du und ich, wir haben überlebt! Was für ein Wunder! Deine Narben, deine Wunden, deine Flecken, deine Kurven und Merkmale, sie sind auch meine. Es sind keine Schandflecke. Nein, sie zeugen von unseren Lebenserfahrungen. Sie sind ein Zeichen dessen, was du und ich erlebt haben. Du bist ein Wunder – wie du „funktionierst", wie du alles aushältst, wie du mir mitteilst, wenn etwas nicht stimmt, du Erholung brauchst oder eine Wunde Pflege braucht.

Danke.

Danke, dass ich durch dich hören, sehen, spüren, reden, lachen, weinen, schmecken, mich bewegen darf. Danke, dass ich gesund sein darf. Dass du wächst, dich mit mir veränderst, alterst.

Danke, dass du mein Begleiter bist.

Ich möchte dich annehmen. Bitte sei geduldig mit mir, während ich das übe und dich immer besser und immer wieder neu kennen- und verstehen lerne. Du hast enorm viel erlebt und du siehst genau richtig aus.

Ich möchte mich nicht mehr für dich schämen, ich möchte dich nicht mehr hassen und vernachlässigen.

Du und ich, wir sind eins. Wir sind Freunde, nicht Feinde. Wir sind ein Team. Ich freue mich auf unsere nächsten Abenteuer und darauf, mit dir alt zu werden.

Diesen Brief hat zunächst die Klientin vorgelesen, als sie ihn in die Therapie mitbrachte. Nachdem wir darüber gesprochen hatten, habe ich gefragt, ob ich ihn ihr vorlesen darf und sie dabei tappen (Schmetterlingsumarmung) möchte. Dabei haben die Gefühle der Verbundenheit und Wertschätzung noch weiter zugenommen.

Veränderung und Heilung sind möglich. Und der Körper kann dabei eine hilfreiche Rolle spielen.

Literatur

BAUER, J: (2006). *Warum ich fühle, was du fühlst: Intuitive Kommunikation und das Geheimnis der Spiegelneurone.* München: Heyne.

DAMASIO, A. (2000). *Ich fühle, also bin ich. Die Entschlüsselung des Bewusstseins.* München: List.

HENDERSON, J. (2001). *Embodying Well-Being. Oder: Wie man sich trotz allem wohl fühlen kann.* Bielefeld: AJZ-Verlag, 4. Auflage.

HÜTHER, G. (2009). Das Gehirn ist eine Baustelle. *SPIEGEL WISSEN* 1.

Molcho, S. (1988). *Körpersprache als Dialog: Ganzheitliche Kommunikation in Beruf und Alltag.* München: Mosaik.

Ogden, P., Minton, K. & Pain, C. (2010). *Trauma und Körper.* Paderborn: Junfermann.

Rizzolatti G. et al. (1992). Understanding motor events: a neurophysiological study. *Experimental Brain Research* (91) 1, S. 176–180.

Rothschild, B. (2006). *Help for the Helper: The Psychophysiology of Compassion Fatigue and Vicarious Trauma.* New York: Norton.

Shapiro, E. (2007). What is an Effective Self-Soothing Technique That I Can Teach My Client to Use at Home When Stressed? *Journal of EMDR Practice and Research* (1) 2, S. 122–124.

4.5 (Mehr)Sprache – (Mehr)Ressource

Visal Tumani

> *„Nicht die, die die gleiche Sprache sprechen, verstehen einander, sondern diejenigen, die das gleiche Gefühl teilen."*
>
> (Mevlana Dschelaluddin Rumi)

In unseren Therapien sind wir auf Sprache angewiesen. Würden Worte keine heilende Wirkung haben, so gäbe es schon längst keine Psychotherapie mehr. Natürlich kommunizieren wir auch ohne Sprache (Blick, Haltung, Gestik, Gegenstände), und dies ist mindestens genauso wichtig in der Kommunikation mit den Patient*innen / Klient*innen. Aber erst die Versprachlichung des Erlebten schafft Erkenntnis, Bearbeitung, Bewältigung und Veränderung. Dabei muss das Erlebte noch nicht mal in allen Details erzählt werden. Aber es muss eben erzählt, verdeutlicht, symbolisiert und damit versprachlicht werden.

Sprache ist „eine ausschließlich dem Menschen eigene, nicht im Instinkt wurzelnde Methode zur Übermittlung von Gedanken, Gefühlen und Wünschen mittels eines Systems von frei geschaffenen Symbolen" (Sapir 1972, S. 29).

Es gibt ca. 6.500 bis 7.000 unterschiedliche Sprachen auf der Welt, die sich in verschiedene Sprachfamilien einteilen lassen. In Europa sprechen ca. 750 Millionen Einwohner*innen knapp 300 verschiedene Sprachen. Die rund 9 Millionen Bewohner des pazifischen Inselstaates Papua-Neuguinea sprechen mehr als 800 verschiedene Sprachen. (Wer möchte da ausschließlich muttersprachliche Therapeut*innen?).

Sprache ist nicht nur ein Mittel der menschlichen Kommunikation, sondern auch eng mit der Kultur bzw. Identität der Kommunizierenden verbunden. So kann die Art und Weise, wie jemand spricht, ähnlich wie der Kleidungsstil oder die Gestikulation zeigen, welcher kulturellen Gruppe die Person angehört. Nicht umsonst nutzen Jugendliche ihre Sprache regelmäßig, um sich von der älteren Generation abzugrenzen. Cringe, oder? (Jugendwort des Jahres 2021). Wer von uns benutzt nicht gerne Anglizismen oder Fremdwörter, wenn man besonders „cool" oder international oder modern wirken möchte? So haben sich auch in der therapeutischen Kommunikation bestimmte Wörter etabliert (Trauma, Tresor, Stopp-Zeichen, innere Helfer, sicherer innerer Ort, Stimulation), die außerhalb dieses therapeutischen Raumes manchmal schwer oder anders zu verstehen sind.

Wie Sprachen entstanden sind, erzählte mir eine Patientin aus dem Osten der Türkei mit einer festen Überzeugung der historischen Richtigkeit einmal folgendermaßen:

„Als ich klein war, erzählte meine Großmutter von einem König Nimrod. Er lebte zu einer Zeit, als alle Menschen auf der Welt dieselbe Sprache sprachen, die Ursprache. Dieser König war sehr reich und stark und er wollte mächtiger sein als Gott. Deshalb beschloss er einen Turm bis zum Himmel zu bauen und darauf zu steigen, um dann Gott mit Pfeil und Bogen zu töten. Nach mehreren Jahren war endlich der Turm gebaut. Und er kletterte hinauf bis zur höchsten Stufe. Der Turm war so hoch, dass er bis zu den Wolken ragte. Als er ganz oben war, befahl er seinem Volk, ihm Pfeil und Bogen zu reichen. Gott aber wurde wütend und machte aus der Ursprache so viele Sprachen, wie Menschen auf den Stufen standen. Die einzelnen Menschen verstanden einander nicht mehr, weil jeder eine andere Sprache sprach. Und so hatte keiner verstanden, dass der König einen Pfeil wollte, schlimmer noch, niemand verstand die Sprache des anderen. Sie fingen an, sich zu streiten. So entstanden die unterschiedlichen Sprachen der Welt. Seitdem müssen wir als Strafe Gottes mühsam andere Sprachen lernen und streiten uns." Mit dieser Geschichte zur Entstehung der Sprachen hatte die Patientin die vermutlich babylonische Sprachverwirrung mündlich mitgeteilt bekommen.

Wie Sprachen wirklich entstanden sind, darüber sind sich Linguisten und Philosophen weiterhin uneinig. Es gibt verschiedene Theorien zum Ursprung der Sprache (Glottogonie). Neben der Naturlauttheorie und der Nachahmungstheorie geht es von der Monoglottogenese (eine Quellsprache) bis hin zur Polyglottogenese (mehrere Quellsprachen in verschiedenen Gebieten). Es entstehen nicht nur neue Wörter, die verschiedenen zeitlichen und kulturellen Einflüssen unterliegen, sondern es verschwinden auch einige Wörter. Wenn die Wörter Gegenstände bezeichnen, die nicht mehr benutzt werden, ist es nachvollziehbar, dass diese eine Generation später schon keiner mehr kennt (Beispiel Wählscheibentelefon). In der Sprachentwicklung haben sich in räumlich voneinander getrennten Kulturen Dialekte weiterentwickelt. So kann es passieren, dass Menschen aus Norddeutschland und aus Süddeutschland Schwierigkeiten haben, sich in ihrem jeweiligen Dialekt zu verstehen. Auf all die linguistischen Theorien einzugehen, würde dieses Kapitel sprengen. So wie auf die Migrationsgeschichte wird auch auf die Sprachgeschichte der Menschheit hier nicht eingegangen.

Aber wir können sagen, „Sprache" ist das wichtigste Werkzeug, um Menschen zu verbinden, sich verständlich zu machen. Dies geschieht durch Austausch von Informationen und Erlebnissen mit anderen Menschen. Worte führen dazu, dass wir uns besser fühlen, motivierter sind oder Hoffnung schöpfen. Sie können uns aber auch verletzen, kränken, demütigen oder traumatisieren.

Von Yunus Emre (1240–1321), einem türkischen Dichter und Mystiker, stammen folgende Worte: „Söz ola kese savaşı, söz ola kestire başı." – „Es gibt Worte, die beenden den Krieg, es gibt Worte, die führen dazu, dass man enthauptet wird." (freie Übersetzung durch die Autorin).

Worte können starke Trigger sein, und uns jedes Mal, wenn sie nach dem Trauma im Alltag erwähnt werden, unwillkürlich daran erinnern und destabilisieren.

Fallbeispiel: Eine skandinavische Studentin, die sich erst seit zwei Monaten in Deutschland zu Forschungszwecken an der Universität befindet, wurde nach einer Party von einem Taxifahrer, den sie schlecht verstand, zu einem Park gefahren und vergewaltigt. Da sie ihn nicht gut verstand, hatte sie vermutlich auf seine Frage, ob sie mit ihm zum Park gehen würde, bejahend geantwortet. Als sie sich gewehrt hatte, hatte sie ihn mehrfach im Gesicht verletzt. Er zeigte auf seine blutende Lippe und sagte: „Guck mal, was du gemacht hast!" Halb auf Englisch und halb auf Deutsch eruieren wir genau, warum sie auch tagsüber bei Freunden plötzliche Zitteranfälle hat. Wir finden heraus, dass es die Worte „guck mal" sind. Die Worte „guck mal", die auch in studentischen Kreisen benutzt werden, lösen bei ihr Hyperarousal aus.

Zur Anamnese gehört in unserem Zeitalter der Globalisierung neben der Erhebung der aktuellen Symptomatik, der biografische Anamnese und der Krankheitsgeschichte oft auch die Migrationsanamnese. Dazu gehört dann die Frage: Wer migrierte wann, also in welchem Alter? Damit werden auch die Sprachkenntnisse in diesem Alter erfragt. Was waren die Schwierigkeiten zum damaligen Zeitpunkt? Ist die ganze Familie migriert oder nur der Vater oder beide Eltern und blieben die Kinder zurück? Und wenn ja, bei wem? Wann wurden sie nachgeholt? Welche Ressourcen gab es und welche hilfreichen Menschen?

Manchmal ist es schon sehr wichtig, wie wir die Patient*innen ansprechen. Es gibt Kulturen, in denen Patient*innen mit ihrem Vornamen angeredet werden. Daher frage ich aus einer fremden Kultur stammende Menschen, wie sie angeredet werden möchten. Dabei bleibe ich selbstverständlich beim Sie. Aber es kann sein, dass ich Herr / Frau Vorname sage.

Es ist wohl überflüssig klarzustellen, dass gute sprachliche Verständigung eine der Voraussetzungen für eine gelungene Psychotherapie ist. Natürlich ist die beste Voraussetzung dafür, dass Therapeut*innen und Klient*innen / Patient*innen die gleiche Sprache sprechen. Doch schon Goethe hatte gesagt: „Keiner versteht den anderen ganz, weil keiner bei demselben Wort genau dasselbe denkt wie der andere". Ein einzelnes Wort kann bei jedem ganz unterschiedliche Assoziationen hervorrufen. Es gibt Assoziationen, die bei jedem zu 80 % dasselbe hervorrufen, wie z. B. bei der Farbe „Rot" die Assoziation „Blut" und bei der Farbe „weiß" die Assoziation „Milch". Aber es kann auch wichtig und aufschlussreich sein, andere Assoziationen zu erfragen und zum Teil darüber zu diskutieren. Worte können wie Gift wirken oder heilen.

Die Assoziationen der Wörter sind manchmal für die Therapie entscheidend. Wenn man erfährt, welche Worte zu bestimmten Assoziationen führen können, dann kann man auch die Gedankenwelt bzw. Wertewelt ein wenig erfahren und darüber reden. Dazu genügen bestimmte Wörter wie Ehre, Scham oder Schuld. Es versteht sich von selbst, dass die Assoziationen bzw. deren Erklärung auch von der Beziehungsqualität der Kommunizierenden abhängen. Bei einer guten Beziehung haben Worte automatisch eine höhere Wirksamkeit auf den Empfänger.

Ich kann zum Beispiel eine Patientin bitten zu erläutern, was sie unter den Begriffen „Mutter" oder „Heimat" oder „Familie" versteht bzw. damit assoziiert. Im Rahmen der Psychoedukation ist es wichtig, Gefühle und Konzepte, vor allem die positiven, die in einer traumaassoziierten Psychotherapie eine Rolle spielen, gemeinsam zu benennen und zu erläutern: Gelassenheit, Geborgenheit, Weisheit, Vergebung usw.

Ich lasse mir wichtige Begriffe auch in der Sprache der Patient*innen sagen und notiere sie mir in dieser Sprache. Manchmal müssen wir beide lachen, wenn ich die Wörter in ihrer Sprache ausspreche. Mich in ihrer Sprache zu korrigieren, hilft den Patient*innen sich schneller zu reorientieren und sich kompetent zu fühlen. Manchmal kann es notwendig sein, Wörter, die Ressourcen symbolisieren, neu zu kreieren.

Heute kann man mithilfe der künstlichen Intelligenz sehr schnell Sprachen übersetzen. Englisch und Spanisch haben sich als Übersetzungssprachen durchgesetzt. So kommt es oft vor, dass ich mit meinen Patient*innen aus arabischen Ländern auf Englisch spreche, wenn keine Dolmetscher*innen zur Verfügung stehen. Aber dann auf qualifizierte Dolmetscher*innen zurückzugreifen, ist erfahrungsgemäß effizienter als in Denglisch zu therapieren (wie man erfolgreich Dolmetscher*innen einsetzt, siehe auch Tumani 2014).

Auch Sprichwörter und Euphemismen lasse ich mir bei mehrsprachigen Patient*innen in ihrer Sprache erklären. Oft sind es aber kleine Fabeln und Geschichten aus der anderen Sprache, die ich erzähle oder mir erzählen lasse.

Wenn also Patient*innen mit Migrationshintergrund sich von Therapeut*innen nicht verstanden oder enttäuscht fühlen, so begründen sie dies zwar manchmal mit der Sprache, aber solche Erfahrungen machen wir auch in monolingualen Therapien.

Die bilingualen Patient*innen (obwohl in Deutschland sozialisiert), die zu mir kommen, sind anfänglich sehr erleichtert und dankbar, dass sie in ihrer Muttersprache Türkisch mit mir reden können. Oft wird gesagt, endlich könnten sie erzählen, was ihnen auf dem Herzen liege, und dass sie sich verstanden fühlten. Dabei sind wir gerade in der ersten Stunde, und „Ihr Problem" habe ich vielleicht noch gar nicht verstanden. Aber wir sprechen eben die gemeinsame Sprache. Die gemeinsame Sprache bzw. der türkische Migrationshintergrund sind allerdings keine notwendige Bedingung, um sich zu verstehen.

Eines Tages kam ein junger Mann mit türkischem Migrationshintergrund in die Sprechstunde. Er konnte nicht sehr gut Türkisch, da er in Deutschland geboren und aufgewachsen war. Da er immer wieder Wortfindungsschwierigkeiten hatte, wie fast alle Migrantenkinder der dritten Generation, schlug ich vor, in deutscher Sprache weiterzumachen. Sichtlich erleichtert legte er los, „wie eine Rakete". Diesmal war ich in Schwierigkeiten. Denn er sprach ein so perfektes Schwäbisch, dass ich (migriert aus dem hessischen Raum ins Schwäbische) kein Wort verstand. Daraufhin bat ich ihn um Nachsicht und in türkischer Sprache zu wiederholen, was ich nicht verstanden hatte. Wir machten dann auf Türkisch / Schwäbisch, eine Art „Gemisch", weiter. Aus dieser Erfahrung heraus wundere ich mich sehr, wenn Patient*innen mit Migrationshintergrund in der dritten Generation (also mit perfekten Sprachkenntnissen) weiterhin zu muttersprachlichen Therapeuten geschickt werden, da angeblich der kulturelle Hintergrund eine Rolle spielen würde. Dabei hat sich mehrfach gezeigt, und das beruht auch auf meiner Erfahrung, dass die Beziehungsfähigkeit und die störungsspezifische Kompetenz der Therapeut*innen in höherem Maße zum Erfolg einer Therapie beitragen.

Bei bilingualen Menschen versuche ich während der Verankerung der positiven Imaginationen / States auch ein Wort in ihrer Muttersprache auszuprobieren und lasse dann den Körper bzw. die Gefühle entscheiden, welches genommen wird. Das heißt, es wird das Wort genommen, bei dem die Patient*innen mehr Sicherheit, mehr Freude oder Kraft fühlen. Es ist bekannt, dass emotionale Erregung, insbesondere negative Erregung, die kognitive Kontrolle reduziert und spontanes Code-Switching (Wechsel von einer Sprache in die andere, zum Beispiel in die Muttersprache) auslösen kann (Williams et al. 2020).

Einer schwäbischen Patientin war es sehr wichtig, den Satz „Was sagen die Leut" genauso auszusprechen, wie es im Schwäbischen gesagt wird, sonst konnten die Assoziationen nicht getriggert werden. Und bei der positiven Kognition verhielt es sich ebenso. Bei der Psychoedukation achte ich sehr darauf, die Sprache mit Ton, Bildern, Gegenständen zu unterstützen. Die Life-Line-Methode (Lebenslinie) ist hierfür eine wunderbare Möglichkeit. Mit Steinen und Blumen als Symbol ist man universell (Tumani 2014).

Insgesamt ist es bei mehrsprachigen Patient*innen notwendig, während der Behandlung (bei Traumakonfrontation, der inneren Kind- oder der Ego-State-Arbeit) nicht nur mit verschiedenen Altersklassen / Anteilen, sondern auch mit jeweiligen Sprachen zu kommunizieren bzw. zu gestalten. Während dysfunktional gespeicherte Erinnerungen keine zeitliche Zuordnung zeigen, scheinen sie allerdings eine sprachliche Zuordnung zu haben. Das heißt, dass bestimmte Wörter und Sätze, die in der jeweiligen Sprache gespeichert sind, auch nur in dieser Sprache erinnert werden. Das bedeutet, dass der „State", bzw. das „jüngere Ich", das damals kein Deutsch konnte, die deutsche Sprache nicht versteht.

Fallbeispiel: Ein Akademiker aus der Türkei spricht in exzellentem Deutsch. Als es dann um die Bindungstraumatisierung mit vier Jahren geht (die Mutter migrierte als Erste nach Deutschland), bitte ich ihn, das Kind zu trösten und ihm mitzuteilen, dass es in drei Jahren auch nach Deutschland zur Mutter geht und dass er eine gute Zeit bei der Oma haben wird. Er sagt, das Kind wirke dabei still und leer im Blick. Wir gehen daher davon aus, dass es eben kein Deutsch verstehen kann. Also wechsele ich automatisch in die türkische Sprache und bitte den Patienten, diese Sätze dem Vierjährigen zu sagen. Doch es ändert sich nichts. Das Kind, so der Patient, schaut sehr traurig, verlassen und ängstlich. Also versuche ich es mit hilfreichen Rettern, aber das Kind bleibt weiter stumm. Dann frage ich: „Haben Sie das Gefühl, dass das Kind zuhört?" „Ja", sagt der Patient, „es hört zu, aber es versteht mich nicht." Dann lasse ich den Helfer die innere Weisheit fragen, was wir tun sollen. Da wird es ganz klar, die Weisheit bittet darum, das Ganze auf Arabisch zu wiederholen. Der Patient tut es. Ab da lächelt das Kind und mein Patient auch. Es kommt heraus, dass er aus einer arabischen Minderheit der Türkei stammt und bis zur Einschulung eben auch kein Wort Türkisch konnte. Dies ist in Deutschland nicht anders bei Migrantenkindern. Vor allem in der zweiten Generation. Erst ab dem Kindergarten- oder ab dem Schulalter lernen die meisten dieser Kinder Deutsch. Die Bearbeitung der traumatischen Erlebnisse vor diesem Alter brauchen deshalb immer wieder eine Übersetzung in die Muttersprache bzw. die damals beherrschte Sprache. Das gilt auch für den sicheren inneren Ort oder andere Übungen für die kleinen, verletzten Anteile (Bowers et al. 2011).

Diese Erfahrung habe ich nicht nur bei Patient*innen gemacht, sondern auch bei Kolleg*innen als angehende Traumatherapeut*innen in der EMDR-Selbsterfahrung. Eine russischsprechende Kollegin kam zum Beispiel aus einem dissoziativen Zustand nicht mehr heraus und konnte auch den Anweisungen nicht mehr folgen, bis ich bewusst die Erwachsene (ANP) bat, das siebenjährige geschlagene Kind auf Russisch anzusprechen und herauszuholen. Dies gelang und erst dann endete der dissoziative Zustand.

Zusammenfassend heißt das, dass es wichtig ist, um den Patient*innen im dissoziativen Zustand am besten zu helfen, darauf vorbereitet zu sein, die Sprache anzuwenden, die der verletzte Anteil von damals versteht. Aufgrund meiner Beobachtungen und Erfahrungen empfehle ich bei mehrsprachigen Patient*innen, nicht nur auf „state dependent memory" einzugehen, sondern auch „state dependent language" zu berücksichtigen.

Um Zugang zu den Fähigkeiten und Ressourcen der erwachsenen Person zu bekommen, müssen wir die Patient*innen sprachlich erreichen. Oft versuchen wir über Vorstellungen (Imaginationen) Einfluss auf die Übererregung zu nehmen. Diese Vorstellungen müssen dem Alter des Kindes angepasst werden und wir müssen sie in eine Sprache übersetzen, die das Kind (das traumatisierte jüngere Ich) versteht. Wenn die Angst im Hier und Jetzt als kindlich wahrgenommen wird, dann soll das erwachsene Ich das Kind so trösten, wie das Kind von damals das gebraucht hätte. Und dies soll in der Sprache geschehen, die das Kind auch verstanden hätte. Dies kann ein Lernprozess sein: Das heißt, dass das erwachsene Ich von heute auch weiß, wie mit diesem Kind umgegangen werden sollte.

Diese Vorgehensweise wird zunächst kognitiv verarbeitet und die einzelnen Schritte werden mit den Patient*innen vorher besprochen. Bei der Anamnese der Migration ist es daher wichtig zu erfassen, ab wann das Kind welche Sprache gelernt hat bzw. über welche Sprachressourcen das Kind damals verfügt hat und wie das Kind getröstet werden kann.

Nach jeder Intervention sollte man fragen, wie das Kind bzw. das jüngere Ich / der verletzte Anteil darauf reagiert hat. Wenn eine Intervention nicht erfolgreich ist, dann fragen wir, wie die Intervention durchgeführt wurde. Wenn die Durchführung in Ordnung war und trotzdem keine Veränderung erreicht wurde, dann suchen wir eine andere Herangehensweise.

Oft wiederholen meine Patient*innen das, was wir auf Deutsch erarbeitet haben, in der Sprache des Kindes erneut. Soweit es geht, schreibe ich ein paar wichtige Wörter mit auf oder lasse sie mir übersetzen.

Wenn die traumatisierten Anteile nicht die Sprache der Therapeut*innen verstehen, da sie in einem Alter sind, in denen sie noch keine deutsche Sprache kannten bzw. konnten, hat es sich bewährt, die Patient*innen als professionelle Dolmetscher*innen zu benutzen. Aber wir können auch die Fantasie nutzen: Denn magische Kräfte wie der Sprachstaub einer Fee bewirken Wunder! Den Vorstellungen der Patient*innen sind keine Grenzen gesetzt.

Studienergebnisse unterstützen die Annahme, dass die Gedächtnisleistung bei bilingualen Menschen in der nicht dominanten Sprache sowohl durch den höheren Bedarf an kognitiven Ressourcen als auch durch die geringere Vertrautheit der Wörter beeinflusst wird (Francis et al. 2012). Es hat sich daher bewährt, sämtliche verbalen Anker, die negative *und* die positive Kognition, zumindest zweisprachig zu formulieren oder bei der Verankerung noch mal in der gewünschten bzw. dominanten Sprache zu verankern.

Es gibt eine große kulturelle Vielfalt in Geschichten zu den Themen von Beruhigung, Trösten und Geborgenheit. Da gibt es die kulturgebundenen Märchen, Fabeln und Geschichten, die man weitererzählt. Es ist bereichernd, mit den Patient*innen hilfreiche Geschichten vor der Traumakonfrontation zu erarbeiten.

Nicht immer sind diese Geschichten in schriftlicher Form verfasst. Oft sind es Geschichten, die von den Eltern oder Großeltern mündlich weitergegeben werden. Diese sind umso kostbarer und effizienter in der Anwendung, weil es Geschichten sind, die zur individuellen Kultur der Patient*innen gehören. Geschichten, die den Umgang mit Neid, Wut und Ärger zeigen, stellen auch die antizipierten Bewältigungsstrategien im Umgang mit diesen Affekten dar. Sie können damit nicht nur zum Verständnis der Gefühle dienen, sondern zeigen auch die Richtung der aktuell möglichen Bereitschaft zur Veränderung vonseiten der Patient*innen.

Um Menschen richtig kennenzulernen und einzuschätzen, sind wir auf das „Ohr" viel mehr angewiesen als auf das Auge! Denn Kleidung kann heute sehr viel kaschieren. Es gibt im Türkischen das Sprichwort „1 dil bir insan, 2 dil iki insan", wörtlich übersetzt heißt es: „1 Sprache eine Person, 2 Sprachen zwei Personen". Damit bin ich aufgewachsen. Daher ist Mehrsprachlichkeit für mich und für die bilingualen Patient*innen immer eine starke Ressource. Wilhelm von Humboldt sagte: „Der Mensch ist nur Mensch durch Sprache" und „in jeder Sprache ist eine eigentümliche Weltansicht". Mehrsprachig zu sein bedeutet nicht nur sich in verschiedenen Sprachen ausdrücken zu können, sondern auch die jeweilige Weltansicht zu kennen oder zu benutzen. Mehr Sprache ist mehr Ressource.

Literatur

Bowers, J. M., & Kennison, S. M. (2011). The role of age of acquisition in bilingual word translation: evidence from Spanish-English bilinguals. *Journal of psycho-linguistic research,* 40(4), S. 275–289, https://doi.org/10.1007/s10936-011-9169-z.

Chomsky N. (2018). *Reflexionen über die Sprache.* Frankfurt: Suhrkamp, 7. Auflage.

Eicher, H. (2015). *Die verblüffende Macht der Sprache.* Wiesbaden: Springer Fachmedien.

Francis, W. S. & Gutiérrez, M. (2012). Bilingual recognition memory: stronger performance but weaker levels-of-processing effects in the less fluent language. *Memory & cognition,* 40(3), S. 496–503, https://doi.org/10.3758/s13421-011-0163-3.

Han, P. (2010). *Soziologie der Migration.* Stuttgart: Lucius & Lucius, 3. Auflage.

Messling, M. & Tintmann, U. (2009). *Der Mensch ist nur Sprache durch Sprache.* München: Wilhelm Fink.

Rost, C. (Hrsg.) (2014). *Ressourcenarbeit mit EMDR.* Paderborn: Junfermann.

Sapir, E. (1972). *Die Sprache: Eine Einführung in das Wesen der Sprache.* München: Hueber.

Thomas, A. (2003). *Kulturvergleichende Psychologie.* Göttingen: Hogrefe, 2. Auflage.

TUMANI, V. (2014). Ressourcenaktivierung und EMDR in der psychotherapeutischen Arbeit mit Menschen aus anderen Kulturen. In: Rost, C. (Hrsg.): *Ressourcenarbeit mit EMDR*. Paderborn: Junfermann.

WILLIAMS, A., SRINIVASAN, M., LIU, C., LEE, P. & ZHOU, Q. (2020). Why do bilinguals code-switch when emotional? Insights from immigrant parent-child interactions. *Emotion* 20(5), S. 830–841. https://doi.org/10.1037/emo0000568.

YOUSEFI, H. R. (2014). *Grundbegriffe der interkulturellen Kommunikation*. Konstanz: UVK.

↗ https://de.wikipedia.org/wiki/Sprache

↗ https://www.google.com/url?sa=t&rct=j&q=&esrc=s&source=web&cd=&cad=rja&uact=8&ved=2ahUKEwiM9pecmcP0AhXwhv0HHW5xCucQFnoECCQQAQ&url=https%3A%2F%2Fwww.tagesschau.de%2Finland%2Fjugendwort-des-jahres-103.html&usg=AOvVaw11Y-JJJ_j2FP7C60es7xGR

4.6 Die Polyvagal-Theorie als Ressource

Christine Rost

„Heilung geschieht über Sicherheit."

(Stephen Porges)

In den letzten Jahren hat mich besonders die Forschung von Porges zur Polyvagal-Theorie beeinflusst. In diesem Kapitel will ich nur die wichtigsten Erkenntnisse und ihre Auswirkungen auf die Gestaltung der Traumatherapie vorstellen. Genauere Informationen können in den Büchern von Porges *Die Polyvagal-Theorie und die Suche nach Sicherheit* und von Dana *Die Polyvagal-Theorie in der Therapie* nachgelesen werden.

Die Polyvagal-Theorie

Porges hat über 40 Jahre zum autonomen Nervensystem geforscht. Er ist kein Therapeut, aber seine Erkenntnisse sind gerade für die Traumatherapie sehr hilfreich. Sie geben ein physiologisches Verständnis für Dissoziation, machen die spontanen Reaktionen auf Belastungen und Traumatisierungen verständlicher und sind auch nutzbar für die Gegenregulation, also die Stabilisierung und die Affektregulation, sowie die Gestaltung der therapeutischen Beziehung. In der Polyvagal-Theorie erklärt er die Reaktionen des autonomen Nervensystems (ANS) auf äußere Reize mit einer Differenzierung nicht nur zwischen Sympathikus und Parasympathikus wie in den bisherigen Theorien, sondern er sieht im parasympathischen Anteil (v.a. vertreten durch den Vagusnerv) des autonomen Nervensystems zwei phylogenetisch und physiologisch unterschiedliche Nervensysteme am Werk. Er differenziert zwischen einem jüngeren, myelinisierten (mit einer Myelinschicht ummantelten) Teil des Vagusnervs, der erst bei den Säugetieren auftritt, und einem alten Teil des Vagusnervs, den es schon bei den Reptilien gibt. Diese Unterscheidung macht die sehr unterschiedlichen Reaktionen auf die Aktivierung des Vagusnervs verständlicher, die zum einen für Entspannung, soziale Interaktionen, die Steuerung innerer Organe und die Verdauung sorgt, aber auch zu Erstarrung, Abschalten von Empfindungen und niedrigem Herzschlag bis hin zum Herzstillstand führen kann.

Der Vagusnerv als 10. Hirnnerv ist im ganzen Körper ausgebreitet (lat. vagare = umherschweifen). 80 % seiner Nervenfasern sind afferent, d. h. sie kommen von den inneren Organen und steigen in den Hirnstamm auf. Damit wird das Gehirn durch Informationen aus den inneren Organen beeinflusst, und dies kann sich sowohl auf die psychische als auch auf die körperliche Gesundheit auswirken.

Ventraler Vagus

Die im Rückenmark vorne (ventral) laufenden Nervenfasern des Vagus stammen überwiegend aus dem Hirnstamm, sind meistens myelinisiert und versorgen die Organe oberhalb des Zwerchfells wie Herz und Lunge, aber auch Kehle, Gesichtsmuskulatur, Augen und Ohren. Deren Zusammenspiel ist für soziales Engagement wichtig. Sie verbinden dadurch die Regulation für Herz und Atmung mit Saugen, Schlucken und stimmlichem Ausdruck. Der ventrale Vagusnerv wirkt beruhigend auf Atmung und Herzschlag, lässt uns Gesichter besser erkennen und macht die eigene Mimik und Sprachmelodie lebendiger. Durch die Ausschüttung von Kortisol hemmt er aktiv die Auswirkungen des sympathischen Nervensystems, was als „Vagusbremse" bezeichnet wird, und dämpft damit Stressreaktionen. Diesen Teil des Vagus gibt es nur bei den Säugetieren.

Wenn wir uns sicher fühlen, wird der ventrale Vagus aktiviert. Dann schlägt unser Herz gleichmäßig, die Atmung ist ruhig, Blickkontakt ist möglich, die Mimik und die Sprachmelodie sind lebendig, ebenso die Gestik. Dadurch können wir leichter Verbindung zu anderen aufnehmen, was das Gefühl von Sicherheit verstärkt, und es kann soziale Verbundenheit entstehen. Spielen, emotionale und körperliche Nähe bis hin zu Intimität werden möglich. Gelungene soziale Interaktion findet also im Modus des ventralen Vagus statt. Es wird leichter möglich, sich auf Gespräche zu konzentrieren (gutes Hören für die normalen Sprachfrequenzen am Mittelohr) und ablenkende Geräusche können besser ausgeblendet werden. Damit können wir zugewandt und interessiert auf andere reagieren.

Das Gefühl von Sicherheit wird auch durch Signale aus unserer Umgebung beeinflusst. Für die Therapie spielen dabei die Gestaltung eines Raumes, die Lichtverhältnisse (hell), die Temperatur (angenehm warm), der Geruch und die Atmosphäre eine Rolle.

Dorsaler Vagus

Die im Rückenmark hinten (dorsal) verlaufenden Fasern des Vagus sind überwiegend ohne Myelinschicht, stammen ebenfalls aus dem Hirnstamm und versorgen Organe des Bauchraums wie Magen, Leber, Nieren, Dünndarm, einen großen Teil des Dickdarms und steuern deren Funktion.

Wenn der dorsale Teil des Vagus zu Defensivzwecken bei erlebter Lebensgefahr aktiviert wird, dann hemmt er die Atmung, verlangsamt die Herzfrequenz, reduziert die Wahrnehmung von Sinneseindrücken (Dissoziation), erhöht die Schmerzschwelle, friert den Körper ein und fördert die Defäkation. Teile des Großhirns werden weniger stark durchblutet, besonders das Frontalhirn, in dem die Sprachzentren lokalisiert sind. Dadurch wird nicht nur das Sprechen schwieriger, sondern auch der Zugang zu Wortbedeutungen wird erschwert. Die kognitiven Fähigkeiten nehmen in diesem Zustand ab. Und auch das Erkennen von Mimik und Ausdruck des Gegenübers wird bei einer Minderdurchblutung des Frontallappens erschwert.

Gleichzeitig gibt es eine starke Aktivierung des zentralen Höhlengraus, wodurch Erschrecken, Hypervigilanz, Niederkauern und andere dem Selbstschutz dienenden Verhaltensweisen (Unterwerfungsreaktion) ausgelöst werden.

Diese Reaktionen machen Sinn, wenn es nicht möglich ist, sich einer Gefahr zu entziehen und damit schwere Verletzungen oder gar der Tod drohen. Sie sind also schützend bei Lebensgefahr und dienen dem Überleben. Sie lösen aber Gedächtnisstörungen, Energiemangel und depressive Stimmungen aus.

Das sympathische Nervensystem

Das sympathische Nervensystem (SNS), der Gegenspieler im vegetativen Nervensystem, hat auf die meisten Organe eine aktivierende Wirkung, das heißt, es erhöht die nach außen gerichtete Aktionsfähigkeit bei tatsächlicher oder gefühlter Belastung bzw. Gefährdung und ermöglicht damit Kampf- oder Fluchtverhalten. Das SNS springt bei jeder Form von Stress an und verstärkt die Herzleistung, um Bewegung zu unterstützen. Seine Aktivierung liegt zwischen dem ventralen und dem dorsalen Vagotonus. Es ist normal für Säugetiere, und damit auch für uns Menschen, ständig ein wenig auf der Hut zu sein.

Die Aktivierung geschieht schon bei einem Anflug von Unbehagen, Adrenalin wird ausgeschüttet, der dorsale Vagus und die Verdauung werden gehemmt, der Herzschlag wird gesteigert, das Blut fließt in die Muskulatur, die Atmung wird flacher und schneller, um mehr Sauerstoff zur Verfügung zu stellen. Unbewusst suchen wir nach Gefahrensignalen.

Auch unser Gehör richtet sich auf Gefahrensignale aus durch eine Veränderung der Muskelspannung am Innenohr (Porges 2010). Wir nehmen jetzt tiefere Töne besser wahr, wahrscheinlich weil tiefe Töne entwicklungsgeschichtlich eher mit Gefahr verbunden waren. Gleichzeitig können wir in diesem Zustand die Frequenzen, die bei normalem Sprechen benutzt werden, schlechter hören und reagieren auch gereizter auf Umgebungsgeräusche. Und unsere Mimik wird angespannter und verliert an Ausdruck.

Dieses Wissen ist relevant, weil durch die Aktivierung des sympathischen Nervensystems die soziale Beziehungsgestaltung und damit auch die Gestaltung der therapeutischen Beziehung erschwert wird.

Ich finde es spannend, dass mir Klient*innen erst berichten, dass sie unter Stress schlechter hören und verstehen können, seit ich die Polyvagal-Theorie in der Psychoedukation erkläre. Ich kannte das aus Therapiesituationen, in denen Klient*innen getriggert werden und in einen dissoziativen Zustand rutschen. Dann ist die Verständigung erschwert. Die Klient*innen hören wie durch Watte und man muss lauter und deutlicher sprechen, um zu ihnen durchzudringen. Dass dies aber schon während der Aktivierung des SNS beginnt und das Hören und Verstehen schlechter wird, war mir vorher unbekannt.

Neurozeption

Die Aktivierung der verschiedenen vegetativen Zustände wird nicht über das Bewusstsein getroffen, sondern geschieht auf unbewusster neuronaler Ebene. Porges bezeichnet dies als Neurozeption. Wie wir auf Reize von Sicherheit, Unsicherheit, Gefahr und Lebensgefahr reagieren, hat nichts mit einer bewussten Entscheidung zu tun, sondern geschieht in Bruchteilen von Sekunden unbewusst, geprägt durch Vorerfahrungen und Veranlagung.

Welche Konsequenzen können diese Erkenntnisse für unsere Therapien haben? Können wir unseren Klient*innen in den Therapiestunden helfen, aus der normalen Aktivierung des sympathischen Nervensystems in eine entspannte ventral-vagale Aktivierung zu kommen, damit die Interaktion in der Therapie gelingen kann? Und wie helfen wir den Klient*innen aus einer dorsalen Vagus-Aktivierung herauszukommen?

Die Hierarchie im vegetativen Nervensystem

Die Aktivität des sympathischen Nervensystems liegt in der Vorstellung der Polyvagal-Theorie zwischen den Reaktionen des ventralen Vagus, der anspringt, wenn wir uns sicher fühlen und des dorsalen Vagus, der als ältestes Defensivsystem aktiviert werden kann, wenn unser Gehirn Lebensgefahr wahrnimmt. Dana stellt in ihrem Buch die Anordnung der verschiedenen Bereiche des vegetativen Nervensystems wie auf einer Leiter dar, mit den Farben einer Verkehrsampel, die allerdings auf dem Kopf steht.

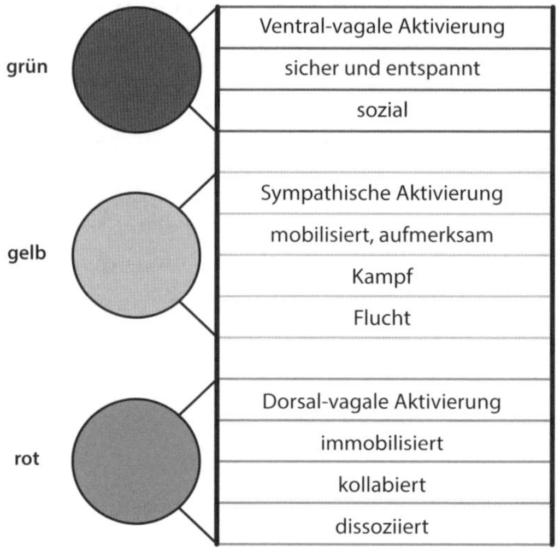

Abbildung 1: Die Beziehung der drei Anteile des vegetativen Nervensystems

Veränderungen zwischen den verschiedenen vegetativen Zuständen

Das Symbol der Leiter macht deutlich, dass wir aus diesem Zustand der dorsalen Vagus-Aktivierung nur herauskommen, wenn der Sympathikus aktiviert wird. Je tiefer wir auf der Leiter sind, umso mühsamer ist der Aufstieg. Wir müssen erst wieder handlungsfähig werden und uns bewegen können, ehe unser Gehirn „uns glaubt", dass wir in Sicherheit sind. Unbeweglichkeit wird sonst schnell mit Erstarrung und Gefahr assoziiert. Allein diese Erkenntnis kann uns bereits bei der Auswahl von Stabilisierungsübungen helfen, wenn es um Triggerung von traumatischem Erleben geht. Die Übungen sollten also aktivierend sein, um aus dem dorsalen Vagotonus herauszukommen. Beruhigende Übungen helfen zunächst nicht, wenn es darum geht, aus einem dissoziativen Zustand herauszukommen. Von oben nach unten kommen wir dagegen schnell. Ein Trigger kann sowohl aus dem ventralen Vagotonus als auch aus dem Sympathikotonus direkt in die Dissoziation führen.

Aktiver Umgang mit den verschiedenen vegetativen Zuständen

Dana empfiehlt die Polyvagal-Theorie in die Psychoedukation von Traumatisierten aufzunehmen, damit die Klient*innen ihre eigenen Reaktionen auf Umgebungsreize verstehen können. Sie lernen, die eigenen vegetativen und körperlichen Zustände einzuordnen und zu beeinflussen und können damit bewusster zwischen den verschiedenen Zuständen wechseln.

Der **erste Schritt** ist das Erkennen, in welchem Zustand ich mich gerade befinde: Bin ich etwas angespannt, mobilisiert (Sympathikus), geht es in Richtung Erstarrung oder sogar Kollaps (dorsaler Vagus) oder fühle ich mich wohl, sicher und entspannt (ventraler Vegas)?

Der **zweite Schritt** ist das Erkennen, was diesen Zustand ausgelöst hat. Bei Aktivierung des dorsalen Vagus oder des Sympathikus spricht Dana dabei von **Triggern**, beim ventralen Vagus von **Glimmern**. Sie nutzt Arbeitsblätter für die einzelnen Lernschritte. Bei diesem Schritt suchen wir den Auslöser, der für die Veränderung des Zustandes verantwortlich ist.

Die Wahrnehmung des eigenen Zustandes führt zu mehr **Achtsamkeit** und hilft, nicht überschwemmt zu werden von Zuständen bzw. aus der Überschwemmung wieder herauszukommen, denn dadurch wird eine Position des Beobachtens trainiert. Und wenn man wahrnimmt, was einen Zustand ausgelöst hat, dann erlebt man sich weniger ausgeliefert, weil es nachvollziehbarer wird, warum es diese Reaktion gegeben hat. Wenn man in die **Beobachterposition** geht, also nicht überschwemmt wird von Gefühlen, sondern beobachtet und einschätzt, dann kann man auch eher überlegen, was jetzt helfen kann : diesen Zustand zu verlassen oder weiter in ihm zu bleiben.

Der **dritte Schritt** beinhaltet also die Frage, ob man in diesem Zustand bleiben will, weil es einem gut geht (ventraler Vagus) oder der Zustand sinnvoll ist, z. B. mit der Aktivierung des Sympathikus. Oder man will den Zustand verlassen, weil man sich unwohl oder bedroht fühlt (Sympathikus oder dorsaler Vagus). In dem Buch *Selbsthilfe bei posttraumatischen Symptomen* (2018) haben Bettina Overkamp und ich zu den verschiedenen Symptomen der PBTS unterschiedlichste Übungen zusammengestellt. Hier beschränke ich mich deswegen auf einige grundsätzliche Überlegungen.

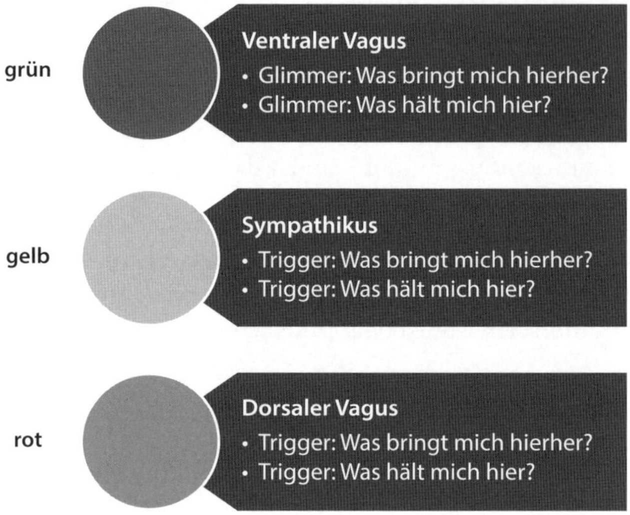

Abbildung 2: Fragen zur Zustandsbestimmung

Handlungsfähigkeit

Wie sieht eine Aktivierung aus, die aus dem dorsalen Vagotonus (also aus Erstarrung, Dissoziation und Ohnmacht) herausführen kann? Bei leichteren Zuständen hilft meist schon die Aktivierung über den Körper, also aus der Immobilisation, der Erstarrung in Bewegung zu gehen. Dies kann in kleinen Schritten erfolgen: den Kopf heben und den Raum bzw. die Umgebung wahrnehmen, Hände und/oder Füße bewegen, den Körper aufrichten, gerade sitzen mit beiden Beinen auf dem Boden. Damit wird spürbar, dass der Körper heute erwachsen, groß und wehrhaft ist. Dieses Empfinden kann noch verstärkt werden durch Aufstehen mit aufgerichtetem Körper, wobei der Boden unter den Füßen gespürt werden soll. Und dann kann man bewusst gehen, d. h. aufgerichtet, mit erhobenem Kopf und festem Schritt. Hier wird dem Gehirn Handlungsfähigkeit signalisiert.

Wehrhaftigkeit

Die Hände können helfen das Gefühl zu vermitteln, dass man sich abgrenzen kann, indem der Arm sich vor den Körper bewegt und die Handfläche nach vorne zeigt. Dies signalisiert ein Stopp, was von einem Gegenüber wahrgenommen würde, aber auch vom eigenen Gehirn. Dieses Signal benutzen wir ja auch im EMDR als Stoppsignal. Oder die Hand wird geschlossen zur Faust. Dies signalisiert Wehrhaftigkeit für das Gehirn, selbst wenn die Faust in der Tasche gemacht wird.

Aktivierung aus der Untererregung

Es ist schwer, aus dem dorsalen Vagotonus rauszukommen, aber mit etwas Übung wird es leichter. Die Anfänge sind leichter aufzulösen als die Endzustände. Am wichtigsten ist es, selbst zu erkennen, dass man in die Untererregung gerutscht ist. Hilfreich ist am Anfang ein tiefes Durchatmen und in Bewegung kommen. Dies kann auch über Musik geschehen, allerdings dann Musik, die in Bewegung setzt, wie Tanz- oder Marschmusik. Auch leichte kognitive Aufgaben helfen, um das Denken wieder anzuregen wie Rückwärtsrechnen oder -sprechen, Tetris spielen sowie eine Verstärkung der Aufmerksamkeit für die Umgebung, z. B. durch das Suchen von Gegenständen in bestimmten Farben und über die Aufnahme von Kontakt zu anderen durch Anschauen und Sprechen.

Wechsel aus der Übererregung in die Sicherheit des ventralen Vagus

Den Wechsel aus dem Sympathikotonus in den ventralen Vagotonus unterstützen eine ruhige, sanfte Musik, gute Gerüche, Natur, eine schöne Umgebung und gute Atmosphäre. Hilfreich ist auch guter Kontakt mit Menschen durch einen freundlichen Blick, ein Lächeln oder sogar ein Lachen. Gute Gespräche helfen zu entspannen und machen dann sogar einen entspannten Körperkontakt zwischen Personen möglich.

Im EMDR nutzen wir die bilaterale Stimulation, um die Verarbeitung anzuregen. Besonders die Augenbewegungen aktivieren den ventralen Vagus. Während des Prozessierens nimmt die Herzfrequenz ab und der parasympathische Tonus steigt an (Sack et al 2008). Und nach jedem Set lassen wir tief durchatmen, was ebenfalls den Vagusnerv aktiviert.

Auch Tiere können bei Übererregung helfen (siehe Kapitel 4.2). So ist bekannt, dass das Schnurren einer Katze beim Menschen, der das hört, den Blutdruck senkt und zu einer Serotonin-Ausschüttung führt. Bei Hunden muss man nicht damit rechnen, dass sie beleidigt sind, sondern sie freuen sich, wenn Frauchen oder Herrchen nach Hause kommt. Und gerade schwer traumatisierte Menschen, die viele schlechte Erfahrungen mit Menschen gemacht haben, haben in ihrer Kindheit oft gute Erfahrungen mit Tieren gemacht.

Gemeinsame Aktivitäten können den ventralen Vagus aktivieren, wie zusammen kochen und essen, Gesellschaftsspiele machen, zusammen wandern, tanzen, Yoga praktizieren, Sport betreiben oder im Chor singen. Und Singen aktiviert durch das verlängerte Ausatmen zudem direkt den ventralen Vagusnerv.

Es kann auch beruhigen, Dinge zu tun, die man gut kann, also Ressourcen zu aktivieren. Dies stärkt das Erleben von **Selbstwirksamkeit**. Und wenn man erlebt, dass man etwas gut kann, dass man die Umgebung oder Menschen in einer positiven Weise beeinflussen kann, dann stärkt das das Selbstwertgefühl und man fühlt sich sicherer. Handlungsfähigkeit ist das Gegenteil von Hilflosigkeit und Ausgeliefertsein und wirkt den Auswirkungen von Traumatisierungen entgegen.

Auch Aktivitäten, die direkt der Beruhigung dienen, wie Entspannungsübungen (Autogenes Training, Progressive Muskelentspannung nach Jacobson u. Ä.), Meditation und Gebet, helfen Stress zu regulieren und den ventralen Vagusnerv zu aktivieren.

Literatur

Dana, D. (2018). *Die Polyvagal-Theorie in der Therapie.* Lichtenau: Probst Verlag.

Porges, S. W. & Lewis, G. F. (2010). Die Polyvagal-Hypothese: Autonome Regulation, Vokalisation und Zuhören. In: Porges, S.: *Die Polyvagal-Theorie: Neurophysiologische Grundlagen in der Therapie,* S. 213–224. Paderborn: Junfermann.

Porges, S. W. (2017). *Die Polyvagal-Theorie und die Suche nach Sicherheit.* Lichtenau: Probst Verlag.

Rost, C. & Overkamp, B. (2018). *Selbsthilfe bei posttraumatischen Symptomen: Übungen für Körper, Geist und Seele.* Paderborn: Junfermann.

Sack, M. et al. (2008). Alterations in autonomic tones during trauma exposure using eye movement desensitization and reprocessing (EMDR) – results of a preliminary investigation. *Journal of Anxiety Disorder,* DOI: 10.1016/j.janxdis.2008.01.007.

Sack, M. et al. (2008). Psychophysiological Changes During EMDR and Treatment Outcomes. *Journal of EMDR Practice and Research* (2) 4, S. 239–246.

Die Autor*innen

Dr. phil. **Helene Dellucci** ist eidgenössisch anerkannte Psychologin und systemische Psychotherapeutin. Sie ist in Genf, Schweiz, niedergelassen und arbeitet mit Schwerpunkt Psychotraumatologie mit Erwachsenen, Familien, Kindern und Jugendlichen. Sie ist EMDR Europa Trainer (französisches EMDR Institut, Paris) und EMDR Europe Supervisorin für Kinder und Jugendliche. Sie hat über EMDR mit Komplex-Trauma an der Université de Lorraine promoviert und doziert dort über Komplex-Trauma und Dissoziation.

Dr. med. **Bernd Hanewald**, Facharzt für Psychiatrie und Psychotherapie, Traumatherapeut (u. a. EMDR), stellvertretender Direktor der Klinik für Psychiatrie und Psychotherapie am Universitätsklinikum Gießen, Oberarzt der Station für Depression und Traumafolgestörungen sowie der Tagesklinik. Er ist Mitbegründer des Traumanetzwerks Mittelhessen und des Psychosozialen Zentrums für Geflüchtete in Mittelhessen sowie Mitglied der Forschungsgruppe Migration und Menschenrechte. Ehrenamtlich unterstützt er das Medinetz, das sich speziell um papierlose Geflüchtete kümmert. Er ist ferner als Dozent und Gutachter tätig.

Dr. med. **Michael Hase**, Facharzt für Psychiatrie und Psychotherapie, war elf Jahre im Vorstand von EMDRIA Deutschland aktiv und hatte von 2011 bis 2018 den Vorsitz inne. Er ist Mitglied des „Scientific Committee" von EMDR Europe und im wissenschaftlichen Beirat der NADA Deutschland. 2019 wurde er durch EMDRIA International in den Council of Scholars des Projekts „Future of EMDR Therapy" berufen. Hase ist Mitglied des Lehrkörpers des EMDR Institute von Dr. Francine Shapiro. Er ist in privatärztlicher Praxis niedergelassen und baute das „Lüneburger Zentrum für Stressmedizin" auf. 2021 gründete er das EMDR Center als einen innovativen Hub der EMDR Aus- und Weiterbildung. michael@emdr-center.com, ↗ http://www.lzsm.de

Dr. **Dorothee Lansch**, Ärztin für Psychiatrie, Ärztin für Psychotherapeutische Medizin, Psychoanalytikerin, Spezielle Psychotraumatologie (DeGPT), EMDR-Supervisorin (EMDRIA), Fortbildungstätigkeit, niedergelassen in eigener Praxis.
dorothee.lansch@t-online.de

Daniela Lempertz, Diplom-Sozialpädagogin, arbeitet als approbierte Kinder- und Jugendlichenpsychotherapeutin in eigener Praxis in Unkel/Rheinland-Pfalz. Sie ist ausgebildet in Gestalttherapie, Verhaltenstherapie und EMDR, ist EMDR Kinder- und Jugendlichenpsychotherapeutin, EMDR Supervisorin und EMDR Facilitator, Mitbegründerin der Global Child EMDR Alliance 2020 (www.globalchildemdralliance.com) und des Netzwerkes Soforthilfe Psyche (www.sofortaktiv.de) 2021. Seit Mai 2015 ist sie Vorstandsmitglied bei EMDRIA e.V. und dort zuständig für den Bereich EMDR bei Kindern und Kinderstudien. ↗ http://www.daniela-lempertz.de

Peter Liebermann ist Facharzt für Psychiatrie und Psychotherapie. „Spezielle Psychotraumatherapie (DeGPT)", „Begutachtung reaktiver psychischer Traumafolgen (DeGPT) im sozialen Entschädigungsrecht und in der gesetzlichen Unfallversicherung", EMDR-Trainer (EMDR Europe), EMDR Trainer Cooperation, Gründungsmitglied und langjähriges Vorstandsmitglied der DeGPT sowie Gründungsmitglied und langjähriges Vorstandsmitglied EMDRIA Deutschland e. V. (Vorsitzender 2005–2012) in eigener Praxis. liebermann@emdrseminar.eu

Dipl. Psych. **Silke Mehler**, Psychologische Psychotherapeutin und Kinder- und Jugendlichenpsychotherapeutin in eigener Praxis tätig als EMDR Europa Trainerin und EMDR-Supervisorin (EMDR Europe, EMDRIA Deutschland) für Erwachsene und Kinder und Jugendliche. Spezielle Psychotraumatologie (DeGPT). Dozentin an verschiedenen Ausbildungsinstituten im Bereich Psychotraumatologie.
↗ http://www.psychotraumatology-institute-europe.com

Dr. med. **Beatrix Musaeus-Schürmann**, Fachärztin für Psychotherapeutische Medizin, Kinder- und Jugendpsychiaterin. Ausbildung in tiefenpsychologisch fundierter Psychotherapie, Verhaltenstherapie, Gesprächstherapie, systemischer Familientherapie, spezieller Psychotraumatherapie (DeGPT). Supervisorin (DeGPT, EMDRIA Deutschland), EMDR-Trainerin für Kinder- und Jugendlichen-Psychotherapeuten (EMDRIA Europe, EMDRIA Deutschland). Mitbegründerin des Frankfurter Zentrums für Psychotraumatologie, in Limburg/Lahn niedergelassen.
↗ http://www.zfpt.de

Peter Niederhuber, Dipl. Sozialpädagoge (FH), Kinder- und Jugendlichenpsychotherapeut, niedergelassen in eigener Praxis in Rosenheim. C&A Trainer, Supervisor und Therapeut (EMDRIA Europe). Spezielle Psychotraumatherapie mit Kindern und Jugendlichen (DeGPT). Dozent am Kindertraumainstitut und an der KSH München. Mitbegründer von neon-rosenheim.de, Prävention und Suchthilfe Rosenheim. info@peter-niederhuber.de, ↗ http://www.peter-niederhuber.de

Michèle Rondez, Eidgenössisch anerkannte Psychotherapeutin, Fachpsychologin für Psychotherapie FSP, Trainerin EMDR Institut/EMDR Europe, Facilitatorin EMDR Institut Schweiz, Spezielle Psychotraumatologie DeGPT. Langjährige klinische Praxis als Psychotherapeutin in diversen Schweizer Kliniken. Seit der Ausbildung in EMDR Arbeit mit der EMDR-Methode im klinischen und ambulanten Kontext. Therapeutische Leitung einer Traumatherapiestation für schwersttraumatisierte stationäre Patient*innen. Supervisorische Tätigkeit (EMDR-Ausbildung und -Supervision, sowie Supervision mit Schwerpunkt Trauma in diversen Institutionen in der Schweiz, Deutschland und Lichtenstein). Seit Jahren im Vorstand der Fachgesellschaft EMDR Schweiz und seit 2020 im Vorstand von EMDR Europe tätig. Leitung des EMDR Instituts Schweiz.

Dr. med. **Christine Rost**, Fachärztin für Gynäkologie und Geburtshilfe und Fachärztin für Psychotherapeutische Medizin. Selbstständige EMDR Europa Trainerin, Traumatherapeutin und Ausbilderin der DeGPT, Mitbegründerin des Zentrums für Psychotraumatologie Frankfurt, niedergelassen als Psychotherapeutin in eigener Praxis. dr.christine.rost@web.de, ↗ http://www.zfpt.de

Dr. med. **Gisela Roth**, DTM&H, MABC, Fachärztin für Psychiatrie und Psychotherapie, EMDR-Trainerin (Europa). Lebte von 1984 bis 2021 im Rahmen der DMG in Afrika und führt ihre Arbeit am Tumaini Counseling Centre (Nairobi, Kenia) mit allen Altersgruppen jetzt virtuell fort. Außerdem Teilzeitstelle in der kinder- und jugendpsychiatrischen Tagesklinik und PIA des Klinikums Lippe. Mitbegründerin von EMDR Kenia und der EMDR Africa Association. EMDR Supervisionen und Trainings in mehreren afrikanischen Ländern.

PD Dr. Dipl. Psych. **Markus Stingl**, Psychologischer Psychotherapeut, Traumatherapeut (DeGPT, EMDR), ist Leiter des Traumatherapiezentrums Gießen (UKGM) und in eigener Praxis (VT und TP) niedergelassen. Tätigkeit als Supervisor, Gutachter und Dozent in der ärztlichen und psychologischen Weiterbildung. Er ist Gründungsmitglied des Traumanetzwerks Mittelhessen und Mitglied des Psychosozialen Zentrums für Geflüchtete in Mittelhessen sowie der Forschungsgruppe Migration und Menschenrechte. Ausbildungssupervisor im Aufbaustudiengang der Refugee Law Clinic Gießen.

Dr. med. **Visal Zehra Tumani**, Fachärztin für Psychiatrie, Psychotherapie, Spezielle Psychotraumatherapie (DeGPT), EMDR-Supervisorin und -Facilitatorin und Trainerin in Ausbildung. Leiterin der Spezialsprechstunde für Patientinnen mit Traumafolgestörungen an der Universitätsklinik für Psychiatrie und Psychotherapie III in Ulm.